U0274050

现代实用泌尿外科学

陈大印等 主编

江西科学技术出版社

江西·南昌

图书在版编目（CIP）数据

现代实用泌尿外科学 / 陈大印等主编 . —— 南昌：
江西科学技术出版社，2019.12（2024.1 重印）
　ISBN 978-7-5390-7171-8

　Ⅰ . ①现… Ⅱ . ①陈… Ⅲ . ①泌尿外科学 Ⅳ .
① R69

中国版本图书馆 CIP 数据核字 (2020) 第 019372 号

选题序号：ZK2019287

责任编辑：宋　涛　李智玉

现代实用泌尿外科学
XIANDAI SHIYONG MINIAO WAIKE XUE

陈大印等　主编

出版发行	江西科学技术出版社	
社　　址	南昌市蓼洲街 2 号附 1 号	
	邮编：330009　　电话：（0791）86623491　　　86639342（传真）	
经　　销	全国新华书店	
印　　刷	三河市华东印刷有限公司	
开　　本	880mm×1230mm　　1/16	
字　　数	324 千字	
印　　张	10	
版　　次	2019 年 12 月第 1 版　2024 年 1 月第1版第 2 次印刷	
书　　号	ISBN 978-7-5390-7171-8	
定　　价	88.00 元	

赣版权登字：-03-2020-61

编 委 会

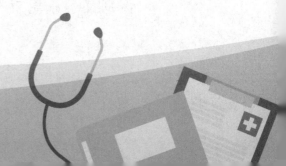

前　言

随着医学科学的飞速发展，泌尿外科的新理论、新方法、新技术不断涌现，给广大泌尿外科医护人员和患者带来更广阔的选择空间，但也随之带来了困惑和操作技术的不统一、不规范的问题。这就要求医务工作者需要不断学习和更新知识，接受新的诊断和治疗理念。鉴于此，我们特组织多位泌尿外科学专家在参阅了国内外大量相关资料的基础上，并结合自身多年的临床工作经验撰写了此书。

本书首先介绍了泌尿外科疾病的常见症状、泌尿生殖系统外科检查、泌尿外科内腔镜检查、泌尿外科有创性检查与治疗等基础知识；然后重点论述了泌尿生殖系统结核、泌尿生殖系统结石、泌尿生殖系统肿瘤、泌尿生殖系统梗阻性疾病、泌尿生殖系统损伤、肾上腺外科疾病、性传播疾病、泌尿及男性生殖系统其他疾病等常见病的病因、发病机制、辅助检查、诊断及治疗方法。

全书内容丰富，层次分明，贴合临床，实用性强，符合现代泌尿外科不断转变的要求。可供泌尿外科医师及其他医务人员参考使用。

由于本书编者众多，写作风格迥异，在格式与内容方面难免有不统一之处，敬请谅解。同时因编者水平及所获参考资料有限，书中难免存在不足与疏漏之处，望前辈和同道们批评指正，以期再版时修订完善。

编　者
2019 年 12 月

目 录

第一章
泌尿外科疾病的常见症状

第一节 排尿异常

一、尿频

排尿次数增多，每次尿量减少，而24 h尿量正常，称为尿频。一般白天排尿4～6次，夜间0～1次。排尿次数增多，每次尿量正常，24 h尿量增多，谓之多尿，而非尿频。大量饮水、精神紧张时，可出现生理性尿频。

病理性尿频发生机制有以下几点。

（一）炎症性与机械性刺激

各种原因所致的泌尿系炎症；膀胱内结石、异物、肿瘤、留置导尿管机械性刺激。通过神经反射而引起尿频。

（二）膀胱容量减少

膀胱内占位性病变或膀胱外肿块压迫及挛缩膀胱、膀胱部分切除术后，使膀胱容量缩小或膀胱有效容积减少而出现尿频。

（三）排尿障碍

如尿道狭窄、结石、异物、肿瘤、憩室、前列腺增生及膀胱颈挛缩等致使膀胱颈部以下发生梗阻，继发膀胱肌肉肥厚，从而增强了膀胱的静止紧张力，使膀胱在尚未扩展到正常容积以前即产生尿意而排尿，形成尿频。

（四）精神神经因素

精神紧张，与排尿有关的神经病变等均可引起排尿反射紊乱而出现尿频。

二、尿急

尿急指有尿意即迫不及待要排尿，但尿量却很少，常合并有尿频或伴尿痛。多由下尿路炎症、膀胱容量减小所致。

尿急常见于下列疾病。

（一）泌尿系炎症

如膀胱炎（特别是膀胱三角区黏膜炎症）、后尿道炎、结石、前列腺炎等，此类疾病引起的尿急常伴有尿痛。膀胱结石、肿瘤或异物刺激亦可引起类似症状。

（二）膀胱容量减小

如前列腺增生症、前列腺癌、膀胱挛缩、先天性病变、部分膀胱切除后、长期耻骨上膀胱造瘘术后及妊娠、盆腔肿瘤、腹疝等外在压迫。

（三）精神神经因素

如精神紧张、神经源性膀胱或脊髓损伤等，此类疾病引起的尿急不合并尿痛。

三、尿痛

排尿时或排尿后尿道内疼痛称为尿痛，常与尿频、尿急合并存在，合称为膀胱刺激征。

尿痛多由于下尿路炎症所致，由炎症对膀胱或尿道黏膜或深层组织的刺激引起。膀胱或尿道的痉挛性收缩和神经反射，表现为会阴部、耻骨上区挛缩样疼痛或在排尿时尿道烧灼痛。非炎症性尿痛往往由尿路阻塞或尿道结石、异物所引起，从膀胱颈至外尿道口任何部位的阻塞均可产生尿痛。此外，重度血尿或尿液过酸亦可引起尿痛。

四、排尿困难

膀胱内尿液排出障碍为排尿困难，可有尿线变细、无力、射程缩短、排尿时间延长或尿终滴沥等不同症状。排尿困难可分为机械性和功能性两种。

（一）机械性排尿困难

主要是由于膀胱颈部以下梗阻所致。多见于膀胱颈挛缩，膀胱内结石、异物、肿瘤、血块阻塞尿道内口，前列腺增生症，尿道或尿道口狭窄，尿道瓣膜、憩室，尿道结石、肿瘤、息肉、异物、炎症，精阜肥大及包茎等。女性尿道短，机械性梗阻较少见，但因阴道前壁囊肿、子宫肌瘤、卵巢囊肿、子宫后位、妊娠子宫、子宫脱垂等外来压迫亦可引起排尿困难。

（二）功能性排尿困难

由于脊髓反射弧或皮层功能发生障碍所致。如神经源性膀胱、会阴手术后、麻醉后、脊髓损伤、肿瘤、隐性脊柱裂等引起的膀胱功能障碍，导致排尿困难。精神紧张，老年人膀胱松弛，肛门、女性生殖器官炎症，损伤所致括约肌痉挛等，亦可引起功能性排尿困难。

五、尿潴留

尿液留滞于膀胱内而不能排出称为尿潴留。常由排尿困难发展而来，其表现有急性和慢性两类。

（一）急性尿潴留

为突然发生，膀胱胀痛，尿液不能排出。常见于尿道损伤、尿道结石嵌顿、急性前列腺炎或脓肿、急性尿道炎、尿道周围炎及腹部、盆腔、脊髓损伤，会阴部手术损伤膀胱神经而导致的尿潴留。腰椎麻醉亦可引起手术后暂时性尿潴留。某些药物如阿托品、普鲁苯辛、冬眠药等亦可引起尿潴留。

（二）慢性尿潴留

起病缓慢，膀胱无胀痛，经常有少量持续排尿，或呈充溢性尿失禁，见于前列腺增生症、尿道狭窄、神经源性膀胱、膀胱膨出及其他尿道梗阻性疾病。

六、尿失禁

尿液不受主观控制而自行流出称为尿失禁。尿失禁按其发生机制可分为4种类型。

（一）真性尿失禁

由于膀胱逼尿肌过度收缩、括约肌松弛或麻痹、膀胱失去贮尿作用，尿不自主地由尿道流出。常见于外伤、手术或先天性疾病引起的膀胱颈和尿道括约肌的损伤。还见于女性尿道口异位、膀胱阴道瘘等。

（二）充盈性尿失禁

由于各种原因排尿障碍引起的慢性尿潴留，造成膀胱过度充盈，尿液不断溢出。见于下列疾病：下尿路梗阻如膀胱颈梗阻、前列腺增生症、先天性精阜增生、尿道狭窄、尿道瓣膜等。神经病变如脊髓痨、脊髓肿瘤、脊髓损伤早期的脊髓休克阶段膀胱挛缩。

（三）压力性尿失禁

逼尿肌功能正常，尿道括约肌或盆底及尿道周围肌肉与筋膜松弛，尿道阻力下降，平时尚能控制排尿，但在腹部压力突然增加，如大笑、咳嗽、喷嚏、体位突然改变等时，膀胱内压力亦骤然增高，超过了已降低的尿道阻力，立即溢出少量尿液。当腹压解除时，溢尿立即停止。见于分娩损伤、会阴部及尿道损伤、阴道及尿道手术、尿道及尿道周围组织异常、盆腔肿瘤等。

（四）急迫性尿失禁

膀胱内病变强烈刺激膀胱收缩或脊髓上中枢抑制功能减退，膀胱异常收缩，尿意急迫而出现尿失禁，将膀胱排空。

七、尿线异常

正常尿线应有一定的粗细和形状、射程。尿线变细、尿流分叉、滴状排尿、尿流中断、两段排尿及尿终滴沥等统称尿线异常。尿流分叉可由远端尿道狭窄、前列腺增生和尿道口炎症等引起。滴状排尿常见于膀胱颈挛缩、后尿道狭窄、前列腺疾病和尿道压迫引起。尿流中断则由尿道炎症、结石、前列腺增生引起。两段排尿见于尿道憩室及巨输尿管症。尿终滴沥见于尿道憩室、尿道狭窄和前列腺炎等。

八、少尿与无尿

24 h 内尿量少于 400 mL 或每小时尿量小于 17 mL 者称为少尿；24 h 尿量小于 100 mL 或 24 h 内完全无尿者称为无尿（或尿闭）。少尿或无尿常同时伴有氮质血症以及尿毒症及水电解质、酸碱平衡紊乱。确定少尿或无尿前，应首先排除尿潴留。

引起少尿或无尿的病因，根据其发生机制，可分为肾前性、肾源性及肾后性三大类。

（一）肾前性

多见于严重脱水、电解质紊乱、心力衰竭、休克、低血压、进行性水肿、肾动脉栓塞、血栓形成或邻近器官的肿瘤压迫等。

（二）肾源性

肾脏实质损害所致。如严重创伤、肾中毒等引起的急性肾功能衰竭；慢性肾炎、慢性肾盂肾炎、肾结核、多囊肾等引起的慢性肾功能衰竭。

（三）肾后性

由各种尿路梗阻所致。多见于泌尿系本身病变如结石、肿瘤、前列腺增生等，亦可见于肾外压迫、粘连（如肿瘤）引起的梗阻。由于尿路梗阻引起肾盂及肾小管内压升高，致使肾小球有效滤过压降低，终因肾小球滤过率下降而发生少尿。

九、多尿

每 24 h 尿量经常超过 2 500 mL 以上，排尿次数增多，为多尿。正常人饮水过多或食用含水分较多的食物时，可出现暂时生理性多尿现象；水肿患者应用利尿剂或巨大肾盂积水突然通畅时，亦出现暂时性多尿现象。多尿主要是肾脏浓缩尿液功能障碍所致。多尿常见于下列疾病：内分泌与代谢疾病，如糖尿病、尿崩症、原发性甲状旁腺功能亢进、原发性醛固酮增多症、巨人症；肾脏疾病，如慢性肾炎、肾功能不全、肾硬化、急性肾功能不全多尿期、高血压肾病、高钙性肾病、肾小管性酸中毒、肾性尿崩症、肾性糖尿病、抗维生素 D 骨软化症等。另外还可见于精神神经疾患癔症性多饮、多尿症。

十、漏尿

尿液不经尿道口而由泌尿系瘘口中滴状流出称为漏尿。漏尿的发生主要见于难产、创伤、手术、结核、肿瘤、放疗等引起泌尿系瘘口所致。此外，先天性输尿管异位开口于会阴、子宫、宫颈、输卵管、阴道及膀胱外翻等亦发生漏尿。

十一、遗尿

3 岁以上儿童，醒时能控制排尿，在入睡后不自主地排尿于床上称为遗尿，俗称尿床。个别患者除了夜间遗尿外，白天睡眠亦有遗尿。器质性遗尿多由于神经系统或泌尿系统疾病所引起。神经系统疾病如癫痫、脑肿瘤、脑血管意外、多发性脑脊髓硬化症、脊髓肿瘤、外伤性脊髓炎、脊柱裂、脑脊膜膨出等。

尿路梗阻性疾病及泌尿系感染也可引起。泌尿系统及神经系统功能无异常发现，多由于神经系统发育不全或排尿训练不够、条件反射不完善所致，亦可因熟睡大脑皮层抑制，盆底肌肉松弛所致。大多数儿童遗尿属于功能性的。

十二、下尿路症状

长期以来，男性老年人出现的膀胱刺激症状和排尿梗阻症状习惯上都称为前列腺病。1994 年 Abrams 建议采用下尿路症状（lower urinary tract symptoms，LUTS）替代前列腺病一词。LUTS 系各种因素引起患者排尿不适的总称，目前 LUTS 定义的内容包括尿频、尿急、夜尿增多和急迫性尿失禁等贮尿期症状，以及尿线细、射程短、排尿中断、排尿后滴沥和尿潴留等排尿期症状。

广义上讲，LUTS 可以由前列腺、膀胱、尿道及其他盆腔器官（子宫、直肠）的病变引起，或者由神经性疾病累及到支配膀胱的神经引起。这些病变包括良性前列腺增生引起的膀胱排尿梗阻（benign prostate enlargement，BPE 引起 BOO，bladder outlet obstruction）和感染、炎症反应以及膀胱、前列腺和尿道的肿瘤状态。然而一般来讲，LUTS 特有的表现是相对非特异性的，联系其相关表现（即伴随症状）能够提示其病因。

LUTS 伴有肉眼血尿或伴有试纸、镜下血尿提示有膀胱癌可能。如果有尿频、尿急和耻骨上疼痛，为更显著的提示。膀胱原位癌，一种非侵袭性的，但是有相当大的进展为膀胱癌的潜在危险的病变，其经常渐进性的侵袭肌层或形成转移癌，其典型的临床表现即是如此。

老年人近期发生尿床，常由于高压性慢性尿潴留引起。腹部视诊可见因膀胱明显增大引起的腹部明显膨隆。慢性尿潴留的诊断由触诊触到增大、紧张的膀胱，膀胱叩诊呈浊音，行导尿术引流出大量尿液（常常大于 2 L）来确定。

少见的还有，LUTS 可由于神经性疾病引起脊髓或马尾受压，或者盆腔或骶骨的肿瘤压迫脊髓和马尾所致。相关的症状包括后背疼痛、坐骨神经痛、射精受影响以及腿部、足部和会阴的感觉障碍。在这些少见病例中，尾骨周围或会阴部感觉缺失（骶神经根 2～4），提示支配膀胱感觉的神经阻滞，临床上怀疑有神经性病变的可经 MRI 扫描确诊。

第二节　尿液异常

一、血尿

患者排出的新鲜尿液呈血红色，甚至有血块，为肉眼血尿；一般在 1 000 mL 尿液中含 1 mL 血液即呈肉眼血尿。仅在显微镜下发现较多的红细胞，为镜下血尿。一般认为离心尿每个高倍镜视野中红细胞＞3 个即有病理意义。

由于感染、结石、损伤、药物、肿瘤等直接损伤，或梗阻尿路的血管壁破裂，或代谢障碍、免疫损伤、中毒、凝血障碍、心血管病变及尿路邻近器官病变，均可引起不同程度的血尿。

确定血尿后必须全面检查，明确出血部位和原因。在连续排尿过程中，分别取开始、中间、终末三部分尿液做尿三杯试验，可帮助估计出血的部位。

（1）初始血尿见于排尿起始段，病变多在尿道、膀胱颈部。

（2）终末时出现血尿，病变多在膀胱三角区、颈部或后尿道。

（3）全程均为血尿，提示出血来自膀胱颈以上部位。

血尿发生的部位不同，亦有不同的特点：①肾、输尿管：常伴肾绞痛，一般无排尿症状；全程血尿、暗红色；可有细条状血块；尿镜检常有管型。②膀胱：常伴排尿症状；鲜红色全程或终末血尿；常伴大血块；镜检无管型。③前列腺、尿道：终末或初始血尿，鲜红色，多有排尿症状。

血尿的原因可根据血尿伴随的症状及患者年龄、性别等进一步综合分析，对不能确定者应随访、观察，必要时可进行膀胱镜、排泄性或逆行性尿路造影、肾动脉造影、超声检查、放射核素检查、肾活组织检查等特殊检查，可找出出血的原因及出血部位。

二、脓尿

脓尿是指离心尿液的显微镜检白细胞 > 3 个（高倍镜视野）。

患者排出的新鲜尿液呈乳白色，甚至伴脓块，为肉眼脓尿；或镜检尿液内白细胞数异常增多，为镜下脓尿。正常尿液中含有少量的白细胞，尿离心镜检白细胞通常不超过 3 ~ 5 个（高倍镜视野）。

脓尿的发生主要是由于泌尿生殖系感染、肿瘤、结石等梗阻性疾病，过敏性炎症，异物、有害物质刺激或创伤，邻近泌尿道脏器的感染波及尿路所致。

三、乳糜尿

乳糜液或淋巴液出现在尿液，使尿液呈乳白色、米汤样，称为乳糜尿。如乳糜尿混有血液，则称为乳糜血尿。乳糜尿的发生，为淋巴管阻塞或受压，淋巴液淤滞，淋巴管及其瓣膜破坏，导致淋巴管液动力学改变，使腹膜后淋巴管与泌尿系形成病理性交通，乳糜进入尿路而形成乳糜尿。

引起乳糜尿的病因有以下几点。

（一）先天性

先天性淋巴管或其瓣膜功能异常、先天性淋巴管畸形（如胸导管狭窄）导致淋巴回流受阻。

（二）继发性

多见于丝虫病，纵隔、腹腔、腹膜后结核、肿瘤，胸腹部手术、创伤及炎症引起的淋巴管内外纤维化亦可发生乳糜尿。泌尿系和淋巴系造影检查可以见到与泌尿系交通的扩张的淋巴管，并能了解淋巴管的解剖、反流及破裂的部位，有助于手术的处理。

四、结晶尿

正常尿液透明，呈淡黄色。尿液中含有许多有机盐和无机盐物质，在饱和状态下，这些物质可因温度、尿酸碱度、代谢紊乱或缺少某些抑制这些物质沉淀的因素而发生沉淀和析出，形成结晶尿。尿液呈不透明混浊状态，尿液静置后出现沉淀。

尿内结晶常见有草酸盐、磷酸盐、尿酸、尿酸盐等。尿酸盐结晶加温后即溶解。磷酸盐结晶加酸后尿混浊消失。草酸形成的尿混浊加硝酸能消除尿混浊。磷酸盐尿多见于以下几点。

（1）食用过多的碱性食物或药物如牛奶、水果或碳酸氢钠等。

（2）消化道疾病。胃酸过多而尿中酸减少；粪便排泄钙减少而尿中排钙增多。

（3）内分泌紊乱。尿钙排泄增多，如甲状腺功能亢进、皮质醇增多症等。

五、气尿

有气体随尿液排出称为气尿。通常是由于肠道与尿路有瘘管相通，致使尿路外气体进入尿路；或尿路有产气细菌感染所致，但较少见，糖尿病患者中发生率较高。膀胱镜检查时，肾造瘘、膀胱造瘘时气体亦可进入尿路。

第三节　尿道分泌物

正常人可有少量尿道分泌物，为黏液、透明状。尿道分泌物过多是尿道和生殖系统异常表现，包括以下几种。

一、黏液分泌物

尿道口有黏液分泌物或有黏液痂附着称为尿道黏液分泌物。表现可以呈浑浊、黏稠或清亮、稀薄。多见于非特异性尿道炎、真菌性尿道炎、衣原体、支原体、淋病、滴虫或病毒所致特异性尿道炎、前列腺炎、尿道球腺炎等。

二、血性分泌物

尿道血性分泌物是指尿道口有脓血相混或与黏液相混的分泌物。

尿道血性分泌物多由于尿道感染所致。多见于尿道损伤，尿道结石，异物继发感染，后尿道及精阜肿瘤，尿道肉阜及尿道炎，前列腺炎，尿道梗阻如狭窄、憩室、瓣膜等。

三、脓性分泌物

尿道口出现黄色黏稠状分泌物，镜检有大量脓细胞存在或尿道口有脓痂附着，称为尿道脓性分泌物。

尿道脓性分泌物是由于尿道化脓性感染所致。多见于非特异性尿道炎和急性淋病性尿道炎。前者常见致病菌为大肠杆菌、链球菌、葡萄球菌，以及沙眼衣原体、尿素分解支原体；后者分泌物涂片，可找到革兰氏染色阴性细胞内淋病双球菌。此外还见于前列腺炎、结核性尿道炎及尿道结石、异物、肿瘤、损伤、狭窄、憩室、瓣膜等继发感染或尿道内留置导尿管、应用器械、使用化学药品，另有手淫等。

四、尿道出血

尿道出血指自尿道口不自主溢出，与排尿无关。可见尿道口有新鲜血外溢或滴出或于尿道口处有血迹。尿道出血常由于尿道损伤或尿道内器械应用致使尿道血管破裂而出血；或见于尿道结石、尿道异物、尿道肿瘤、尿道炎及尿道溃疡等。

第四节　肿块

一、肾区肿块

正常情况下肾脏一般不能触及，瘦弱的人可触及右肾下极。肾区肿块多由于下列原因引起。

（一）肾脏疾病

（1）肾积脓和肾脓肿，患侧有明显腰痛及压痛。肾结石、肾结核亦常使肾体积增大。

（2）肾积水和囊肿，肿块质软，有囊性感。

（3）肾脏与肾上腺肿瘤。恶性肿瘤质硬，如肾癌、肾盂癌及幼儿肾母细胞瘤（Wilms瘤）等。

（二）肾周围炎、肾周围脓肿及肾周围血肿

肾区饱满，局部有压痛。

（三）肾脏代偿性增大

一侧肾有缺损（如孤立肾）或有功能丧失或发育不全，对侧肾代偿性增生，肾体积增大，无压痛。

（四）肾脏先天性疾病

（1）蹄铁形肾与异位肾可在中下腹部或脐旁触及。

（2）多囊肾两侧肾增大，无波动感。

（3）肾下垂肿块移动度大，直立位、坐位或侧卧位时。

二、输尿管肿块

正常情况下输尿管一般不能触及。当输尿管发生病变时，如输尿管肿瘤、积水、结石、结核，输尿管炎、输尿管周围炎、输尿管口囊肿及先天性巨输尿管等，均可产生输尿管肿块。女性输尿管下端结石时；可于阴道前穹隆处触及。

三、膀胱区肿块

膀胱充盈时可在下腹部耻骨上触及膀胱顶部，排尿后膀胱缩小，无肿块可触及。膀胱区肿块主要是由于膀胱颈部以下尿路梗阻和神经性膀胱机能障碍所致。当膀胱内发生病变如膀胱结石、异物、输尿管囊肿、肿瘤及憩室等可在膀胱区触到肿块。

四、腹股沟部肿块

正常情况下腹股沟部仅能触及表浅淋巴结。腹股沟部肿块多由于疝、隐睾、鞘膜积液和肿瘤所致。其中以腹股沟疝最多见；精索、输精管或其他组织发生的纤维瘤、脂肪瘤、纤维肉瘤、隐睾恶性变及淋巴结节融合肿大少见。

五、阴茎肿块

发生于阴茎头、包皮、阴茎海绵体部、尿道等阴茎各部的肿块统称阴茎肿块。阴茎肿块多由于下列病因所引起。

（1）阴茎皮肤病变：如皮脂腺囊肿及乳头状瘤等。

（2）阴茎皮下硬结：如痛风；阴茎背侧下索状硬结多见于静脉血栓或淋巴管炎。

（3）阴茎头及包皮肿块：以尖锐湿疣、阴茎癌多见，肿块常呈菜花样；阴茎头包皮炎及嵌顿包茎亦常引起阴茎肿块。

（4）尿道口肿块：以囊肿多见。

（5）阴茎海绵体部肿块：如海绵体硬结、阴茎结核、梅毒等。

（6）阴茎腹侧尿道部肿块：多见于尿道肿瘤、息肉、结石及憩室等。

六、阴囊肿块

当阴囊内容物发生病变或腹腔内容物进入阴囊时，可出现阴囊肿块。阴囊肿块主要是由于疝、积液、炎症、结核、肿瘤所致。常见疾病如下。

（1）腹股沟疝：以斜疝为多。

（2）鞘膜积液：如睾丸鞘膜积液和精索鞘膜积液，肿块光滑，有波动感，透光试验阳性。

（3）精液囊肿：附睾头部呈圆形或椭圆形肿块。

（4）睾丸与附睾病变：①急性睾丸炎、附睾炎：睾丸、附睾肿大，触痛明显。②睾丸、附睾结核、梅毒：可引起睾丸、附睾肿大，质硬。较少见。③睾丸、附睾肿瘤：肿块质硬，无痛觉，透光试验阴性。④附睾淤积：输精管结扎术后，有少数受术者阴囊轻度肿大，自觉坠胀，两侧附睾头、体、尾均胀大，质软，无明显压痛。

（5）精索和输精管病变：如精索静脉曲张，一侧精索可触及蚯蚓状曲张之肿块，质软可压缩；精索炎、输精管炎亦可产生局部肿块；输精管结核时呈串珠样改变。

（6）尿道周围血肿或脓肿：尿道损伤时，可发生血肿和尿外渗，并发感染可引起尿道周围脓肿。

（7）阴囊本身病变：如水肿、血肿、象皮肿、炎症、脓肿等均可引起阴囊肿块。

（8）丝虫病：附睾和精索肿大或有结节，而输精管正常。

第五节 疼痛

疼痛是泌尿生殖系疾病的重要症状。根据疼痛的部位，可分为肾区疼痛、输尿管区疼痛、阴囊部疼及会阴部疼痛。

一、肾区疼痛

肾区疼痛是指发生在腰部肋脊角外侧区域的疼痛。按疼痛性质可分为钝痛、剧痛及绞痛三种。

（一）肾区钝痛

常限于病侧腰区，多为持续性疼痛，活动或震动可使疼痛加重，多见于肾脏非化脓性炎症、肾盂积水、多囊肾、肾下垂、肾肿瘤、肾结核、肾炎等。这是由于肾脏肿胀时肾包膜或肾盂的牵扯，或病变侵犯腹后壁结缔组织、肌肉、腰椎或腰神经所致。

（二）肾区剧痛

常见于急性肾盂肾炎、肾脓肿、肾周围感染、急性间质性肾炎等。有时伴有畏寒、发热、恶心、呕吐等症状。肾区剧痛的发生是由于肾实质或肾周围的急性化脓性炎症所致。

（三）肾区绞痛

即肾绞痛，患者突然感觉腰部剧烈绞痛，辗转不安，伴有恶心、呕吐、腹胀及不同程度的血尿，严重时可出现虚脱或休克。常沿输尿管行径向下放射至下腹部、外阴部或同侧股内侧。常为阵发性，一般持续时间不长即可缓解，但可反复发作。肾绞痛的发生多由于肾盂或输尿管部分梗阻。多见于肾、输尿管结石，肾肿瘤及肾结核的血块、脓块、脱落的腐烂组织等向下移动。

二、输尿管区疼痛

输尿管区疼痛主要表现为输尿管绞痛，患者感觉一侧腹部外侧阵发性绞痛，其性质与肾绞痛相似，但多向会阴部、股部内侧部位放射。

输尿管绞痛的发生主要是由于输尿管梗阻引起输尿管痉挛所致。多见于输尿管结石、肾肿瘤组织、血块脱落等。

三、膀胱区疼痛

膀胱区疼痛是指耻骨上部的疼痛，其性质常呈烧灼或刀割样疼痛，排尿和排尿末时加重，常伴有尿急、尿频、尿痛等症状。这是由于感染、结石、肿瘤等对膀胱黏膜的刺激，引起膀胱痉挛性收缩及神经反射所致。膀胱过度膨胀或强力收缩亦可引起疼痛。常见病因有以下几种。

（1）膀胱本身疾病：如间质性膀胱炎、急性膀胱炎、结核性膀胱炎及膀胱肿瘤晚期、膀胱结石、膀胱异物等。

（2）尿路梗阻：尿道狭窄、前列腺增生症、尿道结石、包茎嵌顿等。

四、尿道疼痛

尿道疼痛常为烧灼痛或刀割样痛，多与排尿有关，可伴有尿急、尿频症状，常向阴茎头放射。由于感染刺激尿道黏膜或深层组织，引起尿道痉挛性收缩或神经反射所致。常见病因有以下几种。

（1）尿道疾病：急性尿道炎、慢性尿道炎、尿道周围炎、尿道结石、尿道肿瘤、尿道异物等。

（2）其他：肾、输尿管、膀胱、前列腺病变引起的疼痛可放射至尿道。

五、阴茎疼痛

松弛状态下阴茎疼痛多由膀胱或尿道的急慢性炎症、结石、肿瘤等所致，通常表现为排尿或排尿后尿道刺痛样灼热感；勃起状态下阴茎疼痛多由阴茎硬结病所致。阴茎头或尿道病变出现阴茎疼痛时应警惕性传播疾病的可能。

六、阴囊部疼痛

阴囊部疼痛是指阴囊内容物不同性质和不同程度的疼痛。其疼痛性质可有胀痛、坠痛及剧痛。

阴囊部疼痛多由于损伤、感染、肿瘤所致。此外，肾、输尿管、膀胱、前列腺病变产生的疼痛亦可放射至阴囊部。常见病因有以下几点。

（一）外伤性阴囊痛

阴囊肿大，可发生持续性坠痛或胀痛，如睾丸扭转时，突然发生非常剧烈的疼痛，甚至虚脱、休克。

（二）感染性阴囊痛

（1）急性感染：常表现为持续性胀痛或跳痛，如急性睾丸炎、急性精索炎、附件炎。

（2）慢性感染：疼痛多不明显，如附睾炎、附睾结核、丝虫性炎症。

（三）肿瘤性阴囊痛

起病缓慢、疼痛不明显，一般待肿瘤发展到较大体积时方有坠胀痛，多见于睾丸肿瘤。此外，睾丸鞘膜积液、精索静脉曲张、腹股沟疝亦可引起阴囊痛。

七、会阴部疼痛

会阴部疼痛是指会阴部出现的灼痛、刀割样痛或跳痛。会阴部疼痛多由于前列腺炎、精囊炎或有脓肿形成时，或精阜炎、前列腺癌等，多局限于会阴部，亦可向下腹、腰骶部放射。此外，肾、输尿管、膀胱病变的疼痛亦可放射至会阴部。

第二章

泌尿生殖系统外科检查

泌尿男性生殖系统的体格检查是泌尿系统疾病基本诊断步骤中的重要组成部分，是医师取得最直接的第一手资料的重要步骤，应认真、仔细完成。

第一节　肾脏区域检查

正常肾脏如人的拳头大小，位于腹膜后脊柱两侧，位置较高，不易触及。由于腹腔的右侧有肝脏，因此右肾的高度要略低于左肾。在儿童和较瘦女性，深吸气时检查者能触及肾下极，而触及成年男性的肾脏十分困难。

检查要点及异常发现：

1. 望诊　注意观察两侧肾区是否对称，肋脊角、腰部或上腹部有无隆起。较大的肾积水、肾肿瘤及囊肿，可在患侧腰部或腹部发现圆形隆起。

2. 触诊　①受检者仰卧位，屈髋屈膝，使腹肌松弛。采用双合诊，检查者一手在受检者相应侧背部肋脊角将肾脏托起，嘱受检者做深吸气动作，另一手在前腹壁的肋下缘做深部触诊。正常肾脏一般不能触及，有时右肾下极在深呼吸时刚能触及。当肾脏肿大、下垂或异位时，则可被触及。②儿童的腹部较薄，因此肾脏触诊相对容易。③新生儿肾脏触诊时，检查者只要将拇指放在前腹壁的肋下，其他手指在后部将肋脊角托起，一只手检查就容易触及肾脏。④疑有肾下垂时，应取立位或卧位检查。

3. 叩诊　肾区叩诊可了解有无叩击痛，以左手掌贴于肋脊角区，右拳叩击左手背，当肾区有叩击痛时表明该侧肾脏或肾周存有炎症。输尿管结石在肾绞痛发作时，该侧肾区也有叩击痛。叩诊要尽量轻柔，因为有炎症的肾脏对叩击震动极为敏感。

4. 听诊　在两侧上腹部和腰部听诊，如有血管杂音，应想到肾动脉狭窄者或动脉瘤等病变。有时，大的肾动静脉瘘听诊也可闻及血管杂音。

第二节　输尿管及膀胱区检查

（一）输尿管区检查

沿输尿管走行进行深部触诊，观察有无触痛。输尿管在腹膜后脊柱两侧，由于位置深，一般不易触及。输尿管触痛，提示输尿管可能有病变。

（二）膀胱区检查

检查要点及异常发现：

1. 望诊　当膀胱内尿量达到 500 mL 以上时，在下腹部可看到充盈膀胱的轮廓。

2. 触诊　正常膀胱在不充盈时不能触及，在膀胱内尿量达到 150 mL 以上时方可触及。

3. 叩诊　比触诊更容易判断膀胱是否充盈。检查者的叩诊应从耻骨联合上缘开始，逐渐向上，直到叩诊音由浊音变为鼓音时，即为膀胱上缘。

4. 双合诊　可以用来确定膀胱肿瘤或盆腔肿瘤的范围。手法要轻柔，最好在麻醉下进行。女性的双合诊是在腹部和阴道之间进行，男性双合诊在腹部和直肠之间进行。双合诊除了了解肿物的大小、浸润范围，还可了解膀胱的活动度，以及判断手术切除病灶的可能性。

5. 膀胱检查 最常发现的异常是过度充盈的膀胱。双合诊检查时，还可以触及巨大的肿瘤或结石。

第三节 男性外生殖器检查

男性外生殖器包括阴茎、阴囊及其内容物。检查方法用视诊及触诊。

一、阴茎检查

（一）检查要点

（1）首先观察阴茎发育和阴毛分布情况。

（2）翻开受检者包皮，检查有无肿瘤或阴茎头包皮炎。注意尿道外口有无脓性分泌物，阴茎头及包皮有无溃疡、疱疹、湿水肿等。包皮不能翻开的患者有阴茎头血性分泌物时，应行包皮背侧切开或行包皮环切术，以便于检查阴茎头和尿道。

（3）应检查尿道口位置，检查有无尿道下裂和尿道上裂。

（4）触摸阴茎体部，注意有无硬结、压痛。

（二）异常发现

1. 小阴茎 即进入青春期阴茎仍呈儿童型，见于先天性睾丸发育不良、双侧隐睾、垂体功能低下等。阴茎增大，多由于青春期性早熟、先天性肾上腺皮质增生等。

2. 包茎 指包皮不能上翻至阴茎头冠状沟的近侧。4岁以前小儿的包皮不能上翻尚属正常。嵌顿包茎，是指包皮上翻并紧箍阴茎头，导致阴茎头血管充血和水肿。

3. 阴茎纤维性海绵体炎 又称Peyronie病，主要病变在阴茎白膜，形成痛性纤维斑块，阴茎勃起后出现体部弯曲。查体在阴茎体部可触及纤维斑块，阴茎在松弛状态下时，表现不明显。

4. 阴茎异常勃起 指在没有进行性活动的情况下，阴茎出现长时间的痛性勃起。患者常述其勃起时自发的、长时间的、痛性的。查体可以发现患者阴茎比较僵硬，有轻微压痛，而阴茎头较软。

5. 尿道下裂或上裂 是一种先天性畸形，尿道下裂指尿道开口于阴茎体腹侧、阴囊或会阴部，最常见的形式是尿道开口于冠状沟或冠状沟附近；尿道上裂是指尿道开口于阴茎背侧，常合并膀胱外翻畸形。

6. 肿瘤 通常表现为阴茎头或包皮内板的天鹅绒样突起病变，也可为溃疡灶。一般易发生在包茎患者。

二、阴囊及其内容物检查

（一）检查要点

（1）检查阴囊皮肤是否粗糙，有无渗出、糜烂及水肿，两侧是否对称。

（2）触诊睾丸时要轻柔。检查时用一手或双手双侧同时比较触诊，注意睾丸是否缺如，其形状、大小、硬度、有无触痛。若疑有睾丸增大应做透光试验。方法是：以不透光的纸卷成筒状，一端置于肿大的部位，然后由对侧以手电筒照射。如阴囊呈红色均匀透亮，称透光试验阳性。睾丸鞘膜积液时呈阳性。睾丸肿瘤、疝、鞘膜积血等，呈不透明的阴性反应。

（3）检查附睾时最好用两只手的手指触摸，压力不宜过大，否则会有痛感。两侧对比注意有无肿大、结节、压痛。

（4）检查精索时，受检者应取直立位。精索静脉曲张时，在阴囊内可触及曲张的静脉如蚯蚓样的感觉，在患者做Valsalva动作时，即屏气增加腹压时更明显。附睾结核时，输精管可增粗呈串珠样。

（二）异常发现

1. 睾丸肿瘤 检查睾丸上是否有无痛性、实性、形态不规则的肿物。一般是患者洗澡或自己检查时发现，超声波和透光试验有助于鉴别诊断。

2. 睾丸扭转　指睾丸上精索扭转，导致睾丸缺血，甚至坏死。早期尚能触到睾丸和附睾的轮廓，附睾可转向前方或形成横位，后期因肿胀明显难以区分睾丸和附睾。由于精索扭转缩短，睾丸上提或横位。阴囊抬高试验（Prehn 征）阳性，即上提患侧睾丸，局部疼痛加重。

3. 急性附睾炎　查体时附睾肿大、触痛，炎症可波及睾丸，有时难以区分睾丸和附睾界限。

4. 睾丸鞘膜积液　指液体聚集在睾丸和鞘膜之间。患者一般主诉其患侧阴囊逐渐增大，查体时阴囊呈不对称肿大，表面光滑，睾丸触摸不清，透光试验阳性。

5. 精索静脉曲张　指精索的静脉发生迂曲和扩张，多发生在左侧。视诊时阴囊皮肤可见蚓蚓状曲张静脉，触诊时可触及蚓蚓状肿物，做 Valsalva 动作时明显，平卧后缩小或消失。以下情况应警惕腹膜后肿瘤的可能：①精索静脉曲张是突然出现的。②平卧后曲张的静脉不能消失。③右侧精索静脉曲张。

第四节　男性肛门和前列腺检查

（一）检查要点

（1）检查体位可采用弯腰前俯位、膝胸卧位或侧卧位。弯腰前俯位时，受检者面向检查床站立，两脚分开一定距离，膝关节轻度弯曲，弯腰呈 90° 向前趴在检查床上。膝胸卧位时，受检者双膝跪于检查床前，双前臂屈曲于胸前，臀部抬高。侧卧位时，受检者面向检查者侧卧，双下肢屈曲贴近腹部。

（2）检查者应给受检者充分的时间准备以及放松，并与患者交谈，分散受检者注意力。检查者戴手套，并涂润滑剂。

（3）首先进行肛门视诊，观察有无痔疮、肛瘘、疣或肿瘤等。

（4）肛门指诊时，应先用示指在肛门口按压一会儿，然后放入一个指节，以使受检者放松，同时评估肛门括约肌的肌张力。待肛门松弛后，再进一步深入，对前列腺进行触诊，如受检者体位合适，可触及整个前列腺后壁。正常前列腺约栗子大小，质地似拇指抵紧小指时所收缩隆起的鱼际肌。检查时应注意前列腺大小、质地，有无硬结、压痛，中央沟是否变浅或消失。精囊一般不易触及。示指进入肛门要尽量深入，并探查直肠的四周，以期发现早期直肠癌。

（5）检查结束后，轻轻撤出示指，观察指套有无血迹，指套上粪便可做潜血检查。

（6）前列腺按摩前列腺触诊结束后，如有必要可行前列腺按摩检查，收集流出的前列腺液进行检验。具体方法：自前列腺两侧向中央沟，自上而下纵向按摩 2～3 次，再按摩中央沟 1 次，将前列腺液挤入尿道，并由尿道口滴出，用玻片收集前列腺液送检。

（二）异常发现

（1）急性前列腺炎指诊可发现前列腺温度稍高，质软且有波动感。如发现局限性波动伴触痛区域，提示前列腺脓肿形成可能，需手术切开引流。急性前列腺炎患者禁忌行前列腺按摩。

（2）良性前列腺增生查体发现主要为前列腺增大，大小可从正常栗子大小到柠檬大小，甚至橘子大小，增大的前列腺仍有一定弹性。前列腺大小与症状严重程度并非密切相关。

（3）前列腺癌查体可发现前列腺内质硬结节或肿块，甚至硬如"石头"。早期前列腺癌指诊可无异常发现。

（4）其他神经源性膀胱时，肛门括约肌张力可表现为松弛或痉挛状态。急性精囊炎时，可触及肿大精囊，有压痛。

第五节　女性盆腔检查

（一）检查要点及异常发现

（1）男性泌尿外科医师为女性患者检查时应有女性医务人员陪同。

（2）受检者采取截石位，两腿分开。

（3）先检查外生殖器及阴道开口，注意有无萎缩性变化、分泌物、溃疡或疣等，所有这些均可导致排尿困难或盆底不适。检查尿道口有无黏膜增生、肉阜、肿瘤、囊肿等。

（4）嘱患者腹部加压，观察有无膀胱脱垂或直肠脱垂；嘱患者做咳嗽动作观察有无引发尿失禁。

（5）触诊尿道了解有无炎症或肿瘤结节，尿道口有无脓性分泌物溢出。如有脓性分泌物溢出，提示可能存在感染的尿道憩室。

（6）双合诊可用来检查膀胱、子宫和附件。

第三章
泌尿外科内腔镜检查

第一节　经皮肾镜检查

经皮肾镜检查术是应用内镜经过扩张后形成的皮肤至肾集合系统通道，进入上泌尿道施行检查、诊断和治疗的一项技术，是泌尿系窥镜技术上的重大发展。

一、经皮肾镜检查的器械

肾镜是经皮肾镜检查术必备的器械。当前使用的肾镜的类型主要有两种：一种是硬性肾镜，另一种是可曲性肾镜。

（一）硬性肾镜

硬性肾镜是较常用的一类肾镜。通常由镜身、镜鞘和闭孔器三部分组成。镜身用金属制成，不能弯曲，长 20 ~ 22 cm，其内除有光学透镜结构外，尚有 12 F 操作中心槽，除能进行连续灌洗外，还可用以通过套石篮、取石钳和硬性超声探头等器械。镜鞘亦用金属制成，规格为 24 ~ 26 F，截面呈圆形。闭孔器远端呈锥形，其中心呈中空，内可以通过直径 0.089 ~ 0.097 cm 的导丝。目前常用硬性肾镜有两种形式。

1. 直角肾镜

镜鞘为 24 ~ 26 F。内镜的视角一般为 0° ~ 5°，也有达 25° 者。内镜装配有 90° 屈臂观察系统。物镜至镜鞘衔接处是直的，出鞘后呈直角拐向一侧，约在 10 cm 处再以直角形式拐向物镜的对侧，即与鞘及其内的镜身平行，末端为目镜。这样的构造使目镜与镜不处在同一直线上，因此，硬性取石钳或超声探头等器械均可直视下进行操作。中心槽在置入超声探头等操作器械时，通过灌洗液的量仍可每分钟达 500 ~ 600 mL，使术中视野能够始终处在较清晰的状态，有利于器械的操作。

2. 30° 旁视肾镜

目前有两种类型，一种带有鞘，除内镜以 30° 夹角装配侧臂观察系统外，其他构造与直角肾镜基本相似。另一种不带镜鞘，其结构是将光学传导系统、灌洗及器械操作中心槽与卵圆形的外壳组合成一个完整的工作部件。外壳直径为 22 ~ 24 F。侧臂观察系统与镜身成 30° ~ 45° 夹角。它可以插入 26 F 肾镜镜鞘中使用，也可以直接插入 26 F 或更粗的 Teflon 工作鞘中操作，流入肾内的洗液可以从镜身外鞘周围流出。其截面设计成卵圆形，增加了肾镜与工作鞘之间的间隙，使得较大的结石碎屑能够经此间隙被冲洗出来。

（二）可曲性肾镜

与纤维胆管镜通用，故又称纤维胆管肾镜（flexible choledochonephroscope，简称 CN-scope）。镜身较细，常用规格外径为 15 ~ 22 F，长 31 ~ 37 cm。尖端可曲为 3 ~ 5 cm，在正常容量的肾盂内操作困难，亦不容易进入平行于肾通道相邻的肾盏中进行观察。其视角为 0°（直视），视野 60° ~ 83°。附有 2 mm 直径灌洗液注入及器械操作孔道。镜柄与光导纤维会合处有调节尖端转向的装置—转向器。尖端可曲段的转向通常只能在同一平面上进行。弯曲角度因不同器械而异，一般为 220° ~ 290°，并可向上下各弯曲 110° ~ 160°，从理论上讲几乎是可以进入绝大部分收集系统及上段输尿管内进行检查。其优点是镜身较细，故皮肾通道不需扩张太粗，又因具有可曲性，所以对组织损伤小，尖端弯曲度大，对硬性肾镜不能观察到的肾盏均能进行检查。缺点是操作孔道细，在插入标准套石篮或液电碎石电极等操作器械后，灌洗液不易进入肾盂内，使视野能见度显著下降。此外，由于器械的插入其尖可曲段的弯曲度明显变小，不利于在肾内操作。使用寿命短，因光学纤维的损坏，使视野变得模糊而不能使用。可曲性肾镜价格较昂贵，不易消毒及维护、保养。由于以上提到的肾镜都较粗，瘘管扩张时出血较多，故目前可用输尿管肾镜代替，减少操作时的出血及其他并发症。

（三）扩张肾通道的器械

1. 套入式金属扩张器

为硬性扩张器，形如拉杆天线，可扩张至 24 ～ 27 F。特点是扩张时出血少但有瘢痕组织，也可能有效扩张。

2. 半硬性扩张器

应用最多，有四种：同轴胆管扩张器，筋膜扩张器，血管扩张器和 Amplatz 扩张器。

3. 血管成形

肾造瘘气囊导管，气囊扩张器的优点是快，可在数秒钟内完成，简单、出血最少，但较昂贵。

（四）安全导丝系统

包括安全导丝，工作导丝及安全导丝导管，对于初学者来说，是非常安全有效的。

二、经皮肾镜检查的术前准备

经皮肾造口前，需检查血、尿常规、肝肾功能、血清电解质、出凝血时间及尿培养。检查血型，对体质较弱、贫血或估计手术较为困难的患者，术前应备血。

术前还需摄腹部平片、尿道造影正侧位片以及斜位片，有助于术者了解肾盂肾盏的解剖结构，确定经皮穿刺的径路。

术前尿常规正常、尿培养阴性，于经皮肾造口开始之前半小时静脉点滴抗生素并持续到术后 3 ～ 5 d。如果尿培养有细菌存在，应在术前 2 ～ 3 d 开始，静脉给予抗生素，术后继续给药至体温恢复正常，改为经口服尿路抗感染药直至拔除肾造口管 5 ～ 7 d。

三、经皮肾检查术的灌洗液

凡是腔内泌尿外科的操作，为了保持内镜视野的清晰，都需要大量的灌洗液，经皮肾镜检查术的操作也不例外。在肾镜检查过程中，往往有相当量的灌洗液流入到肾脏周围组织中被机体吸收掉，如果吸收的灌洗液量很大，则灌洗液的成分及温度对机体的水、电解质内环境平衡的维持有较严重的影响。

如果肾镜检查操作时间短，应用普通蒸馏水作为灌洗液，一般不会引起并发症；如果操作时间长，机体吸收灌洗液量大，可有溶血和低钠血症的危险。国外开始有人选用甘氨酸作为灌洗液，由于价格较贵且无必要，又有稀释血液引起低钠血症之虑而弃之不用。如果单纯进行肾镜检查术而不进行高频电流器械操作的话，一般应用静脉用的生理盐水即可。由于生理盐水有一定的侵蚀性，所以 X 线检查台必须有良好的防水保护装置，以免生理盐水灌洗液的流入，造成对 X 线机器设备的损坏。

在肾镜检查过程中，将生理盐水加热至接近人体的湿度，以 37℃为宜，以减少机体温度的过度下降，不至于使患者发冷，出现寒战，影响肾镜检查操作的进行。灌洗液瓶的高度距离人体 40 ～ 60 cm 即可，压力不宜太高，以减少机体对灌洗液的吸收。有缺血性心脏病、心肌病或心脏瓣膜疾患的病例，应严格监控灌洗液的出入量，对这些患者，过量灌洗液的吸收可造成循环系统负载过重，有导致左心衰竭的危险。

四、硬性肾镜检查术的操作

（一）患者的麻醉与体位

1. 麻醉

若是单纯经皮肾造口，可以在局麻下完成。如果经皮肾造口作为肾镜取石前的准备，因皮肾通道扩张较粗，术中操作时间较长，局麻下操作，患者常感疼痛难以耐受。通常可采用连续硬膜外麻醉，方法简便，麻醉范围易于调整，维持时间较长。如果长时间俯卧位，亦可使麻醉平面上升引起呼吸抑制，术中应密切注意。一般不用腰麻，因麻醉后患者体位变动较大，麻醉范围不易控制。麻醉过高，加上患者俯卧位，极易引起呼吸抑制。如果患者显示出不太合作或有肺功能不全、心血管疾患，可以施行全麻，在调节呼吸方面可能较为安全。

2. 体位

一般取肾区腹侧垫高完全俯卧位或患侧垫高 30° 俯斜位。采取哪种体位，需根据肾脏的解剖位置、肾盏定向而定。这些可根据术前的尿路造影片做出确定。其次，尚需考虑到肾盏与检查台的夹角，以有利于穿刺进针、扩张、取石等操作，通常取完全俯卧位，肾区腹侧用可透 X 线的软枕垫高。穿刺针与 X 线检查台或体表成 45° ~ 50° 夹角，经后肾盏穿向肾盂。如果取患侧垫高 30° 俯斜位，则后肾盏与 X 线检查台约成 80° 角，此时，穿刺针几乎可以垂直向台面方向穿刺，经后肾盏进入肾盂，也可将患者倾斜至 60° 角，穿刺针垂直向台面方向穿刺，经前肾盏进入肾盂。

（二）建立肾通道

1. 超声引导下经皮肾造口术

（1）超声装置：选用线阵实时超声成像仪或扇形实时成像仪均可。它能实时地观察监视引导穿刺全过程，可显示穿刺针行走途径和针尖到达部位。

（2）穿刺探头：可选用专用穿刺探头，也可以用附加导向器装置的普通扫描探头。超声引导下经皮肾穿刺一般不需要注入造影剂显示收集系统，所以在肾盂、肾盏系统不佳及严重氮质血症而又对造影剂过敏时，超声引导定位穿刺更有其优越性。操作过程中，不需要放射保护，因而使用简便、安全、可靠。

（3）穿刺针：可选用 16 ~ 18 G 普通穿刺针（PTC 针）。

（4）器具消毒：穿刺探头手术前用甲醛密封熏蒸 24 h。穿刺针、导丝及扩张器等可于术前 2 h 用 75% 的乙醇或氯已定消毒液浸泡消毒。

（5）操作方法：超声定位后，在穿刺处做皮肤小切口。穿刺经路选在肾的中下盏为宜。在超声引导下，固定好穿刺探头，在患者吸气屏气间隙将穿刺针迅速刺入收集系统。局麻下经皮肾造口最大优点是患者处在清醒状态下，可根据呼吸方式调整肾脏，使其处在最佳位置进行穿刺。穿刺成功，拔除针芯，有尿液自针鞘内流出。将直径 0.97 mm "J" 形导丝经针鞘插入肾盂，若能进入输尿管内更好。拔出针鞘，以导丝为轴心，按顺序先后套入半弹性聚乙烯或 Teflon 扩张器，逐级扩张穿刺通道。扩张过程中助手一定要扶持固定住导丝，以免滑脱出来。扩张器在通过腰背筋膜时往往阻力较大，可采用边旋转边前进的手法将其沿着导丝缓慢滑入肾盂内，防止扩张过程中导丝发生扭结。穿刺通道扩张的程度可根据肾引流目的而定。若单纯引流，可将通道扩张至 10 ~ 12 F，然后将 8 ~ 10 F 猪尾管或 Cope 导管套在导丝上置入肾盂内。拔出导丝，用缝线将肾引流管固定在皮肤上，并连接到无菌引流袋上。若长期引流，可将皮肾通道扩张至 16 F，置入 14 F 的 Councill 导管或 Malecot 导管。

2. X 线监视下经皮肾造口术

在 X 线荧光透视下经皮操作，穿刺前必须显示收集系统。一般可以采用以下几种方法，使穿刺目标明确。

（1）如果患者肾功能正常，静脉注射 60% ~ 70% 泛影葡胺 40 mL，或静脉快速点滴上述浓度的泛影葡胺 80 ~ 100 mL。对碘过敏者，可用 Omnipaque 40 mL 静脉注射。在给药 5 ~ 15 min 内，可清楚显示出收集系统。为了充分利用收集系统显影，给药时间最好在患者已躺在 X 线检查台上，穿刺前的准备工作已妥当的时候进行。

（2）如果患者肾积水明显，静脉尿路造影方法显影不满意时，可用 22 ~ 23 号细的肾穿刺针直接试穿刺入肾，再经穿刺针注入造影剂。有条件时可在超声引导下进行肾穿刺造影，则穿刺成功率高，且可减少 X 线对术者的照射。

（3）应用输尿管逆行插管注入造影剂，输尿管逆行插管，要使导管的尖部尽可能放置到肾盂输尿管的连接处。插入输尿管导管除了经导管注入造影剂,使肾盂肾盏显影,利于定位穿刺外,还有以下几种作用。

第一，导管可以阻止结石碎片掉入输尿管内。当然，这种作用如使用带输尿管气囊导管效果则更好。

第二，插管有可能将上段输尿管结石推入到肾盂内便于取出。

第三，在行经皮肾镜检查时，可较容易的用其鉴别出肾盂输尿管连接部。

（4）对较大不透X线的完全铸型结石，一般不需另行静脉尿路造影或输尿管逆行插管注入造影剂显示收集系统。可以直接以电视屏上结石阴影为目标穿刺进针。当碰到结石后，即证明穿刺成功，随即进行扩张，经皮操作多能成功。

（5）操作方法：腰部穿刺通常在腋后线与第12肋缘交叉点以下2 cm处。用小刀将穿刺处皮肤切开1 ～ 1.5 cm切口。然后用弯血管钳将皮下组织、肌层直至腰背筋膜撑开，以利下一步扩张器的扩张。穿刺在超声穿刺探头引导下进行，或在X线荧光透视下用造影剂显示收集系统后进行。如果有肾积水，可先用22号标准规格的细针试做定位穿刺。穿刺成功后，注入造影剂显示收集系统。根据患者体位，使穿刺针与X线检查台或患者体表呈一定角度或几乎垂直穿入欲穿刺的肾盏。当穿刺进入肾脏时，转动"C"臂X线机透视监控装置，核对针尖确实处在欲穿刺的肾盏时，将穿刺针向前推进2 ～ 3 cm。一旦穿刺成功，拔出针芯即可有尿液或造影剂自针鞘内流出。如果无造影剂流出，可用1支5 mL或10 mL的注射器接到穿刺针上，然后一边回抽一边前后小距离移动穿刺针，直至抽出尿液和造影剂；如果多次穿刺引起肾内出血，自针鞘内流出的为血性液体，则难以判断穿刺是否成功。在这种情况下，可通过穿刺针注入少量造影剂，看是否能显示出收集系统或造影剂外溢形成一片模糊影像，此外，还可以经逆行输尿管插入导管注入造影剂或生理盐水，看能否从穿刺针鞘内流出。经上述措施，如果确无尿液和造影剂被抽出或吸出的为纯血液，注入造影剂又不能显示收集系统，则需要重新穿刺。

证实穿刺针成功地进入收集系统，如果作为单独肾内减压，或顺行肾盂穿刺造影，或肾盂穿刺肾盂压力流量的测定，只要拔出针芯针鞘，保留Teflon外鞘即完成了经皮肾穿刺的操作。

（三）扩张肾通道

单纯肾造口引流皮肾通道的扩张：穿刺成功以后，经针鞘插入1根软"J"形导丝至肾盂或输尿管内。单纯肾引流，一般放置8 ～ 10 F肾引流导管即可。皮肾通道扩张可用半硬弹性扩张器。通道比较容易扩张到10 ～ 12 F。为防止导丝弯曲或扭结，每次均应在X线荧光透视下进行。扩张器通过腰背筋膜与肾包膜时常有阻力感，应将扩张器边旋转边推进，直至肾盂内。同时助手应将导丝向外轻轻牵拉，使导丝保持一定张力，这样有利于扩张器沿导丝进入肾盂。需注意的是导丝置入收集系统内必须有足够的长度，此外，必须在X线监视下，术者要严密观察扩张器推进与导丝被牵拉状况，以防导丝脱出肾外。应用血管扩张器或筋膜扩张器扩张，每扩张1次，均需取出前一根扩张器，在导丝上再套入口径大一号的扩张器。因此扩张过程中，极易造成导丝弯曲、扭结的危险。一旦导丝弯曲或扭结，扩张器将不能进入集合系统，必须更换导丝。方法即在扭曲的导丝上套上1根5 F导管，并将其送入收集系统内，抽出扭曲的导丝。如果需要继续扩张，为了避免再度发生导丝扭曲，可改用1根较硬的环扭导丝取代软"J"形导丝，通过5 F导管置入收集系统内拔出导管，套上扩张器继续进行扩张。当皮肾通道扩张到10 ～ 12 F时，可用口径较小的肾造瘘管，例如，8 ～ 10 F猪尾管（Pigtail catheter），Cope环形导管及口径相适宜的其他类型的肾引流管，套在导丝上置入肾盂内。为防止滑脱，可用缝线固定。

如果为了放置肾镜检查或经肾镜取石术，特别是行一期或延迟的二期经皮取石术，皮肾通道往往需要扩张较粗（20 ～ 34 F）。扩张通道要求技术较高。为了确保通道扩张成功，一般需要放置好两根导丝。一根作为扩张用的"工作导丝"。另一根作为备用，以备"工作导丝"万一滑脱造成皮肾通道迷失时，仍可以沿其寻找到正常通道，重新置入扩张器进行操作，称为"安全导丝"。我们通常用肾造瘘穿刺针进行穿刺。穿刺成功后拔出针芯及针鞘，保留teflon外鞘。经外鞘插入1根0.089 cm或0.097 cm的软"J"形导丝至肾盂内，并尽可能插到输尿管内直至其下段。真正扩张通道之前，还需要放置1根导丝。用teflon扩张器套在已置入的导丝上，从5 F开始扩张，逐渐递增扩张至10 ～ 12 F。固定好导丝，拔出扩张器，将8 F Amplatz的工作导管或8 F同轴胆管导管套在导丝上插入收集系统内。然后把10 F或12 F的宽腔导管套在8 F导管上同轴送入肾盂内，取出8 F导管，通道内保留宽腔的10 F或12 F导管。将第二根导丝经宽腔导管插入收集系统，一般选用较硬的环扭导丝或硬性的Lunderquist导丝。此第二根导丝即为"工作导丝"，作为扩张通道之用。取出宽腔导管，将"安全导丝"固定好，以防止滑脱出。选用扩张器顺序套在"工作导丝"上将通道扩张至 24 ~ 34 F。

根据使用不同类型的扩张器，一般有以下两种扩张方法。

1. 应用叠进（套入）式金属扩张器扩张

先将 8 F 中心金属导子套在"工作导丝"上在 X 线荧光监视下顺导丝放入肾盏内，固定其深度。助手应牢靠扶持住金属导子，使其不能随着扩张器向前推进或向后退出，术者推进扩张器遇到腰背筋膜、肾包膜有阻力时，应一边旋转扩张器一边推进，使每一根扩张器远端进入的深度几乎与中心金属导子尖端球形平齐，逐渐扩张至 24 F。最后将 26 F 金属肾镜镜鞘套在 24 F 扩张器外送入。

2. 应用半硬弹性扩张器扩张

在工作导丝上套上 8 F 长的 teflon 工作鞘插入收集系统内，再将 Amplatz 扩张器套于 8 F 工作导管上，顺序逐级扩张。较之筋膜扩张器直接套在工作导丝上扩张，发生导丝扭结的危险性要小。当用扩张器将皮肾通道扩张到适当大程度时（24 ~ 30 F），根据需要可将相应配套的 Teflon 工作鞘（28 ~ 34 F）套在扩张器（24 ~ 30 F）上，一同缓慢旋转插入收集系统，使 Teflon 工作鞘的尖端超过扩张器。扩张完毕后，取出扩张器工作导丝与 8 F 作导管。

在扩张皮肾通道整个过程中，必须注意要使每一根扩张器经过相同的径路进入肾脏收集系统内。此外，还要注意到以下技术细节，可使操作更为容易。第一，皮肤切口大到足以允许最大号的扩张器顺利通过。以防止较粗的扩张器被卡在皮肤切口处。第二，应用弯曲管钳将皮下组织、肌层、腰背筋膜撑开，以减少对扩张器的阻抗。第三，最初顺导丝插入 5 F Teflon 扩张器及置入 8 F Teflon 工作导管、应用筋膜扩张器或应用叠进（套入）式金属扩张器插入 8 F 中心金属导子，均应在 X 线荧光监视下仔细进行操作。以免导丝弯曲或发生扭结，使扩张变得困难甚至无法进行。第四，扩张之前，工作导丝的软尖必须进入输尿管内，实在进入不了输尿管，至少应在肾盏或肾盏内盘绕达 10 ~ 15 cm 以上，以免扩张时退缩至肾包膜外。第五，每次更换扩张器时，助手应在靠近皮肤处扶持住导丝，以免取扩张器时一并将导丝带出。第六，扩张时扩张器应按顺序逐渐放置进行，如越级扩张，通道阻力较大，不易通过，且易造成组织损伤。第七，如果皮肾通道弯曲，宜选用半硬性扩张器。如果径路瘢痕组织较多则不宜选用半硬弹性扩张器，而选用金属扩张器更好。

（四）硬性肾镜检查术的操作

肾镜的检查一般需在 X 线荧光透视下进行，有助于了解肾镜与结石、导丝在收集系统内的位置关节。关于硬性肾镜放置到肾收集系统内，根据所选扩张器的不同，放置方法也略有差异。如果选用单根金属扩张器（wolf）扩张通道完毕，拔出最后 1 根扩张器，必须将有中空锥形的闭孔器与镜鞘同轴套在工作导丝上，一边旋转一边推进将闭孔器同镜鞘放入到收集系统内，固定好镜鞘，使其保留在皮肾通道内。然后将闭孔器连同工作导丝一道拔出，再将肾镜插入镜鞘放入肾盂内。如果选用叠进（套入）式金属扩张器，待通道扩张完毕，将镜鞘套在最大号金属扩张器外面送入肾盂内，拔出所有扩张器及工作导丝，将肾镜放入镜鞘内即可开始下一步操作。应用 Amplatz 扩张器，通道造设完毕后常保留 Teflon 工作鞘，拔除扩张器及导丝后，可直接将肾镜经 Teflon 工作鞘置入收集系统内操作，所以甚为方便。

硬性肾镜放入收集系统后，由于肾盂肾盏的解剖结构较之囊状的膀胱腔要复杂得多，加上肾镜的视角较小，往往不易判别肾镜处在肾收集系统的何处，最好的方法是寻找到安全导丝，并沿着导丝设法找到肾盂输尿管连接部并进入上段输尿管，此时可以看到逆行插入的输尿管导管。然后将肾镜缓缓退到肾盂输尿管连接部，再后退 0.5 ~ 1.0 cm，如果看到光滑平整，略显白色，上有正常纤细血管走行的肾盂黏膜，即可证实肾镜是在收集系统内。以肾盂输尿管连接部（肾盂出口）为标志，按顺序行肾盂及各个肾盏检查，重点检查病变处。由于硬性肾镜的不可曲性，对平行于肾通道的邻近肾盏难以观察到，如有必要，另选肾盏穿刺造设通道，放置肾镜进行检查。

肾镜插入收集系统后，开始观察时，常因出血导致能见度差或视野被血凝块遮蔽而无法观察，此时，可加快灌洗液的冲洗速度，并经肾镜插入 1 根导管将血凝块吸出；或用鳄口钳将血凝块挟持拖出，可使视野迅速变得清晰。检查过程中，如果肾镜连同镜鞘或 Teflon 工作鞘后撤太多，进入肾实质或肾周脂肪囊内，可以看到红色易出血的肾实质或淡黄色似海绵状发亮的组织。如果经肾镜直视下能看到肾脏创口，可将镜鞘或 Teflon 工作鞘挪至创口处轻柔稍稍用力将其重新置入收集系统内。如果肾实质大量出血遮蔽了术者的视野，则应重新置入导丝，将镜鞘与闭孔器套在导丝上，在 X 线荧光透视下沿原通道置入肾内。

应用硬性肾镜检查，操作必须轻柔，切忌使用暴力，否则有可能造成肾盂穿孔及出血，甚至有撕裂肾实质的危险。

五、可曲性肾镜检查术

应用可曲性肾镜检查之前，术者应当熟悉自己所使用的器械，了解清楚其性能与操作方法则是十分必要的。首先要调整好观察镜的焦距，可将 1 块纱布敷料放在肾镜的物镜前方约 1 cm 处，然后旋转目镜端焦距调节器，直至观察镜能够看清纱布敷料的纤维为止。

术者用右手握住镜柄，并把拇指放在转向器上，左手轻轻扶持住纤维镜身。可以从观察镜的视野内看到黑色三角形定向标志物，有的肾镜则没有。尖端弯曲转向可根据镜柄上侧臂操作孔道的位置来判断。肾镜尖端弯曲转向始与侧臂操作孔道处在同一平面上，也就是说将侧臂操作孔道朝上或朝下，调节转向器时，则尖端弯曲转向只能向上或向下。将肾镜旋转 90° 使侧臂操作孔道处在水平位置，此时调节转向器时，则尖端弯曲向左或向右。可曲性肾镜尖端向上下或左右弯曲度数不相等，通常向一侧弯曲度数较大，向另一侧弯曲度数则较小。观察中若需要尖端弯曲度较大，除了调节调向器外，还需要旋转镜身本身。

可曲性肾镜可以通过金属肾镜镜鞘或 Telfon 工作鞘放入收集系统内。在检查时术者可根据需要，使其尖端呈直线 0°（直视）也可以使其尖端弯曲成 30°，以利于观察整个收集系统。选择并调节好观察度数，将转向器上锁卡扣住即可固定尖端，使其处于直线状或呈某一角度之弧度。肾镜插入收集系统后，直视下沿着安全导丝寻找到肾盂输尿管连接部，然后外撤少许即进入到肾盏内，对收集系统的观察一般需从纵向和水平两个方向进行，依次观察肾盂、上极、中部、下极的各个盏颈和它的盏。需注意的是，当将弯曲的肾镜尖端从检查的肾盏内撤出时，需做与进入肾盏时同样的操作，但调节转向器方向要相反，以免损伤或撕裂盏颈。

可曲性肾镜的操作，应在 X 线荧光透视下进行。注入造影剂显示集合系统，有助于发现了解肾镜尖端在收集系统内的位置或状态，以免插得过深发生扭曲，损坏器械。在 X 线监视下有助于引导肾镜进入直视下不能进入的区域，可预先把导丝置入欲行检查的肾盏或输尿管中，然后把肾镜套在导丝上，在荧光透视下有可能成功送入。

应用可曲性肾镜在检查操作过程中，必须动作轻柔仔细，任何暴力都有可能损伤其内的光导纤维束，缩短其使用寿命。

六、经皮肾镜检查术的适应证

凡是需经皮肾造口放置肾镜操作的收集系统的疾患，均可以是经皮肾镜检查术的适应证。

（1）经皮肾镜取石术，可以了解结石的部位、大小，质地及结石与肾盂、肾盏的关系，决定采用更适宜的取石方法。

（2）单侧不明原因的输尿管以上部位的血尿，在尿路造影及输尿管镜等检查手段不能奏效时，例如对特发性大量血尿的病例，经皮肾穿刺肾镜检查可以发现肾穹隆部出血，经电灼止血治疗。

（3）对肾盂黏膜白斑病、肾乳头坏死、囊性肾盂肾炎、肿瘤等疾患的检查、病理诊断及提供必要的治疗。

（4）肾盂及输尿管上段异物的检查及处理。

（5）肾盂输尿管连接部狭窄的了解及治疗。

（6）非反流性、慢性肾输尿管扩张，采用经皮肾镜检查了解上尿路解剖与功能，结合进行上尿路尿流动力学检查研究以确定治疗措施。

七、术后护理

（1）经皮肾造口后，常可出现肉眼血尿，一般 1 ～ 2 d 后均能自行消失，无须特殊处理。

（2）引流管如无尿液流出，可能置管太深，发生扭结或插入输尿管内，或肾功能差，当积水的肾盂排空后即无多少尿液可以引流出。可经超声检查或摄 X 线片证实，并要重新调整引流管位置。

（3）引流期间引流管如被结石碎屑、脓性絮状物堵塞引流不畅时，可用注射器抽吸或经引流管注入少量生理盐水使之通畅。

（4）引流管一般情况下可保留 3 ～ 4 周或更长。更换时，可经引流管先放置一根导丝于肾盂，拔除旧的引流管，将新引流管套在导丝上送入肾盂内即可。

第二节　输尿管肾镜检查

输尿管一直是泌尿系统内难于检查的部位，无论是静脉尿路造影还是逆行上尿路造影均没有把握一定能显示输尿管。真正能直视输尿管及肾盂内的真实状况还需通过输尿管肾镜检查。输尿管肾镜的应用是泌尿外科技术上的一大进步，它使输尿管及部分肾盂内疾病的诊断技术有了很大提高。而且，通过它还可以进行取石、切除肿瘤等，极大地改变了输尿管疾病的治疗方法，已成为腔内泌尿外科的重要组成部分。Perez-Castro 在 1979 年用 11 F 膀胱镜检查输尿管后并设计了第一个硬性输尿管镜。通过试验，人们逐步认识到硬性内腔镜完全可以穿过输尿管口、壁段输尿管进入肾盂，并可通过内腔镜工作隧道，用各种器械取出结石或异物。

最初设计的输尿管镜镜体较短并与目镜同轴，只能观察盆腔段和腰段输尿管。以后镜体长达 50 cm，可伸入肾盂内，随后设计观察目镜在镜体侧身成角，镜鞘内工作隧道增宽至 6 F，硬性长的异物钳、碎石探头及液电电极、激光纤维束均可进入并能击碎较大结石，并取出结石碎渣。这样，硬性输尿管镜不仅可用于检查上尿路病变，而且也可以作为治疗的重要手段之一。引起世界上的广泛关注，除了硬性输尿管镜，目前还有许多各类型的软性输尿管镜，也逐渐成为诊断与治疗上尿路疾病的重要手段。

一、输尿管肾镜构造

输尿管肾镜主要应用于上尿路（肾盏、肾盂和输尿管）疾病的诊断和治疗。输尿管肾镜也有硬性和软性两种类型。

（一）硬性输尿管肾镜

硬性输尿管肾镜的镜鞘管径较细，应用较多的是 8/9.8 F。检查输尿管使用 0° 和 12° 的观察。观察目镜在镜体侧身成角，镜鞘内工作隧道可通过 6 F 的操作件，还有工作隧道与进水隧道分开可连续冲洗的硬性输尿管肾镜。

硬性输尿管肾镜的长度一般为 460 mm。另外有长度为 350 mm 的短输尿管肾镜，主要用于治疗输尿管下段结石。

还有接目镜部分可弯曲的硬性输尿管镜。其接目镜部分在 90° 范围内可向上下左右弯曲。

（二）软性输尿管肾镜

软性输尿管肾镜有单纯观察用和观察治疗兼用两种。

单纯观察用软性输尿管镜外形如输尿管导管，因为没有操作孔道，只可观察而不能进行治疗。

观察治疗兼用软性输尿管镜型号较多，较细的和较常用的是 9 Fr，工作隧道内径为 4 Fr 可以通过可弯性活检钳，激光或液电电极。通过镜子末端的操作把柄，镜子的前端部可向上弯曲 160°、向下弯曲 130°，这样镜子的尖端部不但可进入肾盂，也可以进入肾盏。

（三）输尿管肾镜的附件

为了进行输尿管肾镜的检查和治疗，常需一些特殊的附件。

（1）硬质抓钳：其前端为齿状钳嘴，用于钳取结石碎片及异物。

（2）活检钳：前端钳嘴呈勺状，便于钳取组织。

（3）套石篮：有不同的形状及材质，经输尿管肾镜工作隧道套取结石。

（4）橄榄头状金属扩张器。

（5）气囊扩张导管：有多种型号，较常用的是气囊直径0.6 cm，长度4 cm。

（6）电凝电极及电切电极：用于烧灼输尿管及肾盂内的肿瘤组织或切开输尿管狭窄环。

（7）金属导丝。

二、检查前准备

泌尿外科医生在操作前要通过病史、体检、X线等各项检查明确进行输尿管镜检查或治疗的目的。包括腹膜后或下腹部有无病变，是否累及输尿管等。重读患者尿路平片及造影片，必要时行逆行输尿管、肾盂正侧位造影，以全面了解患者的输尿管立体解剖，掌握患者的输尿管走行特点、屈曲和狭窄部位，以减少并发症和失败的可能性。

患者需接受各种实验室检查。包括血常规、电解质、出凝血时间、肝肾功能、血糖、尿常规、尿培养等。培养如有细菌生长应在术前给予抗生素治疗。老年人应做心电图及胸片检查。术前要向患者家属全面介绍操作目的、过程、可能出现的问题及对策等，应讲明输尿管肾镜本身是一种较新的技术，可替代部分开放性手术，但这种技术可能由于各种原因并非能达到100%成功。有时需要进行第二次，有时还可能需要外科手术。进行输尿管肾镜检查或治疗可能会出现的主要并发症是急性肾盂肾炎和输尿管损伤。预防急性感染的发生除注意无菌操作外，术前要给予抗感染药物治疗，已有泌尿系感染者应根据细菌对药物敏感性选择抗生素，在尿培养转阴性后再手术。术后留置输尿管导管引流3～14 d并继续抗感染治疗3～5 d。输尿管损伤应根据损伤程度及时处理，轻者仅留置输尿管导管3～7 d，重者需即刻开放性手术。但绝大部分患者无须开放手术。告知患者在术后常可出现血尿，下腹痛或不适感，偶有胁腹痛，24～48 h后即可缓解。同时也可辅以止痛药等对症处理。

为了很好地进行输尿管肾镜的检查，术前做好器械准备也很重要，首先要明确患者需进行什么样的检查和治疗，根据检查的要求准备好所需的设备。输尿管肾镜等其他附件可以用福尔马林蒸气消毒或戊二醛液浸泡消毒，而监视系统摄像头，导光索以及碎石治疗折手柄等再用乙醇拭擦消毒即可。由于输尿管肾镜及其附件都较长，做输尿管肾镜检查时所用的器械台要足够大，消毒包布要遮盖器械台的周边，防止所用器械被台下人员碰及或污染。所用的附件，检查前要一次性取齐，以防检查过程中中途找器械而增加患者的痛苦及输尿管损伤的可能性。

三、输尿管肾镜检查的术前准备

输尿管肾镜的广泛应用是泌尿外科技术上的一大进步，熟练掌握输尿管肾镜的操作技术，可使泌尿外科医师能够治疗在以前只有通过开放手术才能处理的多种疾病，已成为腔内泌尿外科的重要组成部分。

（一）体位

患者体位一般采用健侧下肢抬高，患侧下肢较低的截石体位。这种体位使骨盆向患侧倾斜，输尿管镜进入输尿管口的角度由锐角变为钝角，使镜体与输尿管能成为一条直线，这样输尿管镜在插入时可减少输尿管的扭曲和损伤。同时，操作者也可在抬高的下肢的下方任意活动，调整输尿管镜方向，减少镜体进入时的阻力。

（二）麻醉

行输尿管肾镜操作时可采用腰麻、硬膜外或全麻。近年来亦有报道采用局麻者。全麻者术前给予阿托品及镇静剂，操作期间患者可能会出现恶心、躁动，这时输尿管肾镜或碎石器械易损伤输尿管。有时输尿管不够松弛则影响操作，而腰麻即使术中不用阿托品等药物，肌肉松弛也较满意，插管较顺利。此外腰麻操作简便，无须特殊条件与设备，对于一般的检查和治疗，腰麻的时间已足够，为了减少输尿管扭曲，有时需采用头低位，此时要注意血压的变化，要经常询问患者腰部的感觉，以尽早发现输尿管肾盂内压力过高或灌注液溢出。

四、输尿管肾镜的操作

（一）输尿管肾镜的插入

由于现在所用的输尿管肾镜较细，8/9.8 F 的输尿管肾镜大多数情况下，在导丝的引导下可直接插入输尿管，而无须先行输尿管口的扩张。经尿道插入输尿管肾镜，找到输尿管开口并插入导丝。使输尿管镜、壁段输尿管能处于一条直线位置，旋转镜体 180°，其斜面向上与输尿管口上唇相对，用镜端挑起导丝，从而输尿管口上唇也随之抬起、暴露输尿管腔。手持镜体慢慢推入输尿管门内，一旦进入输尿管门将镜体转回令其斜面向下，使输尿管腔位于视野中心，顺其管腔将输尿管镜推进，通过壁段输尿管时可能稍紧，应均匀用力，在穿过壁段时常有"突破感"，随之可见到具有光滑黏膜较宽的输尿管腔。此时将输尿管镜向后侧方推进，再转向前内侧。在推入镜体时一直在直视下进行，生理盐水灌注液连续冲洗。灌注瓶液面在肾水平上 30 cm 处。镜体穿过壁段输尿管时，灌注液速度应减慢，避免压力过大将结石推向肾盂或术后发生胁肋、腹痛。

在镜体插入过程中应认清几个重要标志。输尿管镜插至盆腔段输尿管时一般阻力不大，在输尿管跨过髂总动脉时，其走行发生变化，需下压镜尾使镜端上抬，才能看到管腔，同时也能见到输尿管壁出现脉冲搏动，是髂动脉搏动传导的结果。输尿管镜进入输尿管上段时，可观察到输尿管随呼吸移动，吸气有时输尿管随横膈和肾脏下移，输尿管通路可出现角度，呼气相时输尿管伸直，便于镜体推进。输尿管中下段因相对固定，不能观察到此时变化。输尿管镜推至肾盂输尿管连接处，可看到有环状隆起，进入肾盂后可观察肾盂及肾上盏。

输尿管镜操作成功的关键之一是视野清晰。术间可能由于输尿管屈曲或镜体紧靠输尿管壁而看不到管腔，只要将镜体稍向后退并转换方向或将镜端上下左右稍稍移动，就可以重新找到管腔。操作期间也常因出血、血块或碎石片等影响视野；遇有较大血块或碎石可用异物钳取出，也可用注射器直接通过工作隧道注入生理盐水冲洗，或取 4 F 输尿管导管插入超过镜端 1 ~ 2 cm 引流不断冲洗的生理盐水，往往就能使视野清晰。值得强调的是只有看清管腔后才能将镜体前推，否则会造成输尿管穿孔等严重并发症。

在操作过程中也常会遇到输尿管扭曲，如输尿管跨过髂血管时，输尿管积水折曲等而增加插入困难。大部分通过轻轻旋转移动输尿管肾镜可以克服。如操作不当可造成损伤。因此，设法使扭曲的输尿管变直也是成功的关键。还可以调整检查台，使患者成头低臀高体位或助手从肋缘下加压，使患侧肾脏向横膈移位，约 80% 可成功地使输尿管伸直。另外也可取前端较软或呈 J 形导丝通过弯曲部分。该导丝较硬部分通过弯曲输尿管时就使之伸直。可通过导丝将输尿管导管、套石篮等插入，再将输尿管镜顺其推进。上述处理仍不能进入时，可插入 7 F，长 1 cm 气囊导管至扭曲输尿管下方，气囊内注入盐水 1 mL 胀满后，轻轻下拉导管，从而牵引下段输尿管下移而使弯曲段伸直，再将导丝插入。该操作应注意气囊位置（可注入造影剂），不可用力回拉，以避免出现套叠，气囊内充液压力不易过大，否则会导致穿孔。

在遇有输尿管狭窄时，输尿管壁可能紧紧束缚镜体前端，强行向前推进就会连同输尿管壁一起套入形成鸟嘴样套叠或造成撕脱、断裂穿孔等。因此在遇有阻力时切忌用暴力。最好用气囊扩张导管或金属扩张探子扩张狭窄段。可以用 3 F 气囊扩张导管（气囊直径 6 mm，长 4 cm），经输尿管肾镜隧道，直视下使气囊恰好位于狭窄段，气囊内慢慢注入液体，持续扩张 15 ~ 30 s。扩张后取出气囊导管，重新插入输尿管镜，通常会较容易地通过狭窄段。采用金属探子扩张法，需要在 X 线监视下和导丝引导下进行，如果扩张后，输尿管镜仍不能通过狭窄段，应放弃操作而改用软性输尿管镜或其他方法。也可设法用灌注液或二氧化碳气将结石推至肾盂，再改用体外冲击波碎石术。

此外，前列腺增生患者，由于增生的前列腺隆起，使输尿管镜不能靠近输尿管口或不能与输尿管成一条直线而使操作无法进行。输尿管膀胱再吻合术后，各种腹膜后手术等使输尿管固定可导致输尿管镜操作失败。

（二）输尿管扩张法

把输尿管肾镜直接插入输尿管有时有一定的难度，需先行输尿管开口及壁部的扩张。

1. 输尿管扩张所需器械

（1）输尿管金属导丝：外层有化学涂剂，在水中可产生润滑作用。输尿管扩张前置入导丝有几个优点：能使输尿管口与膀胱颈部成为一条较直的通道，便于扩张器和输尿管镜进入；有助于寻找难以辨认的输尿管口；导丝可以抬高输尿管口上唇，使其开放；导丝可使输尿管壁分开并将弯曲的输尿管伸直，减少镜体进入时的阻力；操作中导丝可作为标记物，输尿管镜沿其进入不易损伤输尿管壁，一旦损伤，也可顺其导丝置入双猪尾导管或其他支架管引流尿液。

（2）压力测定仪：应用气囊导管扩张输尿管时，该测量仪置于气囊导管与注射器之间，以监测充液时气囊的内压力变化，避免压力过大造成气囊破裂。一旦气囊破裂，输尿管内腔压力突然下降可导致输尿管壁的损伤或断裂。

（3）充气注射器：最好采用 10 mL 注射器，过小的注射器易产生过大压力。另一种是 pistol 注射装置，可将 10 mL 注射器固定在该装置上，能逐渐产生高达 12 个大气压的压力。Leveen 充液装置即是一种带有螺旋活塞式充气阀的 10 mL 注射器，顺时针或逆时针旋转其活塞时，可将注射器内液体推出或吸入，该装置产生的压力稳定并易于控制。Hartley 充液装置将 Pistol 和 Leveen 两者联合即将普通 10 mL 注射器固定在可反复应用的带有螺旋充液器上，也能产生稳定的压力，充入或抽吸气囊内液体。

（4）顶端开口式输尿管导管：此种导管可使导丝通过时将稍有屈曲的输尿管伸直，并可引流尿液、灌注液，使视野清晰以便术后造影、引流等。

（5）输尿管扩张器：有多种类型，包括输尿管导管、Teflon 和聚乙烯扩张器、Nottingham（诺丁汉）扩张器、金属扩张探子、串珠式金属扩张器、拉杆套叠式金属扩张器、气囊扩张器以及可控液压扩张器等。

2. 扩张方法

随着输尿管镜临床应用的经验积累以及相继出现的各种扩张输尿管器械的不断改善，输尿管扩张的方法也逐渐趋于向简单化和无损伤的方向发展。

（1）留置输尿管导管法：据观察输尿管内留置导管 24 ~ 48 h 后，能阻止输尿管的蠕动，在插入输尿管镜前，去除留置的导管，操作时就不必扩张输尿管。该法要求在术前 1 ~ 2 d 留置输尿管导管，如输尿管远端有结石梗阻或狭窄，导管不能通过则不能采用。

（2）输尿管导管引导法：通过输尿管镜内工作隧道放入橄榄头输尿管导管并伸出镜端 2 ~ 3 cm。在输尿管导管引导下不必扩张输尿管口，将输尿管镜随之边插边进推入输尿管内。前行导管可分开输尿管壁、扩张输尿管，电能使弯曲成角的输尿管伸直。但该操作也有弊端：即输尿管远端结石阻塞或狭窄时不能采用；输尿管导管影响灌注液体进入使视野欠清晰；输尿管弯曲角过大，导管强行进入易引起穿孔；导管进入时可推动结石上移。

（3）Teflon 和聚乙烯扩张法：锥形头 Teflon 扩张器的中心可通过导丝。其型号为 6 ~ 18 F。扩张探子需通过较粗的膀胱镜反复交替由小至大进行扩张，扩张至 11 ~ 12 F 号以上时，要先取出观察镜，置入扩张器后再放回观察镜。扩张时可能会造成输尿管黏膜出血与损伤。

具体方法是通过膀胱镜将 8 F 输尿管导管插入输尿管口，导丝穿过输尿管导管进入肾盂，去除输尿管导管，将气囊导管插入输尿管口并扩张壁段输尿管。重将 8 F 导管通过导丝插至中下段输尿管内，取出膀胱镜。在 X 线荧光屏监视下，10 F 及 12 F 同轴扩张导管顺 8 F 导管插入输尿管下段。取出 8 F 导管，在 12 F 鞘内放入第二根导丝（安全导丝）。再取出 12 F 导管，输尿管内已留有 2 根导丝。至此将 8 ~ 18 F 同轴扩张导管逐个沿其工作导丝接连插入至输尿管下段，最后将 20 F 管鞘插入输尿管口，将 8 ~ 18 F 导管全部撤出，只留 20 F（或 18 F）管鞘。输尿管扩张完毕，输尿管镜及各种操作器械均可顺其外鞘插入，可反复进出及操作。但此法反复插管复杂，易损伤输尿管黏膜及肌层，且不适宜输尿管远端结石。

（4）Nottingham 单次输尿管扩张法：此种扩张器前端直径由细至粗逐渐加大，从 6 ~ 12 F，前端长约 4 cm，导管中心具有通道可置入导丝，也可注射造影剂。因此，可以一次完成输尿管口的扩张。然而此扩张器需要较大的膀胱镜，由于前端有 4 cm 长，所以输尿管远端结石嵌顿就无法进行扩张，同样也可能会造成输尿管的挫伤出血而使视野不清。

（5）金属橄榄头扩张法：是一组可弯曲的不锈钢中空的扩张器。其头部为橄榄头状，大小不等（9 ~ 15 F）。中空部分可通过导丝。在输尿管远端有结石梗阻时电可用其扩张壁段输尿管。有时能使嵌顿结石松动。

扩张过程也是在膀胱镜直视下进行。首先将导丝通过膀胱镜插入输尿管内，将 9 F 扩张器穿过导丝放入膀胱镜鞘内，用转向器将橄榄头直对输尿管口并使膀胱镜、扩张器及壁段输尿管成一条直线。将扩张探子沿导丝慢慢推入输尿管口，一旦通过逼尿肌裂孔，常有一种"突破感"，表明已穿过壁段输尿管，将扩张器取出，导丝仍留在输尿管内，按上述方法更换较大的扩张探子继续顺序扩张直至 15 F 探子通过。

在放入较大的扩张器时也需将膀胱镜、观察镜取出，插入扩张器后再将观察镜放入，在直视下扩张，操作全过程不能用暴力，只需轻轻推动使扩张探子滑过壁段输尿管。如有结石嵌顿，导丝不能通过，可注射利多卡因凝胶 5 mL 产生润滑作用以利于导丝通过。该法也需要多次反复交替扩张，并常可导致输尿管内膜损伤与出血。

（6）串珠式金属扩张器：一种可弯的不锈钢金属探子，有 5 个从小至大的橄榄形扩张球（9 ~ 15 F），两球之间相隔 1 cm。因此，扩张输尿管可 1 次完成。中空金属鞘可置导丝，可注射造影剂。其缺点是需要较粗的膀胱镜并需将观察镜取出才能将扩张器置入鞘内，输尿管远端结石嵌顿时则无法扩张，扩张不当可造成输尿管内膜剥脱，扩张遇有阻力，探子在膀胱内折曲，易使已进入输尿管之扩张头退出。

（7）拉杆套叠式金属扩张器：此扩张器类似拉杆天线。扩张时应先将导线插至肾盂，在 X 线荧光屏监视下将此扩张器穿过导丝一层层进入输尿管。输尿管镜外鞘再通过扩张器推进至输尿管内病变处，移出导丝及扩张器，再放入观察镜。其操作类似经皮肾镜扩张法。由于此种扩张器需选用于带鞘的输尿管镜，扩张时易损伤输尿管，加之仪器笨重、操作复杂等，一般很少用于临床。

（8）气囊导管扩张法：该法主要用于扩张输尿管口及壁段输尿管。通过膀胱镜及导丝将输尿管气囊导管置于需要扩张的部位。气囊内注入稀释造影剂，以便在 X 线监视下观察其扩张部位及程度。注射前应了解气囊容量及最大承受压力，注射应慢慢进行。最好有压力监测仪监测。扩张时间以 30 s ~ 2 min 为宜。扩张时间过长可导致输尿管严重损伤。如注入压力过高，气囊突然破裂，输尿管压力骤然下降会引起输尿管损伤。此外不要将气囊放在结石旁，因高压气囊能将结石推入输尿管壁内而成嵌顿，甚至可将结石压出输尿管壁。另外，粗糙的结石也能将气囊刺破。

输尿管气囊扩张器具有不同型号。气囊直径为 3 ~ 30 F，长度 1 ~ 20 cm 不等。扩张输尿管远端及壁段输尿管以选用气囊直径为 12 ~ 18 F，长度为 5 ~ 10 cm 为宜。输尿管上段纤维化的扩张可用耐高压气囊导管。扩张开始常可见到狭窄环，这是环状肌收缩所致，只要等候片刻即可逐渐消失。扩张后气囊内减压，常可使小结石带入膀胱。气囊导管的扩张往往也需要导丝引导下插入输尿管适当的部位。而输尿管远端结石嵌顿亦不宜用此法扩张。通常认为气囊的扩张比其他器械扩张对输尿管的损伤小，然而近年动物实验发现，输尿管上皮也可出现剥脱现象。气囊直径过大也会造成输尿管严重的损伤。

（9）可控液压扩张装置：这是一种由 Perez-Castro 等设计的扩张输尿管的最新方法。该装置通过可控制的灌流泵不断产生脉冲式灌流水柱经输尿管镜进入输尿管，其液压力可达 26.7 kPa（200 mmHg），水流速达 400 mL/min。脉冲式液压可使输尿管壁扩张，输尿管镜能较顺利进入。因此，该法不需要膀胱镜及其他扩张器，可一步完成输尿管镜操作，节省扩张时间并且术中不断灌水使视野清晰。通过黏膜血管荧光照片证实液压扩张法产生损伤也最小。然而，在术中应注意调节进水速度，过高的水压可使结石上移或造成肾实质反流，患者感到腰痛。通常可经输尿管镜再插入输尿管导管引流灌流液，使视野清晰，也可减少高压所造成的不良反应，膀胱内也应留置导尿管，以免快速灌流使膀胱过度胀满。

我们也常用手操纵式脉冲液压扩张输尿管，当输尿管镜进入膀胱并插入导丝以后，取 20 mL 装有生理盐水塑料注射器与输尿管镜进水开关相接。以左手持镜，右手操纵注射器以脉冲式快速推进注射器，也能达到类似效果，但注射器内需反复充液，操作略有不便。

总之，比较上述各种输尿管扩张方法，液压脉冲式扩张装置是省时、有效且损伤性小的较理想方法。气囊导管扩张法次之，而其他各种扩张方法造成损伤较大且均有其局限性。

五、输尿管肾镜的适应证与禁忌证

（一）输尿管肾镜的适应证

1. 用于检查目的

（1）静脉尿路造影或逆行造影发现肾盂、输尿管有充盈缺损。

（2）各种 X 线检查正常但尿细胞学有阳性发现。

（3）输尿管阴性结石。

（4）不明原因输尿管狭窄或梗阻。

（5）上尿路原位癌。

（6）肾盂或输尿管肿瘤局部非根治性切除术后随诊。

（7）来自上尿路的特发性血尿。

2. 用于治疗目的

（1）输尿管结石：患者反复发作肾绞痛，结石不能自然排出；结石梗阻造成上尿路扩张而影响肾功能；体外冲击波碎石或经皮肾镜碎石后形成输尿管石街等。

（2）肾盂、输尿管异物，肾造瘘管、输尿管支架管断裂可通过输尿管肾镜取出。

（3）肾盂或输尿管表浅肿瘤或原位癌取活检及电切术。

（4）输尿管狭窄扩张。

（5）上尿路出血电灼止血。

（二）输尿管肾镜的禁忌证

绝大部分为相对禁忌证。

（1）泌尿系统感染急性期。由于冲洗压力易导致败血症等严重并发症。

（2）膀胱挛缩病变。

（3）尿道狭窄，输尿管肾镜不能插入并易造成尿道损伤及输尿管肾镜损坏。

（4）有盆腔外伤、手术史，放射治疗史，输尿管固定、扭曲、纤维化使插管困难并易造成输尿管穿孔等并发症。

（5）前列腺增生影响输尿管肾镜进入。

（6）输尿管结石以下的输尿管狭窄、梗阻、扭曲而通过内腔镜也不能矫正者。

六、软性输尿管镜

对于大多数输尿管中下段的疾病，硬性输尿管肾镜就可以诊断或治疗，但是对于肾盂、肾盏及部分输尿管上段的病变，硬镜难以观察而需用软性输尿管肾镜。由于早期的软性输尿管镜视野小，光亮度差，插入困难，不能同时处理上尿路疾病等原因，软性输尿管镜始终未能在临床推广应用。20世纪80年代以来，随着医学光学和医学电子学的发展，软性输尿管镜的视野和光亮度得到很大改善。并且研制出超声波、液电、激光等碎石机械，因此应用软性输尿管镜不但能诊断上尿路疾病，而且可以治疗某些上尿路疾病。近年又开发了多种输尿管扩张器，特别是可剥离导管的出现，使软性输尿管镜的插入变得非常简单。

因此，软性输尿管的应用日益增多。

（一）软性输尿管镜的操作方法

由于软性输尿管镜视野较小，可弯曲，因此定向困难。所以在使用软性输尿管镜前，必须进行 X 线、超声波等影像医学方面的检查。以了解肾脏的位置、肾盂的形态、肾盂与肾盏的位置关系以及输尿管的走行方向、管径的粗细、蠕动等方面的情况。

具体的操作方法如下：

1. 体位

一般采用截石位，有困难时也可采用平卧等其他体位。

2. 麻醉

根据手术的目的，选择不同的麻醉方法，单纯检查可选择腰麻或硬膜外麻醉。如治疗较大的结石、肿瘤或扩张输尿管时，由于时间较长，可选择全身麻醉。

3. 软性输尿管镜的插入方法

（1）使用膀胱镜观察膀胱，了解输尿管口的位置和形状。

（2）扩张输尿管口及壁段输尿管：一般应用气囊输尿管导管扩张输尿管口及壁段输尿管。单纯扩张输尿管口时，可使用前端为球形的输尿管气囊导管。需要扩张壁段输尿管时，可使用前端为条状的输尿管气囊导管，输尿管气囊导管置入输尿管口或输尿管壁段后，向气囊内注入适量水或空气，将气囊充起，留置 30 s ~ 2 min 后，排出气囊内水或空气，将气囊输尿管导管拔除。除输尿管气囊导管外，也可使用金属输尿管扩张器扩张输尿管口及壁段输尿管，这时应像操作硬性输尿管镜那样，先向患侧插入金属导丝，然后沿导丝逐渐扩张输尿管。

（3）向患侧输尿管插入金属导丝，将其留置于输尿管内。金属导丝要尽量插入病变部位。

（4）在 X 线电视监视下，使用 4 ~ 12 Fr 聚乙烯输尿管扩张器沿导丝逐渐扩张输尿管。在进行这一操作时，X 线电视监视非常重要。因为输尿管较细且弯曲，如果没有 X 线电视监视，盲目扩张，容易损伤输尿管。

（5）12 Fr 输尿管扩张器扩张输尿管后，更换带可剥离导管的 14 Fr 输尿管扩张器扩张输尿管。扩张器要尽量接近病变部位。在应用软性输尿管镜时，可剥离导管的使用是非常重要的。因为软性输尿管镜软性可弯，如果周围没有支持物，很难插入输尿管，即使插入输尿管也很难接近病变部位。

（6）将 14 Fr 输尿管扩张器拔除，可剥离导管留置于输尿管中。

（7）将软性输尿管顺可剥离导管内腔，插入输尿管。在观察或治疗过程中，根据需要可以部分或全部将可剥离管拔出。

4. 软性输尿管镜的观察方法

（1）输尿管的观察：观察输尿管有两种方法，一种方法是将软性输尿管镜置于输尿管下段，在直视下从下向上观察输尿管；一种方法是将软性输尿管镜先插入肾盂，然后逐渐回拉输尿管镜，从上向下观察输尿管。

（2）肾盂肾盏的观察：输尿管镜插入肾盂后，首先观察到的部位为上肾盏附近的肾盂。从这个部位开始从上向下观察肾盂。利用方向调节器调节镜子前端的角度，将镜子插入肾盏。也可按从上到下的顺序观察各个肾盏。

在观察输尿管和肾盂肾盏时，为了保持清楚的视野，要不断地灌注冲洗液。由于软性输尿管较细，不能快速冲洗肾盂和肾盏，所以有时可借助于利尿药的作用冲洗肾盂和肾盏。

（二）软性输尿管镜的适应证

1. 适应证

（1）特发性血尿：在临床上很常见。这种血尿患者经 CT、B 型超声波、X 线、膀胱镜等尿检查，往往找不到明确的病变部位。在血尿发作时，即使行膀胱镜检查，也只能了解血尿的来源是左上尿路还是右上尿路。而且由于输尿管细、弯曲等原因，硬性输尿管镜有时难以插入输尿管上段及肾盂。即使插入输尿管或肾盂，由于观察角度的限制，硬性输尿管镜也无法观察肾盏。这时最适合应用软性输尿管镜对出血侧上尿路进行检查。软性输尿管的管径较细且可弯曲，不但容易插入输尿管，而且在肾盂可弯曲，直视下插入肾大盏及肾小盏。大大提高了特发性血尿的诊断水平，是近年血尿诊断的一个重大进展。

（2）上尿路阴性结石：阴性结石约占结石的 10%，利用影像医学手段有时难于与肿瘤相鉴别，此时应用软性输尿管镜检查容易确诊。

（3）上尿路肿瘤：应用软性输尿管检查可以直视下观察肿瘤的大小、位置以及肿瘤的基底情况，也可通过操作孔道取肿瘤组织，进行病理学检查，了解肿瘤的恶性程度，为确定治疗方案提供依据。

（4）上尿路狭窄或梗阻：原因不明的上尿路狭窄或梗阻，直视下可以观察狭窄、梗阻的范围和程度。

2. 治疗

（1）上尿路结石：近年由于 ESWL 的普及，目前上尿路结石的治疗主要应用 ESWL。但是，某些上尿路结石，特别是输尿管结石，由于其在某一部位停留时间较长，输尿管黏膜受炎性刺激，形成息肉组织包裹结石，因此应用 ESWL 治疗时有时失败。即使结石粉碎，由于息肉组织的包裹，结石也难以排出。因此，对于一些上尿路结石，特别是输尿管结石也可以首先应用输尿管镜治疗，对于输尿管中上段结石和肾盂、肾盏结石，插入软性输尿管镜后，使用液电或激光等碎石手段，直视下可以将结石击碎。

（2）上尿路肿瘤：小的、表浅肿瘤可以使用软性输尿管镜电灼或使用激光治疗。

（3）上尿路狭窄：使用软性输尿管镜直视下扩张尿管，也可以通过输尿管镜将狭窄部切开。

（4）止血：范围比较局限的出血，可以通过输尿管镜在直视下进行止血。

（5）取异物：通过软性输尿管镜可以取出断裂于上尿路的残留导管等异物。

（三）软性输尿管镜应用的局限性

软性输尿管镜的应用使上尿路疾病的诊断和治疗有了很大进展，但是在应用时也存在一定的局限性。

（1）软性输尿管镜的操作较复杂，掌握有一定的困难，需要一个较长的训练过程。

（2）由于管腔较细，不能快速冲洗，所以在上尿路有较多出血时，软性输尿管镜检查有时不能成功。

（3）在使用软性输尿管镜时需要一些特殊的设备，如 X 线电视装置、各种扩张导管等。

（4）软性输尿管镜的造价较高，使用寿命较短。

第三节　膀胱镜检查

膀胱镜是内镜的一种，外形与尿道探子相似，电镜鞘、检查窥镜、处置和输尿管插管窥镜以及镜芯四部分构成一套，并附有电灼器、剪开器和活组织检查钳等附件。近年来，膀胱镜的照明系统有了改变，备有冷光源箱，经反向的强冷光通过光学纤维导光束，传送到膀胱内部，替代膀胱镜前端的灯泡照明，具有照明良好、影像清晰、调光随意等优点。

一、适应证

1. 做诊断用

通过检查窥镜可以观察到膀胱内情况；通过输尿管插管窥镜，可向输尿管插入细长的输尿管导管至肾盂，分别收集尿液，进行常规检查和培养；静脉注入靛胭脂溶液，观察两侧输尿管的排蓝时间，可以分别估计两侧肾功能（正常注药后 5 ~ 10 min 排蓝）；经导管向肾盂或输尿管注入 12.5% 碘化钠造影剂，施行逆行肾盂造影术，可以了解肾、肾盂和输尿管的情况。

2. 做治疗用

如膀胱内有出血点或乳头状瘤，可通过膀胱镜用电灼器治疗；膀胱内结石可用碎石器来碎后冲洗出来；膀胱内小异物和病变组织可用异物钳或活组织钳取出；输尿管口狭窄，可通过膀胱镜用剪开器剪开（或用扩张器进行扩张）。

二、禁忌证

1. 尿道、膀胱处于急性炎症期不宜进行检查，因可导致炎症扩散，而且膀胱的急性炎症充血，还可使病变分辨不清。

2. 膀胱容量过小，在 60 mL 以下者，说明病变严重，患者多不能耐受这一检查，也容易导致膀胱破裂。

3. 包茎、尿道狭窄、尿道内结石嵌顿等，无法插入膀胱镜者。

4. 骨关节畸形不能采取截石体位者。

5. 妇女月经期或妊娠 3 个月以上。

6. 肾功能严重减退而有尿毒症征象、高血压而且心脏功能不佳者。

三、检查步骤

男性患者在插膀胱镜前，探查尿道是否正常或有无狭窄，然后换用窥镜慢慢沿尿道前壁推至尿道膜部，遇有阻力时，可稍待片刻，等尿道括约肌松弛即能顺利进入膀胱。插入时切忌使用暴力，以免损伤尿道，形成假道。女性患者容易插入，但应注意窥镜不能插入过深，以免损伤膀胱。如所有凹形镜鞘，需将膀胱镜旋转180°。检查膀胱、输尿管插管，窥镜插入膀胱后，将镜芯抽出，测定残余尿量。如尿液混浊（严重血尿、脓尿或乳糜尿），应反复冲洗至回液清晰后，换入检查窥镜。将生理盐水灌入膀胱，使其逐渐充盈，以不引起患者有膀胱胀感为度（一般约为 300 mL）。将窥镜缓慢向外抽出，看到膀胱颈缘为止。在膀胱颈缘的两下角处将窥镜推入 2 ~ 3 cm，即可看到输尿管间嵴。在时钟 5 点到 7 点的方位、输尿管间嵴的两端，可找到两侧输尿管口。如细心观察，可见管口有蠕动排尿、排血或排乳糜现象。最后，应系统、全面、由深至浅地检查全部膀胱，以免遗漏。如需做输尿管插管，应调换输尿管插管窥镜，将 4 ~ 6 号输尿管导管插入输尿管口，直至肾盂，一般深达 25 ~ 27 cm。输尿管后端应做记号，以辨别左右。如输尿管口有炎症充血不能辨清时，可静脉注入靛胭脂溶液。利用输尿管口排蓝引导插管。

第四节　膀胱尿道镜检查

自 1804 年 Bozzini 首先用蜡烛照明观察膀胱尿道内情况，到 1879 年 Nitze-Leiter 膀胱镜的问世，膀胱镜成为最早用于直接观察人体内器官的器械。膀胱镜检查已成为泌尿外科疾病的重要诊断手段之一。

一、膀胱尿道镜的构造

膀胱尿道镜主要有硬性镜及可弯性（也称软性）镜两类。皆由光源、观察镜及操作部分组成。

（一）硬性膀胱镜

由于光源的不同分为冷光源膀胱镜和内光源膀胱镜两种，早先用内光源照明灯泡在膀胱镜鞘的尖端部位，存在光源照明度弱、局部发热、灯泡易损坏等缺点，代之以照明度很强的冷光源，通过光导纤维把光亮传入膀胱内，目前内光源膀胱镜已经淘汰。

冷光源膀胱镜由镜鞘、闭孔器、观察镜及操作器组成。

1. 镜鞘

规格有 8 ~ 26 F 等，目前的镜鞘前面都以唇状突起，其优点是无前开口与后开口之别，膀胱镜与尿道镜可以通用。

2. 闭孔器

用于填塞镜鞘前端，减少插镜时对尿道的损伤。

3. 观察镜

现在大多数膀胱镜在观察及操作时均用一个观察镜，故没有视野大小的变化，有接物镜和接目镜，中间有多个反向棱镜。

4. 操作器

操作器与观察镜组装成一体，既可观察又可操作，由于使用了广角技术，视野既大又清晰。操作通道可以插放两根输尿管导管，也可以更换为插一根较粗电极或碎石杆。

（二）软性（可弯性）膀胱镜

无镜鞘，也有冲水及操作通道，光源只有冷光源。

（三）膀胱尿道镜附件

为了更好地完成膀胱尿道镜的检查及某些治疗，常需有一些特殊的附件。

1. 异物钳

其前端有齿状钳嘴，可张开及闭合，末端则有钳柄，可操纵钳嘴的张闭动作。

2. 活检钳

构造与上述相似，只是其前端钳嘴呈勺状，便于钳取组织。

3. 剪开钳

构造也相同，其前端钳嘴为剪刀状，可用来剪开输尿管口。

4. 高频电极

用于电凝止血或烧灼小的肿瘤。

5. 输尿管导管

二、检查前准备

膀胱镜检查前做好充分的准备非常重要。准备工作主要有下述三个方面。

（一）明确检查目的

实际是指医务人员的准备。检查前必须有明确的检查目的，不能盲目进行。当前无损伤性检查方法已很多，用得也较普遍，膀胱尿道镜检查相对讲有一定不适和损伤，能用其他方法代替时不用本方法，只有在必须做的情况下才进行此项检查。为了尽可能满足诊断要求，达到检查目的，检查者必须认真询问病史，仔细进行体格检查和必要的化验检查，有的还需辅以必要的特殊检查，以确定检查目的掌握检查时机。例如欲明确出血部位，应争取在尿血时进行检查；怀疑后尿道病变就应把检查重点放在尿道。理想的做法是看门诊、膀胱镜检查及治疗均由同一位医师进行，但实际上在较大的医院也很难办到，因此要求检查者在进行检查前必须认真翻阅病历，必要时再询问关键病史，以明确检查目的。一般讲很少病例需在短期内进行重复检查，而检查目的不明确恰恰是造成短期内重复检查的重要原因，而且一些严重并发症也都是在对患者病情不了解、检查目的不明确情况下进行操作时造成，需重视。

（二）患者准备

检查前患者洗澡、清洁会阴部，排空膀胱，但更重要的是患者精神上的准备，主要是做一些解释和说明，使他们建立正确认识，了解到进行此项检查的必要性，消除恐惧心理，主动配合检查。

通常多数患者对此项检查持恐惧害怕心理，因为他们对所用器械不够了解，又听到不少错误的传闻，以为做一次检查要受很大的罪，另外也和个别医师对此项检查的不正确认识有关，因而未能做进一步解释、安慰，从而加重了患者的恐惧心理。实际上膀胱镜检查不是很痛苦的检查，特别是表面麻醉药品的改进和镜体的改进，使此项检查更无大的不适。

（三）器械准备

检查前做好器械准备是很重要的工作，常常被忽略，造成检查不顺利。要根据不同的检查，准备不同类型和不同粗细的内腔镜及附件。有条件的单位最好有两套内腔镜，即有一套备用。要一一检查各种器械的功能是否完好，视野是否清晰，左右侧输尿管导管应有明确标志，用福尔马林蒸气消毒或用戊二醛浸泡消毒的器械，用前一定要用无菌水冲洗，以减少对黏膜的刺激，插镜前要稍涂些滑润剂或尿道内注入滑润剂，如进行尿道检查，则尿道内不能注入液状石蜡，因其与水的折光度不同会影响视野。

三、膀胱尿道镜的检查方法

膀胱尿道镜检查是泌尿外科疾病的重要诊治技术，泌尿外科医师必须熟练掌握。

（一）体位

截石位，托起双腿，膝关节自然屈曲，腿不能托得太高，否则可使会阴部软组织绷紧，检查时患者易感不适，高低应适度使会阴部放松。覆盖的消毒单应露出外生殖器部位，且利于冲洗液的引流。

（二）麻醉

单纯做膀胱或尿道检查时，多采用表面麻醉，可向尿道注入2%利多卡因或2%利多卡因胶冻数毫升，5～10 min后再开始检查，以减少患者的不适。膀胱肿瘤活检或膀胱内结石的碎石也只要用表面麻醉就可以。

（三）检查步骤

1. 插放镜鞘

插放镜鞘是膀胱尿道镜检查的关键步骤，是保证检查成功的重要环节，应该轻巧地进行。

检查前将闭孔器装好，打开镜鞘末端的两个冲水通道的开关，镜鞘前端浸以滑润剂即可开始插放。男患者插入前先提起阴茎以消除悬垂尿道部的弯曲，再开始插入，轻轻将鞘放至尿道球部，此时，即可轻轻向下压平镜体，则可缩小第二个弯曲的角度，镜体可以很自然的滑入膀胱，一般情况下应无明显阻力，遇到前列腺增生或外括约肌收缩（或痉挛）时会有一些阻力，注意不能用暴力，而应给以持续和轻柔的推进力，而且在用力时两肘要紧夹于自己胸旁，这样两臂不呈悬空状，可更好地控制镜体前进的速度和深度，避免阻力消除后突然较多地捅进膀胱而造成损伤，进入膀胱时，镜体继续下压，以防损伤膀胱颈后唇。一般在通过尿道口及外括约肌时患者感到有些不适，可让患者做深呼吸，防止屏气相持，注意力过度集中反而会使会阴部更加紧张，更加敏感，影响操作进行。随着膀胱镜的改善，观察尿道已很方便清晰，因此不少单位为了防止尿道损伤，插入过程也在直视下进行，不用盲目插放，即插放时镜鞘中不用闭孔器，而直接用观察镜，当放进尿道口即开始边冲水边观察，边看边进入，即可沿尿道腔前进，避免了损伤，此法在使用可弯性内腔镜时更为方便。

镜鞘进入膀胱后应立即拔去闭孔器，用玻璃量杯收集流出的尿液，以测量有无残余尿及其量，并观察尿的颜色及是否混浊，正常时基本无残余尿，尿色清亮透明。尿液混浊时应先用无菌水冲洗膀胱，待冲洗液较清时即可边冲水边观察，冲水时注意不要向膀胱内灌入过多的空气，防止灌入空气的方法：①冲水管道内的空气须事先排空。②膀胱镜末端稍抬高，则镜体通道内有些空气也可在冲水过程中排出而不至进入膀胱。当看到膀胱黏膜皱褶变平时即可停止冲水，以防止注水过多引起不适。插入观察镜后看不到膀胱内情况时应考虑到以下几种可能性：①未接光源或未打开光源的开关。②接物镜紧贴黏膜。③观察镜装错方向，镜面未朝向膀胱腔。

2. 观察顺序

（1）检查尿道时可选用0°或5°镜，可清晰地看到镜体所在部位尿道腔内的全貌。如采用边插放边观察，首先看到的是前尿道，一般前尿道腔内为光滑的管腔，外括约肌处则是呈放射状皱褶环，再向里为隆起的精阜及前列腺部尿道，正常时前列腺部尿道呈洞状，两侧叶肥大时呈纵行裂隙状，侧叶加中叶肥大则呈"人"字形。通过膀胱颈即进入膀胱。

（2）检查膀胱时要求有顺序地观察，以保证不遗漏任何部位。方法是利用镜体进退、旋转及角度变化达到看到膀胱内的各个部位。其顺序并无死的规定，视每个人的习惯进行。可以先从里边开始以顺时针方向转一圈，看清楚之后再逐渐向外退并重复上述旋转动作，最后检查膀胱颈部以减少不适。双侧输尿管口位于4点、8点处，在输尿管间嵴（即三角区底边）的两端，一般呈裂隙状，也有呈点状者，若不能确认时可多观察片刻，当输尿管口张开喷尿时即可确认。正常膀胱黏膜有光泽，可清晰地看到血管走行。

（3）观察膀胱时注意事项：①识别气泡，由于空气和水对光的折射率不同，气泡处发暗，经验不足时易误认为病变，或被它掩盖了真正的病变。由于气泡比重轻，故位于膀胱内最高点处，即仰卧位时它漂浮于12点处，如有怀疑时可按压患者下腹部使该处膀胱壁下陷，气泡即向旁边移去，此时即可清晰地看到该处状态。②观察镜犹如望远镜，观察远处时物像缩小，观察近物时物像放大。一般镜面与观察物相距2.5 cm时成像与实物的大小相似，紧贴观察物时则放大4倍。所以位于三角区的病变易被看大，而膀胱顶部的病变又常被估计得过小。为了纠正上述错觉，可借助输尿管导管上的刻度进行测量，即将输尿管导管插至病变处，从刻度上测量病变的真正大小。③抓紧时间进行观察不宜拖延，一方面可减少检查造成的不适，同时还可避免由于检查时间过长引起黏膜充血，甚至出血而致视野不清，影响检查结果，如为膀胱肿瘤则更应注意。检查正常部位时可很快看过去，集中精力检查有病变的部位，争取做到检查认真、仔细、快速。

3. 输尿管导管的插放方法

插放输尿管导管也是泌尿外科医师必须掌握的技术，它不仅可分别收集双侧肾的尿液、做逆行上尿路造影，也是做输尿管肾镜前进行输尿管扩张的基本技巧，是泌尿外科医师的基本功。

（1）插放前必须看清楚欲插放侧的输尿管口，然后再进行插管，不能在未看清楚的情况下进行试插，因而造成该处黏膜水肿出血，增加找输尿管口的困难。

（2）看清输尿管口的部位及形状后，即可通过膀胱镜的插管通道将输尿管导管插入膀胱直到视野中可看到导管尖端，要移动镜体使输尿管导管尖端贴近输尿管口，再开始插管，一般都可顺利插入，不要轻易靠调节杆，它只是在插放有困难时稍加调动导管的方向使之易于插进输尿管口，而不能在镜体远离输尿管口的情况下，完全靠调节杆改变导管的方向达到插入目的，这样不但成功的机会缩小，而且也易于损坏操作部位。输尿管导管插进输尿管内之后应立即将调节杆复位，以防止移动膀胱镜时划破黏膜，现已有利用弹簧控制调节杆者，手离开它即自动复位，从而避免了上述危险。

（3）根据成年人输尿管的长度，一般插入 25 ～ 27 cm 即可，当输尿管导管进入肾盂后其末端即有尿液滴出，也可帮助推测插入深度是否合适，如插至足够深度仍无尿液滴出时，可向导管注入少许无菌水，多可使之通畅。

4. 取出镜体

在检查结束，如需插输尿管导管，则在插入输尿管导管，并判断已插至肾盂内后，即可将镜体取出。

（1）将膀胱内液体放空，即可轻轻向外拉出镜体，一般均较顺利，无不适。

（2）如已做输尿管内插管，则应注意保护导管不能随镜体一起拔出，方法是在向外退镜体的同时要向镜体内送导管，其长度应尽可能一致，即镜体向外退，实际导管插入的深度未动，不能过多地向内送导管，使之在膀胱内盘曲，有时反而会将输尿管内的导管弹出。当膀胱镜全部退出尿道时，应立即用左手在尿道口处固定导管，迅速将膀胱镜移开，保留输尿管导管做上述留尿、观察肾功能及造影等操作。

四、膀胱尿道镜检查的适应证及禁忌证

膀胱尿道镜检查虽然无大的危险性，但它毕竟是侵袭性的检查手段，因此要严格掌握其适应证与禁忌证，充分发挥其直视优势。

（一）适应证

有下述情况者均应做膀胱尿道镜检查。

（1）经常规检查、B 型超声扫描及 X 线检查等手段仍不能明确诊断的膀胱、尿道及上尿路疾病。

（2）欲了解泌尿系统以外疾病对泌尿系统的影响。

（3）血尿原因及出血部位的确定。

（4）膀胱肿瘤部位、数目、大小及性质的确定。

（5）膀胱异物、结石的确诊及取出。

（二）禁忌证

严格掌握禁忌证不仅可减少不必要的痛苦，更重要的是预防并发症的发生。

1. 尿道狭窄

尿道狭窄是膀胱尿道镜检查失败的主要原因，狭窄严重时内腔镜无法插入，如果检查前未考虑到尿道狭窄之可能，遇到阻力仍用力插入可造成尿道穿孔。

2. 膀胱容量过小

膀胱容量小于 50 mL，检查前又不了解即进行放镜，常常招致膀胱穿孔。膀胱容量过小，稍一冲水即感不适。因此，即使未造成创伤，观察也不会满意。

3. 一周内不做重复检查

这是由于第一次检查后往往引起一些充血、水肿及炎症反应，而在上述改变未消除前再做检查，不但会给患者造成不必要的痛苦，且检查所见也难于反映真实情况。

4. 急性炎症期

原则不做此项检查。

5. 全身出血性疾患

应避免进行此项检查。

五、各种常见病的膀胱镜所见

（一）膀胱肿瘤

多见的是移行上皮肿瘤，也可见到鳞状细胞癌及腺癌。

1. 移行上皮肿瘤

移行上皮肿瘤是泌尿、男性生殖系最多见的肿瘤。有良性及恶性肿瘤。

（1）乳头状瘤：多有蒂、肿瘤呈绒毛状，绒毛粉色，其尖端近半透明，可随冲水而漂动，可为单发或多发。一般均较小。

（2）乳头状癌：最多见，一般无蒂或为宽蒂，表面呈菜花状，可见到坏死及溃疡。肿瘤可很大，冲水时易有出血及坏死组织脱落。

2. 鳞状细胞癌

可继发于膀胱结石的长期刺激，或由移行上皮肿瘤化生而成。肿瘤多位于三角区、膀胱底部近内尿道口处。无蒂，癌性溃疡者多，膀胱壁浸润也明显，易于出血。

3. 腺癌

多见于膀胱顶部（由脐尿管发生）及近膀胱颈处（多与腺性膀胱炎有关），为实体瘤，无绒毛呈肿块状。

4. 葡萄状肉瘤

多见于小儿，肿瘤常很大，占据膀胱大部，表面呈葡萄状，极易出血，冲水时患者疼痛较重。膀胱肿瘤用膀胱镜检查很易发现，但发生在憩室内者在充水状态下很难看到，可采取边向外放水边观察，可看到肿瘤由憩室逸出。

（二）膀胱结石

原发于膀胱的结石在成年人多见于下尿路梗阻因素所致，尿酸结石多见，或以尿酸为核心再附以其他结石成分，一般呈灰白色、光滑、多发。草酸钙结石则呈桑葚状，多为棕色。膀胱较大的结石则多为磷酸盐结石，圆或卵圆形，结石均在膀胱底部。如继发于缝线者，当结石较小时可附着于缝线处。由于结石刺激，膀胱黏膜多有水肿、充血，甚至出血。

（三）膀胱结核

由肾结核蔓延所致，故病变多在患侧输尿管口附近及三角区，早期见到典型的结核结节，为散在的粟粒样改变，一般呈黄色周围有红晕。晚期则可形成边缘不整的结核性溃疡，病变附近可有充血及水肿等炎症改变。

挛缩膀胱是晚期并发症，由于容量小，膀胱质地差，做膀胱镜检查易穿孔，故列为禁忌证。

（四）膀胱炎症

急性炎症期不应做膀胱镜检查，如有需要也应先用抗生素控制后才进行，可见到三角区及颈部黏膜充血、水肿，少数患者可在颈部看到绒毛样增生，炎症所致之绒毛与肿瘤不同，多无分支，且较细小。

间质性膀胱炎很少见，放射性膀胱炎则由于放射治疗所致，膀胱表现为黏膜充血、水肿、血管增粗紊乱，主要表现为出血。

（五）膀胱内其他病变

1. 输尿管膨出（输尿管囊肿）

可见输尿管口部位有半透明状囊样突起，有时可见其上有小孔间断排出尿液。

2. 输尿管口结石

可以看到结石，也可看不到结石，该处膀胱黏膜水肿、隆起，没经验时可误诊为肿瘤。

3. 膀胱阴道瘘

膀胱难于充满，在三角区附近可看到水肿、增生及瘘孔，如在阴道置入纱布，则可从瘘孔看到白色纱布。

4. 膀胱直肠瘘

膀胱直肠瘘多见于膀胱底部，小肠瘘则可见于顶部、后壁等处，除可见水肿、增生及瘘孔外，在放水时可见气体或肠内容物进入膀胱。

5. 膀胱憩室

可见到憩室口，如果在后壁或侧壁，有时可将膀胱镜伸入憩室内观察。用可弯性膀胱镜则均可放进憩室。注意有无继发的结石及肿瘤。

6. 膀胱白斑病

有癌前病变之嫌，多见在膀胱颈附近，呈白色或灰白色，表面看不清血管，犹如伪膜，边缘清，一般为单发，大小不一。

（六）下尿路梗阻性改变的膀胱内所见

1. 机械梗阻

常见的有前列腺增生症、尿道结石及尿道狭窄。膀胱内主要表现为容量增大，明显小梁及假性憩室的形成，伴炎症时可有黏膜充血、水肿及尿液混浊，也可伴有结石形成，严重时发生膀胱输尿管连接处反流，在此情况下可看到输尿管口呈洞状扩张。

2. 功能性梗阻

多为神经源性膀胱功能障碍，膀胱镜检查时表现为：

（1）膀胱对冷热感不敏锐，灌入冷水及热水无法区分。

（2）膀胱容量明显增加。

（3）残余尿多。

（4）膀胱可有小梁形成，但与机械性梗阻不同，多为众多细小的小梁，而不是粗壮的小梁。

（5）多伴有慢性炎症表现。

六、并发症及其防治

严格掌握膀胱镜检查的适应证与禁忌证，明确检查目的，熟练轻巧地进行操作，一般很少发生并发症。

临床上常见的并发症有以下几种：

1. 血尿

膀胱检查后尿内可以带血，但一般都不严重，有时仅为镜下血尿，无须特殊处理，多饮水很快可自愈。

2. 发热

膀胱镜检查后出现发热应视为较重的反应，应予高度重视。其发生原因有：

（1）尿路原有感染，检查前未用抗生素控制，检查后感染加重，故出现发热，特别是上尿路有较重积水，插管导致感染加重或在积水基础上又有新的感染，此时常伴有患侧腰痛，应立即给抗生素治疗，如发热仍未退，宜急诊行经皮肾穿刺置管引流，很快可退热。

（2）尿道插放困难时偶可引起尿道热，可迅速出现高热、寒战，应及时给予抗生素治疗。经上述处理多可控制，但也需经历 5 ~ 7 d 体温才能恢复正常。

3. 腰痛

常发生在做逆行肾盂造影的患者，特别是使用无机碘制剂做造影的患者，当注入造影剂量较多和过快时常发生剧烈腰痛。多数患者在注药时即感不适，过后症状会逐渐减轻，但也有个别患者症状反而加剧，有时伴发热不适，可给予输液等对症治疗。

4. 尿道损伤

尿道损伤多发生在尿道有梗阻病变的患者，如患有前列腺增生或尿道狭窄者，特别是检查前又未被认识，操作时未能重视，插镜过程遇到阻力企图靠强力通过，因而导致镜端穿破尿道进入直肠。因此应强调检查前必须详细了解病情，明确检查目的，遇有阻力时不能盲目用暴力插入，必要时可先行尿道扩张，或改行边观察边插入，即在直视下进行插入，看到管腔再向前推进镜体即可避免。

5. 膀胱损伤

膀胱损伤不多见，多发生于膀胱容量明显缩小时，如挛缩膀胱，检查前又未曾考虑到，因而按常规插入膀胱镜，尚未冲水已发生穿孔，视穿孔部位不同而穿至腹腔外或腹腔内，发现及时则通过尿道置管引流即可自愈，如当时未能及时发现，可发生尿外渗。

七、软性膀胱镜

临床上基本使用金属制硬性膀胱镜，应用硬性膀胱镜检查，对患者有一定的痛苦，特别是会给那些经常需要行膀胱镜检查的患者（如膀胱肿瘤患者等）带来极大的心理负担和恐惧感。反复进行膀胱镜检查可能损伤尿道黏膜，招致尿道狭窄。初学者使用硬性膀胱镜时，还存在穿破尿道的潜在危险。

（一）优点

与金属制硬性膀胱镜相比，软性膀胱镜具有以下优点：

（1）软性膀胱镜的管径较细，在检查时减少了患者的痛苦。

（2）软性膀胱镜检查时，除截石位外，患者还可采用平卧位或其他体位。

（3）硬性膀胱镜检查膀胱尿道时，往往需要更换观察镜，而且由于观察角度的限制，膀胱内存在一定的盲区。软性膀胱镜则克服了这一缺点，直视下插入时可以观察尿道，在膀胱内软性膀胱镜可弯曲，向上弯曲210°，向下弯曲90°，增大了观察范围，克服了硬性膀胱镜存在盲区的缺点。

（4）由于软性膀胱镜在直视下插入，且可弯曲，避免损伤尿道的可能。

（二）缺点

除具有上述优越性外，也存在以下一些局限性：

（1）软性膀胱镜管径较细，冲洗液进出速度较慢，在膀胱内有出血时，不宜使用软性膀胱镜进行检查。

（2）软性膀胱镜只有一个操作孔道，因此只能行一侧输尿管插管。

（3）软膀胱镜视野较小，焦点深度较浅，而且在膀胱内可弯曲，因此定向有一定的困难。

（4）软性膀胱镜价格较高，使用寿命也较短。

（三）应用范围

软性膀胱镜的应用范围主要分诊断和治疗两个方面：

1. 诊断

软性膀胱镜主要用于诊断下尿路疾病，几乎适用于所有需要进行膀胱镜检查的患者，特别适用于以下一些患者。

（1）需要经常进行膀胱镜检查的患者：有些下尿路疾病，如膀胱肿瘤，在治疗后很容易复发，所以手术后需要定期进行膀胱镜检查。这些患者，往往对膀胱镜检查存在一定程度的恐惧感，经常使用硬性膀胱镜进行检查，不但痛苦大，而且增加了损伤尿道的机会。软性膀胱镜管径细、可弯曲，对患者的打击小，而且对尿道黏膜无损伤，减少了检查后发生尿道热的并发症。除观察病变外，还可以通过软性膀胱镜取活体组织进行病理检查。

（2）尿道狭窄患者：由于软性膀胱镜在直视下插入，且可弯曲，所以适应于那些轻度尿道狭窄的患者。

（3）不能采用截石位的患者：一些患者由于某些骨关节病，不能采用截石位进行膀胱镜检查，这时可以采用平卧位或其他体位。

（4）膀胱颈部病变患者：一些膀胱颈部病变由于观察角度的原因，应用硬性膀胱镜检查时容易漏诊，而软性膀胱镜检查范围大，不容易漏诊。

（5）前列腺增生症：增生的前列腺腺体使后尿道延长，管腔变得狭小，有时硬性膀胱镜不易插入或引起出血，这时可使用软性膀胱镜检查。

2. 治疗

软性膀胱镜除用于诊断外，还可以治疗一些下尿路疾病。

（1）膀胱肿瘤：一些小的、表浅肿瘤可以使用软性膀胱镜，通过电极进行电灼治疗。

（2）膀胱结石：使用软性膀胱镜，通过液电电极可以粉碎结石。

（3）膀胱异物：某些膀胱异物可以通过软性膀胱镜取出。

第五节　输尿管插管及逆行造影术

一、适应证

（1）IVU（排泄性尿路造影）片中肾及输尿管显影不佳。

（2）留取肾盂尿做细菌培养、细胞学检查。

（3）需向肾盂内灌注药物进行治疗，如乳糜尿时灌注 1% 硝酸银。

（4）留置双 J 导管。

二、操作方法

（1）根据 IVU 所见决定做单侧或双侧上尿路的逆行造影。置膀胱镜前将输尿管导管放置到插管镜的操作器上。

（2）确定输尿管口：先将膀胱镜指向 4，5 点的位置，在输尿管间嵴和输尿管口的汇合处，可找到左输尿管口。然后再将膀胱镜在原有位置转向 7，8 点处可找到右输尿管口。如果因膀胱病变而不能确定输尿管口的位置，可静脉注射靛胭脂 5 mL，待输尿管口喷出蓝色尿液时，即可确定输尿管口的位置。

（3）插管步骤：找到输尿管口后，需将膀胱镜前端靠近管口再进行插管，一般可顺利插放。但输尿管开口有成角时，须将膀胱镜做不同方向的转动试探，同时将导管边捻转边推动，方能插入。成人一般插入 25 cm 即可。

（4）插管困难的处理：①将导管旋转，或管内注入液体石蜡，或改变镜鞘的远近距离并调整管口的方向和位置。②更换较细而韧度合适的导管，或用橄榄头形导管。减少或增加膀胱内液体，改变输尿管下段弯曲的角度。

三、注意事项

（1）输尿管导管的选择以 4 ～ 5 F 号为宜。经膀胱镜的插管通道插入输尿管口。当导管已插入输尿管口，逐渐推进时应注意导管上的刻度，插入深度一般不超过 25 cm。插管时还应注意导管有无受阻、扭曲等情况。导管顶端到达肾盂后，应注意尿液滴出的情况。

（2）有时输尿管导管不能顺利插入输尿管口，可在导管内插入钢丝。但在导管插入 3 ～ 5 cm 后即应将钢丝抽出，以免损伤输尿管。

（3）病情需要时，一侧或两侧导管插入后，分别接取尿液送培养或尿沉渣找抗酸杆菌。有时尿液不能自导管内流出，可改变或移动导管的位置，或以消毒生理盐水冲洗（≤ 5 mL）或用空针略为抽吸。

（4）若欲做双侧逆行性肾盂造影，需在输尿管导管上做标记，以便识别左右侧。

（5）逆行肾盂造影时，造影剂应缓慢注入，每侧注入量一般不超过 10 mL，至腰部胀感为止；肾盂有积水者，可注入较多的造影剂。为预防可能发生的感染，造影剂内应加入一定量的抗生素。

（6）梗阻严重者可保留输尿管导管，以做引流，缓解肾积水，改善肾功能。

四、并发症及处理

1. 血尿

注意多饮水促进排尿及观察术后第一次及第二次排尿情况。特别是门诊男性患者，有严重血尿时应对症处理。

2. 感染

术后适当服用抗生素 2 ～ 3 d，预防感染。术前有感染者应在感染控制后进行检查，造影时可在造影剂中加入抗生素。

3. 腰痛

一般在 1 ~ 2 d 内可自行缓解，症状严重者可予以对症治疗。

微信扫码
◆临床科研
◆医学前沿
◆临床资讯
◆临床笔记

第四章

泌尿外科有创性检查与治疗

第一节　尿道扩张术

尿道扩张术是治疗尿道外伤、手术后瘢痕狭窄的一种方法。

（一）适应证

（1）预防和治疗尿道炎症、损伤、手术后的尿道狭窄。

（2）探查尿道有无狭窄，或确定狭窄的程度和部位。

（3）探查尿道内有无结石。

（二）操作要点

1. 插入　术者左手掌心朝上，在中指与环指之间夹持阴茎冠状沟部，并斜向腹股沟方向提起，用拇指和示指把尿道外口分开。右手持尿道探子的柄端，头端蘸上润滑油，轻柔地将头端插入尿道外口。

2. 平推　沿尿道背侧壁正常的走行轻轻插入，借助探子本身的重量和弯曲缓慢推进。随着探子的逐渐深入，同时向正中移动阴茎，使探杆与身体纵轴平行。

3. 直立　为使探子的前端通过尿道球部、膜部，应逐渐将其送至和体轴呈垂直的位置。探子位于此处因括约肌或瘢痕的影响，推进时受阻力。

4. 平放　将探子与阴茎一起下拉至两腿之间，探子就顺着后尿道向膀胱内推进。探子进入膀胱后，探杆能左右转动。

以上4个步骤是整个过程的联合动作，探子通过瘢痕后，应留置5~10 min，然后退出探子，其方法与插入相反。

（三）注意事项

（1）尿道扩张过程中应操作轻柔，不宜用暴力强行扩张，以免引起出血、穿破尿道。

（2）首次尿道扩张应结合尿线粗细、尿道造影所见来估计探子的号数。应先从大号开始，依次减小，直到合适的号数为止。应尽量少用16号以下的探子。

（3）尿道扩张器的头端，沿尿道前壁而行容易滑入膀胱，如遇阻力，可反复试插，以另一手指按压会阴，可协助通过膜部。

（4）第1次扩进后，每次探子只宜增大2~3号，否则容易造成尿道损伤出血。

（四）术后处理

（1）每次扩张后给予抗生素3天，适当休息，多饮水，观察有无尿道出血。如出血较严重，后有发热、尿外渗，应急诊观察治疗。

（2）如扩张后有发热、疼痛、严重出血等，则在2~4周内暂停扩张。下次扩张前应仔细检查，证实急性炎症已经消退，才能再次扩张。

（3）扩张的间隔时间至少5~7 d，以使尿道狭窄段黏膜经扩张后所产生的水肿逐渐消退。经多次扩张后，尿道逐渐增宽，扩张间隔时间也可延长。

第二节　导尿术

（一）适应证

（1）检查有无尿道狭窄、梗阻，测残余尿、膀胱容量、压力及膀胱造影。

（2）急慢性尿潴留。

（3）下尿路梗阻引起肾功能不全。

（4）泌尿系统病变需要准确记录尿量及特殊检查。

（5）危重患者尿量监测。

（二）操作要点

（1）体位患者仰卧位，两腿屈膝自然分开。

（2）消毒应以尿道口为中心，男性应翻转包皮消毒，然后铺洞巾。

（3）插管选好 Foley 导尿管后，涂无菌润滑油，必要时向尿道内注入润滑油。女性患者插入 6 ~ 8 cm，男性患者插入 15 ~ 20 cm，排尿毕，如需保留尿管，用生理盐水充起气囊，尿管接袋。

（三）注意事项

（1）严格遵守无菌操作规程。

（2）导尿管粗细要适宜，插管动作要轻柔，避免损伤尿道黏膜。

（3）尿道狭窄或前列腺增生患者，可选用小号导尿管多次变换方向试插。仍不能插入，可使用丝状探子帮助插入尿管。

（4）对膀胱过度充盈者，排尿宜缓慢，以免骤然减压引起出血或晕厥。

（5）确认尿管已经进入膀胱（尿液从尿管中流出或按压下腹部后尿液流出）后才能向气囊内注水，以免尿管头端在尿道中充气囊损伤尿道。

（四）术后处理

（1）应用抗生素预防感染。

（2）留置导尿管短时间内不能更换，应每 0.5 ~ 1 个月更换 1 次。

（3）如膀胱内有感染或尿液内沉淀物较多，应用无菌生理盐水或 1：1 000 呋喃西林溶液冲洗膀胱。

（4）尿道外口常有脓性分泌物，每日应进行清洗护理，可用 1：5 000 高锰酸钾溶液或洁尔阴清洗。

（5）留置导尿管时间过长，膀胱长期处于收缩状态，可能引起膀胱挛缩。为保持膀胱容量，应采用间断开放引流。

第三节　膀胱穿刺造瘘术

（一）适应证

（1）尿道损伤、狭窄，前列腺增生等引起的急性尿潴留，导尿管不能插入者。

（2）各种原因（包括神经源性膀胱）引起的尿潴留，虽然能插入导尿管，但如需长时间保留，也以更换为膀胱造瘘为佳。

（3）泌尿道手术后确保尿路愈合，如尿道整形、吻合手术后。

（4）化脓性前列腺炎、尿道炎、尿道周围脓肿等。

（5）尿道肿瘤行全尿路切除后。

（二）操作要点

（1）穿刺部位选择耻骨联合上方一横指处为穿刺点。

（2）局部麻醉采用长针头注射局麻药，以长针头与腹壁呈垂直方向刺入，回抽出尿液，于此部位做 1 cm 的皮肤切口，将膀胱穿刺套管针通过皮肤切口，按穿刺针方向垂直刺入，遇到落空感即已进入膀胱。拔出套管芯，可见尿液流出。经套管插入相应粗细的尿管，退出套管，并用丝线将尿管固定于皮肤。

（三）注意事项

（1）穿刺膀胱造瘘必须在膀胱充盈状态下进行。

（2）操作应严格无菌，并注意用力适当，避免穿刺针刺破膀胱后壁，以免发生意外损伤。

（3）穿刺造瘘管应妥善固定，防止滑脱。

（四）术后处理

（1）造瘘管及引流袋定期更换，造瘘管 4 ~ 6 周更换 1 次。

（2）膀胱有出血或感染者，可用 1 ∶ 5 000 呋喃西林冲洗膀胱，保持引流通畅。

（3）预防性应用抗生素。

第四节　肾脏穿刺造瘘术

（一）适应证

（1）上尿路梗阻引起肾积水、肾盂积脓，尿外渗或尿瘘。

（2）经皮肾镜检查或其他操作，如药物灌注或化疗、尿流改道等。

（3）积水肾引流后功能的估价，决定手术保留肾或切除肾脏。

（二）操作要点

（1）若仅为单纯造瘘引流，可选择腋后线上经后下肾盏的穿刺通道。而作为经皮肾镜技术的准备工作，穿刺径路设计应根据所实施的类型而定。

（2）在超声、X 线荧光透视或 CT 引导下刺入肾集合系统。穿刺成功则有尿液自鞘内流出，如无尿液流出，则将注射器与穿刺针相连，边回抽边前后小距离移动穿刺针，直到抽出尿液。

（3）置入导丝，尽量将导丝插入输尿管，以免导丝滑脱。扩张通道后沿导管插入肾盂。

（三）注意事项

（1）确认即使在最大吸气状态下，胸膜亦不在拟定的穿刺路径上。

（2）确认肾脏与肠管的关系。

（3）穿刺时嘱患者吸气后屏气。

（四）术后处理

（1）术后观察有无血尿。

（2）预防性使用抗生素。

（3）保持引流管通畅，必要时应冲洗引流管。

第五节　前列腺穿刺活检术

前列腺穿刺活检组织检查是经会阴或直肠穿刺，取得前列腺组织做病理学检查用以确定前列腺病变的性质、种类及程度。

（一）适应证

（1）直肠指诊发现前列腺结节，性质不明。

（2）血清前列腺特异性抗原（PSA）明显增高。

（3）超声和其他影像学检查提示前列腺占位病变。

（4）用于邻近器官肿瘤侵犯前列腺的鉴别诊断。

（5）前列腺痛治疗后，需要评价疗效者。

（6）用于转移性肿瘤的鉴别诊断。

（二）操作要点

（1）经直肠途径活检的患者，穿刺前 1 天应常规进行肠道准备。术前 1 天或 2 天开始口服抗生素，连服 3 天。经会阴活检术前可不需做这些准备。

（2）经直肠穿刺的患者取截石位或侧卧位，常取侧卧位，在直肠超声探头的引导下行多点穿刺，即病灶、左右底部、左右尖部及中叶。经直肠穿刺一般不需要局部麻醉。

（3）经会阴穿刺的患者常取截石位，在局部消毒及局部浸润麻醉后，在会阴中心至肛门中点处，右手持穿刺枪刺入，在左手示指插入直肠感觉诱导下，穿刺枪刺入前列腺 3 ~ 4 cm，扣动穿刺枪后拔出，推出针芯可见条状的前列腺组织。前列腺穿刺活检的目标定位主要有 6 点，6 点 + 2 点，11 点，13 点等。选择 11 点或 13 点，第 1 次活检阴性、PSA 持续增高需要重复活检时。目前常采用多点穿刺，这样可提高前列腺癌检出率。

（4）穿刺后用示指压迫 2 ~ 5 min 以促进止血。

（三）注意事项

（1）穿刺前 1 ~ 2 d 开始口服抗生素，穿刺前 1 周停用抗凝药。

（2）经直肠活检的过程中不要碰到肛门括约肌，肛门括约肌有对疼痛敏感的神经纤维。

（四）术后处理

（1）观察有无血尿及便血。

（2）穿刺后多饮水，并继续使用抗生素 3 ~ 5 d。

（3）观察术后有无血尿及大便带血，出血多于 6 ~ 48 h 内自行停止。持续性血尿或术后出现尿潴留，可插管导尿并起到压迫前列腺止血的目的。持续性大便带血可适量应用止血药。

第六节　肾脏穿刺活检术

采用经皮直接进行肾脏穿刺，以获得足够的肾组织，供病理检查。常用于各种肾小球肾炎的分型与肾移植排斥的诊断。

（一）适应证

（1）肾移植术后排斥反应的诊断。

（2）各种弥漫性肾小球病变，某些肾小管间质疾病及某些原因不明的急性肾衰竭的患者，若临床诊断不清或制订治疗方案、判断疾病预后需要，为确定诊断及进行病理分型。

（二）操作要点

（1）患者俯卧位（肾移植患者取仰卧位），腹部垫以 8 ~ 10 cm 厚的沙袋。

（2）常用 B 超及 CT 引导定位，确定穿刺点。

（3）嘱患者深吸气后屏气，穿刺枪从穿刺点刺入肾脏，针头进入肾囊时有突破感，并见针尾随呼吸运动呈上下摆动。

（4）再次经 B 超或 CT 确定穿刺位置，扣动穿刺枪后将其拔出，推出针芯见所取的条形肾组织。

（三）注意事项

（1）穿刺时一定要患者深吸气屏气，防止肾脏损伤。

（2）穿刺部位多选择在肾脏下极，以避免肾蒂及胸膜损伤。

（四）术后处理

（1）局部压迫数分钟后穿刺点放置一小沙袋，再用腹带扎紧，以利压迫止血。

（2）沙袋压迫 6 h，绝对卧床 24 h。

（3）观察血压、脉搏、尿量及尿色变化，有无腰痛、腹痛等。

（4）术后应用抗生素 2 ~ 3 d。

第七节　睾丸活检术

（一）适应证

（1）男性不育，精液检查显示无精子时，为了解睾丸有无生精功能，应行睾丸活检。

（2）无精症患者行人工辅助生殖，不能通过附睾获取精子时，可通过睾丸活检获得。

（3）确定睾丸结节或肿块性质。

（二）操作要点

（1）术者左手拇指及示指将睾丸固定于阴囊皮下，于睾丸前内侧或病变处取材。

（2）局部浸润麻醉，切开皮肤、肉膜 1 cm，在睾丸白膜上做 0.5 cm，轻轻挤压，生精小管即从切口中挤出，用小眼科剪自突出组织的基底剪下，置于 Bouin 液中固定，缝合切开的睾丸白膜与阴囊皮肤切口。

（三）注意事项

（1）术中注意彻底止血。

（2）睾丸白膜切口要缝合紧密，防止生精小管溢出。

（四）术后处理

（1）避免剧烈活动，禁欲至少半个月。

（2）预防性应用抗生素 3 d。

第八节　嵌顿性包茎整复术

（一）适应证

嵌顿性包茎、包皮上翻至阴茎头上方后未复位、包皮口紧勒在冠状沟处循环阻塞，影响淋巴及静脉回流而引起水肿。应首先手法复位，失败后，再行手术复位。

（二）操作要点

1. 手法复位

（1）包皮及阴茎头络合碘消毒。手法复位前，在包皮和阴茎头处涂无菌滑润剂。

（2）两手的示指及中指握住包皮，用两大拇指稍稍用力将阴茎头包皮向内推送，即可复位。

（3）复位困难时，用针头多次穿刺水肿部位，待水肿组织液逐渐外渗，水肿减退后再用手法复位。

2. 手术复合

（1）局部消毒，做阴茎根部阻滞麻醉。

（2）背侧纵行切开嵌顿环长 2 ~ 3 cm，切开皮肤和深筋膜，松解嵌顿环后再用手法复位。

（3）横行缝合伤口，第 1 针先缝合切口上下两端，其次间断缝合切口的其余部分，缝合完毕，用凡士林纱条包扎。

（三）注意事项

（1）切开时应掌握深浅程度，过深则易损伤阴茎头，造成出血；过浅则不能将嵌顿环切开，嵌顿依然存在。

（2）切开后应严密止血，以免术后出血。

（四）术后处理

（1）应用抗生素预防感染。

（2）术后 5 ~ 6 d 拆线。

第五章

泌尿生殖系统结核

泌尿生殖系结核是全身结核病的一部分，由结核杆菌引起的慢性泌尿生殖系感染，常在身体抵抗力降低时发病。其中最主要的是肾结核。在泌尿系结核中肾结核是最为常见、最先发生，由肾脏蔓延至整个泌尿系统。根据世界卫生组织估计，目前全球已有1/3人口约17亿人感染结核病，现有结核患者2 000万，每年新发生结核病约1 000万，约300万人死于结核病。近年来由于AIDS的出现，AIDS患者免疫力低下易患结核，故发病率有上升趋势。每年约30万人的发病与免疫缺陷病毒感染有关。我国估计有600万的结核病患者。20世纪90年代初以来，我国实施了世界银行贷款中国结核病控制项目和卫计委加强和促进结核病项目，采取了短程化疗方案，使我国结核防治工作到达了新的水平。随着新的更有效的疫苗的问世以及早期准确的诊断技术和先进的医疗技术的运用，相信人类将战胜直至消灭结核病。

一、病原菌与感染途径

结核病是由结核菌感染而产生的，结核菌属于分枝杆菌属，为细长杆菌，形态稍弯曲，长1～4 μm，宽0～5 μm，常有分支倾向，有时可呈丝状、棒状。主要寄生于细胞内，不易染色，但经品红加热染色后，使用酸性乙醇冲洗亦无法使之脱色，故称抗酸杆菌。1882年德国科学家Robert Koch在一些患者中发现了结核杆菌，并且确定这些细菌是结核病的唯一病因。引起结核病的主要病原体是人型和牛型结核杆菌。而牛型结核杆菌也能使牛、羊、家兔患结核病并且对动物的毒性要比人型结核杆菌强。结核菌生长缓慢，每20～24 h繁殖一代，抗生素一般只对繁殖生长的结核菌有效，少数结核菌可在细胞内长期潜伏，不易为抗生素所消灭。

泌尿生殖系结核的感染途径有三：①血行感染。泌尿生殖系结核为身体其他器官结核病灶的继发性病变。结核杆菌由血液侵入泌尿生殖系统。②直接蔓延。在肾结核的基础上，结核杆菌由肾下传输尿管、膀胱和生殖系。③淋巴管播散。结核杆菌经肺门淋巴结和肾内淋巴播散形成泌尿生殖系结核。

二、发病机制

泌尿系结核最先发生结核病变的是肾脏，而肾结核则继发于身体其他部位的结核病灶，肺结核是主要的原发病灶。原发病灶的结核杆菌经血液侵入肾脏后，在肾皮质形成微小多发病灶，当机体抵抗力强时可自愈，但如机体抵抗力弱时则形成肾髓质结核，并继续发展至肾盏、肾盂、输尿管和膀胱，成为泌尿系结核。生殖系结核则因双侧射精管及前列腺小管均开口于后尿道，感染的尿液通过前列腺尿道时，可进入前列腺及精囊，引起感染。不论经血行感染或尿路感染往往由前列腺、精囊开始，以后蔓延到输精管，再从输精管管腔或管壁淋巴管蔓延到附睾，在附睾尾部发生病变后再扩展到附睾的其他部分和睾丸。血行感染可直接引起附睾、睾丸结核，尿道结核多因前列腺及精囊结核直接蔓延到后尿道，或因泌尿系结核引起尿道感染，阴茎结核也可侵及尿道。阴茎结核主要通过阴茎与结核杆菌直接接触发生感染。血行感染可直接侵犯阴茎海绵体，引起结核性海绵体炎。尿道结核也可侵及阴茎海绵体及阴茎头。

泌尿系结核的病理变化主要是结核结节及结核肉芽肿形成，继之，发展为干酪样坏死及空洞或溃疡形成，再进一步纤维化。肾皮质结核以干酪样坏死及空洞形成为主。肾盏、肾盂、输尿管及膀胱结核以结节、溃疡及纤维化为主。输尿管结核使输尿管增粗、变硬，导致不同程度的管腔狭窄，加速肾脏的破坏，使肾功能损害。膀胱结核可使膀胱壁失去伸展性，导致容量减少并形成挛缩膀胱，继而引起健侧肾及输尿管积水。尿道结核常导致尿道狭窄，前列腺、精囊及附睾结核常形成结核性肉芽肿、干酪样坏死成为坚硬的肿块，输精管结核常纤维化成串珠状结节，阴茎结核可行成溃疡、瘘管、结节性增生。

第一节　肾结核

肾结核是结核杆菌从肺部等器官结核病灶传播至肾脏而引起的继发性感染，属于继发性结核。其发病年龄多为 20 ～ 40 岁青壮年，男女发病率比约为 2：1，根据世界卫生组织估计，全球每年新发生结核病者约 1 000 万，肾结核占 8% ～ 20%。肾结核早期并不一定出现临床症状，进一步发展可出现尿频、尿急、尿痛和脓尿、血尿及腰痛，可伴有低热、盗汗、消瘦等感染中毒症状。

随着防结核工作的广泛开展，现代化疗的广泛应用，肾结核的发病率明显降低和治愈率大大提高。本病在治疗上西医以抗结核药物为主，现代化疗仍是首选的重要方法。手术治疗能清除病灶，解除梗阻及恢复或改善肾功能。中西医结合治疗能减少抗结核药物的毒性作用，缩短治疗过程，提高疗效。

一、病因病理

结核杆菌经血行抵达肾脏，多停留在肾小球周围毛细血管丛内，若患者免疫力较高，细菌数量少，则病灶于皮质内形成微小肉芽肿，可完全愈合，不发展成为临床肾结核。如果细菌量较大，毒性强，患者免疫力低下，则细菌经肾小球过滤后到达髓襻，或经血行运达肾髓质，形成临床肾结核，肾髓质干酪样坏死，空洞形成。结核菌随尿扩散到输尿管、膀胱、尿道，形成尿路纤维化、梗阻，出现肾积水，重则肾功能损伤甚则衰竭。

二、临床表现

（一）尿频、尿急、尿痛

尿频、尿急、尿痛是肾结核的常见初期症状，开始夜间尿频较明显，渐加重，重则每天排尿数十次，甚至上百次，且用普通抗生素治疗症状不缓解者，应考虑肾结核。

（二）血尿

多在尿路刺激症状之后出现，部分患者以血尿为首发表现，多为终末血尿，也可为全程血尿。

（三）脓尿

尿检镜下见大量脓细胞，有时尿呈米汤样。

（四）腰痛

并不常见，可呈钝痛或绞痛。

（五）结核中毒症状

低热、盗汗、消瘦、贫血等全身症状多不明显，只有结核破坏严重时才引起明显症状。

（六）并发病

肾结核患者常见的并发病是男性生殖系结核，其他可有活动性肺结核、脊柱结核、其他部位骨结核、结核性胸膜炎或腹膜炎、高血压。少数可合并结核性膀胱阴道瘘、膀胱直肠瘘或尿道会阴瘘。

三、诊断要点

（一）症状

有尿频、尿急、尿痛者；有不明原因的血尿和（或）脓尿者；经抗感染治疗无效，在除外引起膀胱炎的明显原因后，应考虑肾结核。

（二）体征

一般患者临床无明显体征，只有约 10% 的患者因病变较重有局部症状和体征，肾区可触及肿大的肾脏与压痛及叩击痛。

（三）辅助检查

1. 尿常规和培养

多数肾结核患者尿呈酸性，可出现白细胞、脓细胞、红细胞等，无菌性脓尿是尿培养的唯一异常。

2. 尿找抗酸杆菌和结核菌培养

尿沉渣涂片行抗酸染色，找抗酸杆菌，阳性率14%～42%，特异性100%；结核菌培养阳性率达80%～90%，但培养时间太长，达6周。

3. PCR法监测尿结核菌

PCR法监测尿结核菌为除病理检查外最敏感的诊断依据。留晨尿，连查3次，阳性率达50%～92%，可列为疑诊早期肾结核的常规检测手段。但由于该方法敏感性高、易于污染等特点，可出现假阳性。

4. 结核菌素试验

纯蛋白衍生物（PPD）试验较OT试验好，阳性率88%～100%，阴性则不支持肾结核的诊断。

5. X线检查

腹部平片可显示肾实质钙化，不规则无定形钙斑点，有时酷似结石。早期肾乳头破坏时，IVU可见肾盏破坏，边缘不整，呈虫蚀状，如病情进展可见云雾状的不规则空洞，或有串珠样输尿管结核。病变对侧肾积水、输尿管扩张、膀胱挛缩。经皮肾穿刺造影适用于对IVU不显影或逆行造影失败者，为一重要的诊断方法。

6. 膀胱镜检查

早期可见膀胱黏膜结核结节，重时可见黏膜水肿、充血、溃疡及膀胱内散在多处脓性片状物，膀胱容量缩小及输尿管口不清或扭曲变形。

7. CT检查

能清楚显示肾结核的多种表现及肾脏形态学的异常，显示肾小盏肾乳突的细微结构。多发空洞型肾结核CT影像表现为"花瓣"状低密度影。由于具有高分辨率，CT对空洞及肾内钙化检出率明显高于平片、静脉尿路造影及超声诊断。

8. 磁共振（MRI）及其水成像（MRU）

可多方位观察其图像，并能清楚显示梗阻以上部位的扩张积水情况，观察肾脏破坏情况及肾周病变，对诊断肾结核对肾积水具有特殊的优越性。

9. B超

对早期肾结核无诊断价值，在中晚期肾结核，可显示肾轮廓改变、肾积水、肾脓肿及钙化等。可作为常规辅助检查及随诊手段。

10. 放射性核素肾图

不能提供肾病变性质的资料，却能敏感地反映肾功能的改变，特别是当双肾不显影时，对鉴别结核肾与积水肾有特殊意义，结核肾常表现为无功能或功能受损图形，积水肾则表现为梗阻图形。

四、鉴别诊断

（一）慢性肾盂肾炎

多数患者有急性肾盂肾炎既往短期史。有低渗、低比重尿和夜尿增多。尿细菌学培养和X线检查有助于诊断。用抗生素1～2d内即可消除膀胱刺激症状。

（二）肾结石

腰痛持续存在或阵发性加剧。剧烈活动可使疼痛加重或诱发肾绞痛。镜下或肉眼血尿多与疼痛同时出现。X线和B超对该病的确诊具有重要意义。

（三）肾肿瘤

腰腹肿块，间歇、无痛性肉眼全程血尿和腰部疼痛是肾脏肿瘤的典型临床表现。B型超声、CT为诊断提供重要依据。

五、治疗

肾结核是进行性结核病变，是全身结核的一部分，不经治疗不能自愈，病死率高，目前临床上治疗肾结核以足量、够疗程的抗结核治疗为主。由于结核化疗药物的进展，大部分患者病情得到控制和痊愈。在药物治疗失败，须清除病灶，解除泌尿道梗阻、狭窄时考虑手术治疗。

（一）药物治疗

肾结核诊断明确后应遵循尽早用药，联合、持续、足量、足疗程用药的原则，选用敏感药物，即使有手术适应证，术前仍须药物治疗 2 ~ 4 周，因此抗结核药物治疗十分重要，链霉素、对氨基水杨酸由于毒性大等特点，临床上已较少用。

1. 常用抗结核药物

（1）异烟肼：对结核杆菌有较强的抑制和杀灭作用，是目前最有效的抗结核药物。每日 300 mg 晨顿服。毒性小，主要不良反应是精神兴奋、周围神经炎等，用维生素 B_6 可防止。长期服用可使血清转氨酶升高，停药后可恢复。

（2）利福平：对结核杆菌有杀菌作用，对耐药菌株和非典型结核分枝杆菌有效，每日用量 450 ~ 600 mg 口服。主要不良反应为肝毒性、变态反应等。

（3）吡嗪酰胺：对结核杆菌有杀菌作用，对酸性环境巨噬细胞内有效，每日用量为 25 mg/kg。每日最大剂量为 2 g，主要不良反应为肝损害。

（4）乙胺丁醇：对结核杆菌有抑制和杀灭作用，每日用量为 15 mg/kg，主要不良反应为视神经损害。

（5）链霉素：对结核杆菌有杀菌作用，经过肾脏排泄，肾功能不全时，药物蓄积易发生中毒。其每日用量 0.75 ~ 1 g，肌注。其毒性反应为对第 8 对脑神经的损害，甚至引起剥脱性皮炎、过敏性休克。国外有相关报道，链霉素治疗肾结核一定时间后，对输尿管纤维化有加重作用。

2. 配伍方案

（1）每日异烟肼 300 mg，利福平，体重 < 50 kg 者 450 mg，体重 > 50 kg 者 600 mg；吡嗪酰胺 25 mg/kg，或体重 < 50 kg 者 1.5 g，> 50 kg 者 2 g。2 个月后停用吡嗪酰胺，再服用异烟肼，利福平 4 个月，总疗程 6 个月。对药物不敏感的或严重病例，异烟肼和利福平可连续应用 9 个月，或加新抗结核药物如喹诺酮类、新大环内酯类（罗红霉素、阿奇霉素）等。

（2）每日异烟肼 300 ~ 600 mg，利福平 900 mg，乙胺丁醇 900 mg，连用 2 个月后停用乙胺丁醇，再服半年，如尿菌转阴，症状消失，再服异烟肼 1 年以上。用药期间应定期行尿常规、结核菌培养及 IVU 检查，以观察疗效。

3. 抗结核药物停用标准

（1）全身症状明显改善，血沉正常，体温正常。

（2）排尿异常症状完全消失。

（3）反复多次尿常规检查正常。

（4）尿浓缩法找抗酸杆菌长期多次阴性。

（5）IVU 示病灶稳定或已愈合。

（6）尿培养、动物接种查结核杆菌阴性。

（7）全身无其他结核病灶。

（二）手术治疗

虽然抗结核药物对肾结核的治疗有效，能使许多患者免受手术之苦，但手术治疗仍是肾结核治疗过程中不可缺少的手段。如经抗结核治疗 6 ~ 9 个月，仍不能转为正常或肾脏有严重破坏者，应进行手术治疗，术前须抗结核治疗 2 ~ 4 周。常用的手术方式如下。

1. 肾切除

肾脏广泛破坏、功能丧失的肾结核；肾结核并发广泛肾盂、输尿管梗阻而无功能者；肾结核并发大出血或难以控制的高血压；双侧肾结核，一侧经药物治疗病变治愈，对侧病变广泛破坏；结核菌耐药，疗效不佳。

2. 肾部分切除术

局限性钙化灶或钙化灶逐步扩大，有破坏整个肾脏的危险时，可考虑行肾部分切除术。因易患并发症，近年来已很少应用。

3. 肾病灶清除术

靠近肾脏表面的闭合性结核空洞，局限性结核脓肿，可考虑行病灶清除或仅穿刺抽脓、脓腔内注射抗结核药物治疗，效果良好。

4. 整形手术

适用于肾结核引起的对侧输尿管膀胱连接部狭窄行输尿管膀胱吻合术，因结核而引起的膀胱挛缩行结肠膀胱扩大术、回肠膀胱扩大术。

第二节　输尿管结核

泌尿生殖系结核是全身结核病的一部分，原发病灶大多在肺，其次是骨关节及肠道，经血行进入肾脏下传至输尿管，输尿管结核绝大多数继发于肾结核，常与肾结核并存，单纯输尿管结核是指体内无其他活动性结核病灶，而输尿管结核为首发症状，但较少见，因起病隐匿，症状不典型，诊断较为困难。

一、病理生理

输尿管结核是由于肾结核的结核杆菌下行或经血行至输尿管所引起的结核病变。首先侵犯输尿管黏膜，逐渐侵犯黏膜固有层及肌层，形成结核结节，结节于黏膜上形成表浅潜行溃疡，溃疡的基底部为肉芽组织，纤维化反应在溃疡的基底部最明显，可使输尿管增粗、变硬，形成僵直条索状，肌张力减弱，收缩力降低，最后导致输尿管管腔狭窄梗阻甚至完全不通。输尿管狭窄多见于膀胱连接部壁段，其次为肾盂输尿管交接部，中段较为少见。

二、临床表现

本病多见于 20 ～ 40 岁的青少年，患者多有肺结核、肾结核或其他。肾外结核病史，但早期输尿管结核一般无明显症状，如细心询问病史常有轻微的尿路刺激症状，晚期临床表现可分为两类，其一为膀胱结核引起的局部症状，尿频、尿急、尿痛，血尿占 90%，腰酸胀痛及输尿管梗阻伴有低热、乏力等消耗性疾病表现；其二为贫血、水肿、酸中毒等肾功能减退表现，如继发感染，病情更为严重，甚至突然出现急性无尿，但这些症状只能说明双肾均有损害，如有尿道狭窄时可发生急性尿潴留。

三、诊断要点

（一）症状

1. 尿频

输尿管结核最为突出的症状是无痛性尿频，初期仅在夜晚出现，随着病情的发展，逐渐变为全天性进行性加重，普通抗生素治疗无效，尿频早期是由上尿路结核杆菌和含坏死物质的尿液刺激膀胱黏膜所致，至膀胱黏膜自身结核病变，晚期出现膀胱挛缩，尿频更为严重，膀胱容量少，患者每日排尿数十次至百余次，甚至出现急迫性尿失禁。

2. 脓尿

几乎所有患者都出现脓尿，大部分为镜下脓尿，高倍显微镜计数脓细胞在 10 ～ 30 个以上，严重者尿液浑浊有絮状物，呈米汤样，结核性脓尿，普通细菌培养常为阴性，即所谓无菌性脓尿。

3. 血尿

发生率为 60% ～ 70%，其中肉眼血尿占 5% ～ 10%，临床大部分患者出现终末血尿，终末血尿主要是排尿膀胱收缩时膀胱结核溃疡面出血所致。

（二）体征

输尿管结核早期体征不明显，在腰部多数不能发现肿块亦无明显腰酸痛，对侧肾积水达到相当程度时，上腹可出现肿块或腰痛，但常不被引起注意，少数病例出现膀胱尿液逆流，即排尿时尿液向输尿管、肾回流，使积水侧肾脏胀痛，甚至可分为两段排尿，第一段膀胱尿，随后排出肾、输尿管积液，此情况是肾、输尿管积水所特有的表现。病情严重或伴有其他器官活动性结核时可出现消瘦、乏力、低热、盗汗等，输尿管结核致输尿管狭窄梗阻时合并肾盂积液，严重感染时可出现高热、寒战等全身性毒性症状，双侧输尿管狭窄梗阻亦可并发慢性肾功能不全，出现水肿、贫血、恶心、呕吐、酸中毒等肾功能减退的表现，少数患者可并发高血压，主要是肾供血不足致肾素分泌增多所致。

（三）辅助检查

1. 尿液检查

（1）尿常规检查可见大量的脓细胞、红细胞和尿蛋白。

（2）24 h 尿液离心沉淀涂片找结核杆菌，阳性率达 50% ~ 70%，一般须连续 3 ~ 5 d。

（3）尿结核菌培养阳性率可达 90%，但时间较长需 4 ~ 6 周，临床应用受限。

2. 血液检查

（1）血常规检查早期患者大致为正常，晚期出现红细胞下降，甚至贫血。

（2）红细胞沉降率（ESR）增快，通常是结核病活动的表现，需每月检查 1 次，供评估疗效参考。

（3）结核菌素试验是利用人体结核菌素产生变态反应的程度来判断有无结核菌感染，临床中采用的是结核菌素纯蛋白的衍化物。

3. 影像学检查

（1）B 超：泌尿系结核只适于初筛，本检查简单经济、快速无创，可了解肾及输尿管扩张程度，并可测量肾皮质厚度，估计该肾功能的情况，可作为穿刺造影的准确定位，但定性诊断较为困难。

（2）静脉尿路造影：常规尿路造影多数不能显影，大剂量全程尿路排泄性造影（IVU）是诊断泌尿系结核的重要手段，能明确诊断，确定病变程度及范围，基本上能做到定性、定位和定量诊断，输尿管表现为僵直，节段性或全程性狭窄、管壁不平甚至呈锯齿状，其上段管腔扩张积液。如显影不良可适当延长 45 min、90 min、120 min 后摄片，一般可获得较清楚的显影。若大剂量 IVU 显示不良时，可施行逆行尿路造影，能清晰观察到输尿管的形态，无法做逆行尿路造影者，可行经皮肾穿刺造影，能获得极为清晰的肾盂输尿管影像，同样可以达到目的。

（3）CT、MRI：输尿管结核，管壁增厚，外径增粗，周围有毛刺状改变，内腔狭窄或扩张。上述改变比较独特，一旦发现，应视为输尿管结核的有力证据。无尿或肾脏不显影者可行 CT 或 MRI 检查，可获得对急性输尿管病变资料，尤其 MRI 可经泌尿系统水成像技术了解输尿管扩张狭窄程度、部位、范围，为制订治疗方案提供依据。MRI 水成像均能清晰提示泌尿系结核的病变和输尿管壁内的结核脓性病变。

（4）膀胱镜检查：以患侧输尿管开口、三角区病变较为明显，若能见到浅黄色的粟粒样结核结节将有助于诊断，有时因输尿管瘢痕收缩，向上牵拉，膀胱镜可见输尿管口扩大、内陷，正常裂隙状变成洞穴状，这是膀胱和输尿管下段结核的特征性病理改变。

（5）输尿管镜检查：可取活组织病理切片确定诊断。

四、鉴别诊断

（一）输尿管膀胱非特异性感染

输尿管炎，致病菌主要是大肠杆菌，女性多见，症状为尿频、尿急、尿痛，时有血尿，起病急，早期有尿道灼热疼痛明显，尿培养可见大量脓细胞，尿路造影显示输尿管狭窄、肾积水，肾盂肾盏无破坏性改变，尿中无抗酸杆菌，尿结核菌培养阴性，普通抗生素治疗有效。

（二）输尿管结石

有突发性剧烈肾绞痛，镜下血尿及尿蛋白，无脓细胞，B 超探及增强光团、输尿管扩张及肾积水，KUB 一般能确定诊断。

（三）输尿管肿瘤

主要表现为无痛性肉眼血尿、腰酸胀痛和积液是输尿管肿瘤的三大特征，腰痛和肾积水一般先于血尿出现，无尿频、尿急、尿痛，输尿管肿瘤细胞学检查早于影像学的诊断。

五、治疗

（一）药物治疗

诊断确定，病变范围明确，用药原则为早诊断、早用药、持续足够的疗程，但应切忌以下两点：①无诊断依据随意用药。②确诊为结核者不严格按治疗方案用药，从而引起结核杆菌耐药性，给进一步治疗带来困难。目前泌尿系结核主要采用疗程为 6 个月短疗程法，系由一线抗结核药物组合而成，一线抗结核药物首选有 5 种，异烟肼（H）、利福平（R）、吡嗪酰胺（Z）、链霉素（S）、乙胺丁醇（E）。除 E 为抑菌药外，其余均是杀菌药。

根据国际防结核和肺病联合会（IUATLD）推荐的标准短程方案，2HRZ/4HR。即前 2 个月为强化阶段，异烟肼 300 mg/d，利福平 450 mg/d，吡嗪酰胺 1 500 mg/d，病情严重者可延长巩固疗程。治疗 3，6，12 个月时间可进行复查，细菌学检查、IVU、CT、B 超，随访 1 年即可，有钙化时应相应延长随访时间直至长期稳定。

为了减少异烟肼的不良反应可同时服用维生素 B_6，100 mg/d。服用乙胺丁醇者每 6 周查视野 1 次，以尽早发现神经损害。治疗期间定期检查肝功能，发现肝脏肿大，肝区痛，转氨酶升高应停药观察，一般可逐渐恢复正常，损害严重者，应尽早应用肾上腺皮质激素。此外，吡嗪酰胺的代谢产物可与尿酸竞争而抑制后者排泄，可使体内尿酸积聚，引起关节疼痛。全身治疗包括休息，避免劳累，注意营养及饮食。

（二）手术治疗

对于早期获得诊断的输尿管结核患者，如病变范围不大，可考虑置双 J 管后抗结核治疗，这样既可以保护肾功能，又可免于手术。

输尿管结核一经诊断，不论病灶范围，术前要对病灶的范围做出正确的估计，在抗结核药物配合下尽早给予手术治疗，对于输尿管缺损 10 cm 以下者，可行膀胱悬吊或膀胱瓣成形术，如缺损 > 10 cm 可采用游离回肠肠襻代替输尿管术，手术要充分切除病变输尿管，保证吻合口血供和无张力，适当延长输尿管支架管的留置时间，是防止术后尿瘘和再狭窄的重要措施，术后常规抗结核治疗半年并定期随访。

第三节　膀胱结核

膀胱结核极少孤立存在，多继发于肾结核，常与泌尿生殖系结核同时存在，是晚期肾结核在膀胱的并发症。膀胱结核可分为两类，膀胱溃疡和膀胱挛缩。最初结核结节出现在患者输尿管开口附近，然后向其他部位扩散，蔓延至三角区及整个膀胱。结核结节呈浅黄色粟粒样，互相融合，坏死形成溃疡。溃疡侵入肌层产生严重的纤维组织增生和瘢痕收缩，即称为膀胱溃疡和膀胱挛缩。

一、病因病理

膀胱结核首先出现在同侧输尿管开口附近，开始时表现为膀胱黏膜充血水肿，并有水疱样改变，黏膜下形成结核结节，逐步发展形成溃疡、肉芽肿和纤维化，晚期深达肌层使膀胱逼尿肌纤维化而失去伸缩功能，输尿管口周围肌纤维化导致输尿管口狭窄或关闭不全，若整个膀胱受累时，膀胱容量明显减少，最后势必造成瘢痕挛缩，失去原有的储尿舒缩功能，称膀胱挛缩。膀胱挛缩可继发对侧肾积水。由于膀胱容量减少造成膀胱内压增加，输尿管口狭窄或关闭不全，膀胱造影时，造影剂可经输尿管逆流至输尿管及肾盂，使对侧尿液排出受阻，膀胱结核溃疡如向外扩展可穿透膀胱壁形成膀胱阴道瘘和膀胱直肠瘘，但较为少见。

二、临床表现

尿路刺激症状：血尿、脓尿，结核的全身表现为同侧肾区不适、隐痛，膀胱挛缩时，尿频明显，可达数分钟 1 次，甚至类似尿失禁，发生膀胱直肠或阴道瘘时，出现尿瘘或尿粪混合，一旦发生膀胱破裂，患者往往以急腹症就诊。

三、诊断要点

（一）症状

1. 全身症状

膀胱结核全身症状不明显，早期为结核性膀胱炎。尿频、尿急、尿痛等膀胱刺激症状往往最早出现。

2. 血尿或尿脓

主要来源于肾或膀胱溃疡面，一般为镜下血尿，少数为肉眼血尿。普通抗生素治疗无效。

3. 严重尿频

每次尿量减少，中度挛缩，膀胱容量约为 100 mL，而重度挛缩时只有 50 mL 以下，甚至类似尿失禁。发生膀胱直肠瘘或膀胱阴道瘘，患者终日漏尿或尿粪混合。

（二）体征

膀胱结核一般发生于 20～40 岁青壮年，体征不明显，早期仅为膀胱刺激征，严重时有腰酸不适、低热、盗汗、消瘦，晚期水肿、贫血、酸中毒等慢性肾功能不全表现。膀胱镜检查在病变不同阶段可见膀胱黏膜充血、水肿、溃疡、瘢痕等改变，患侧输尿管开及三角区较为明显，并见到浅黄色的粟粒样结核结节，有时输尿管瘢痕向上牵拉，可见输尿管口扩大、内陷，由正常裂隙状变成洞穴状，称为"高尔夫洞"征，这是膀胱和输尿管下段结核的特征性病理改变。

（三）辅助检查

1. 尿常规检查

见大量脓细胞、红细胞、尿蛋白等。

2. 血沉

红细胞沉降率（ESR）增快。

3. 24 h 尿液沉渣

找抗酸杆菌阳性（需 3～5 d）。

4. B 超检查

膀胱壁增厚毛糙，可见局部膀胱壁凸向膀胱内，边界清晰，内部回声不均匀。

5. 膀胱镜检查

可见到膀胱黏膜水肿，充血并见浅黄色粟粒样结核结节，多散在输尿管口附近三角区，严重时可见溃疡及肉芽肿。膀胱容量 < 100 mL 或膀胱病变严重时，插管难以成功，易造成膀胱穿孔或大出血，是膀胱镜检查和逆行造影的禁忌证。

6. 逆行膀胱造影

怀疑有尿液逆流时，可经导尿管向膀胱内注入造影剂，但可能增加肾脏负担或上行感染，近来很少使用。排泄性膀胱造影可见到膀胱显著缩小。

四、鉴别诊断

（一）膀胱非特异性感染

多见于女性，致病菌主要是大肠杆菌，其症状主要为膀胱刺激征，尿频、尿急、尿痛伴有血尿，有5%～25% 膀胱结核者合并非特异性感染。

（二）膀胱肿瘤

一般均有突发性、无痛性、间歇性肉眼血尿，不做处理能自行缓解症状，但反复发作，可做 B 超或膀胱镜检查确定诊断。

（三）腺性膀胱炎

表现也为尿频、尿急、尿痛等尿路刺激症状，膀胱镜检查无结核结节形成，做活组织检查有助于鉴别。

（四）间质性膀胱炎

表现尿频、尿急、尿痛等尿路刺激症状，但耻骨上膀胱区疼痛与压痛尤其明显，尿常规大致正常，脓细胞少，无抗酸杆菌生长可与之鉴别。

五、治疗

参阅肾结核非手术治疗方案及注意事项。

（一）局部处理

用 5% 异烟肼溶液 30 mL 加入链霉素 1.0 g，经导尿管膀胱内滴注，1 日 3 次。丙酸睾酮 50 mg 或苯丙酸诺龙 25 mg 每周 2 次肌内注射，可减少体内的蛋白分解，提高全身健康状况促进溃疡愈合。

（二）对症治疗

如出现出血严重者，可用生理盐水 500 mL 加入氨基己酸 40 mg 和黄檗针剂 4 mL 经导尿管膀胱内滴入。

（三）手术治疗

膀胱结核治愈后膀胱挛缩无尿道狭窄者，可行肠道膀胱扩大术，切除膀胱纤维挛缩的瘢痕组织，应用乙状结肠扩大膀胱或重建膀胱术。尿失禁及膀胱颈、尿道狭窄者可行尿流改道手术。

肾脏有严重感染或肾功能不全者，可行肾造口术，有时亦可作为永久性造口或采用末端回肠代膀胱术。

膀胱自发性破裂者应尽早手术探查，修补裂孔、做膀胱造口，术后配合全身抗结核治疗。

第四节　男性生殖系结核

泌尿系结核与男性生殖系结核关系密切，常同时存在，男性生殖系结核主要来源于肾结核或其他部位结核灶的血行感染；泌尿系结核有 50% ~ 70% 合并男性生殖系结核，由于前列腺和精囊血管位于射精管附近，射精管及前列腺小管均开口于后尿道，感染的尿液通过前列腺时，进入阴囊，再感染至输精管、附睾、睾丸。所以临床上常见的泌尿系结核易并发男性生殖系结核。前列腺结核，纤维化较严重，有时形成寒性脓肿和不同程度的钙化，病变偶有自会阴部破溃，形成窦道。附睾结核继发于前列腺及精囊结核，病变开始从附睾尾部呈干酪样或纤维化，形成脓肿，发展到整个附睾迁延至输精管睾丸，少数血行感染者亦可从附睾头开始。

一、病因病理

早期结核菌在前列腺腺管中或精囊腺内形成结核结节，其后逐渐向输精管附睾、睾丸扩展而引起感染，男性生殖系结核主要病理改变是肉芽肿，干酪样变及纤维化、钙化，附睾结核一般从附睾尾部开始，因此处血供丰富，结核菌易在此停留，病变依次向附睾体、头部扩展并最终破坏睾丸，睾丸结核亦可形成寒性脓肿，有时脓肿向阴囊皮肤浸润、粘连，破溃后形成窦道。睾丸组织输精管受累后增粗变硬，呈串珠状改变，可出现肉芽肿和纤维化改变，管腔可被破坏和闭塞不通。前列腺结核常与精囊结核同时存在。

二、临床表现

男性生殖系结核是临床上最常见的泌尿系结核之一，多见于 20 ~ 40 岁青壮年，并有泌尿系结核史，大多数为单侧，起病缓慢，病变从尾部开始，表现为附睾肿胀变硬，形成结节逐渐向体、头部扩展，肿块一般无痛或轻微隐痛，患者在无意中发现，偶有急性发作时，附睾肿痛明显，病变进一步发展，侵及睾丸，使睾丸附睾融合肿大，侵及输精管时，输精管增粗，呈无痛性结节或串珠状改变，有时可合并少量睾丸鞘膜积液，约有 1/5 患者呈急性发作过程，突然发热，阴囊部疼痛，并迅速肿大，待炎症消退后，阴囊皮肤粘连，化脓感染可形成久治不愈的阴囊窦道，从中不断排出脓性物质，双侧附睾结核可导致男子不育。前列腺精囊结核常无自觉症状，偶有会阴部不适，时有血尿、血精、精量减少，排尿困难，射精疼痛等现象，前列腺肛门指检，显示前列腺增大不明显，表面欠光整，质较硬，有轻度压痛，前列腺体积正常或缩小。

三、诊断要点

（一）临床表现

（1）病史，有泌尿系及其他器官结核史。

（2）早期前列腺精囊结核常无明显症状，但有时可能出现慢性前列腺炎的轻微症状。

（3）疼痛常有会阴部不适，酸胀和直肠疼痛，可放射至腹股沟，臀部及下肢，常为持续性。

（4）累及附睾时致附睾结核的结节表现最为明显，输精管可出现串珠状硬结节。前列腺结核在肛门指检时，可扪及前列腺表面有高低不平结节，严重时前列腺坚硬，表面不光滑，罕见前列腺体积增大，可触及精囊，质硬不光滑，病变向前列腺周围破溃，于会阴部形成窦道。

（5）出现精量减少，射精痛和精液带血，多见于精囊结核。

（6）体征：本病多发生于青壮年男性，若发现上述症状和体征时，应考虑到男性生殖系结核的可能，须进一步检查，附睾结核较少单独出现，大多合并肾、前列腺结核，精囊结核，若这些部位同时存在活动性结核时，即可确定论断，其他组织器官结核可作为诊断参考，若发现经久治不愈的阴囊窦道，可做分泌物涂片、培养或取活组织检查确诊。

前列腺精囊结核患者本身症状不明显，不易及时诊断，对反复血精者应警惕结核可能，如有泌尿系其他结核，特别附睾结核时应同时检查前列腺，在前列腺液精液中查找结核杆菌。

（二）辅助检查

（1）尿常规检查：可见红细胞、白细胞。

（2）前列腺液及精液涂片检查：寻找抗酸杆菌，前列腺液、精液结核杆菌培养。

（3）尿道镜检查：可发现后尿道及膀胱颈部有结核结节性炎症，溃疡或肉芽肿，前列腺后尿道平片检查，有无钙化现象。

（4）上尿路检查明确有无结核病灶同时存在。

（5）B超检查：B超声像图可见附睾、睾丸低回声伴增强，边界清晰，形态不规则，内部回声不均匀，与残存正常附睾、睾丸组织分界明显。前列腺结核B超检查可见片点状强回声区，回声混杂。

（6）CT、MRI检查：能清楚显示病变具体部位，定位精确，矢状位上能显示睾丸附睾受侵程度，即在病变早期可见边界清楚。

（7）造影检查：前列腺结核精囊结核可行输精管造影检查确定诊断。

（8）穿刺细胞学检查：可获结核病变病理学证据明确诊断。

四、鉴别诊断

（一）非特异性附睾睾丸炎

包括急、慢性非特异性附睾睾丸炎，附睾睾丸炎呈均匀性肿大，阴囊坠痛不适，常有后尿道前列腺精囊炎病史或有尿道内使用器械史。偶有发热，无结节，输精管大多正常，普通抗生素治疗有效。

（二）阴囊内丝虫病

有丝虫病流行区居住史及丝虫感染史，但硬结位于附睾或输精管周围与睾丸分开。质地不硬，血常规检查嗜酸性细胞增高，有时血中见到微丝蚴，可有阴囊硬结。

（三）非特异性肉芽肿性前列腺炎

系前列腺组织对其间质内阻滞的精液、前列腺液，细菌产物异性反应或自身免疫反应，致组织损伤坏死，向间质突出形成肉芽肿性改变，前列腺肿大质硬，多见于老年人，生长快、呈峰样突起，弹性不规则，质地不均匀，迅速出现尿路梗阻而发生尿潴留，血常规检查可见嗜酸性粒细胞数明显增多，前列腺液常规无异常。

（四）前列腺癌

晚期可出现排尿困难及尿路刺激症状，直肠指检前列腺表面高低不平，质地坚硬，可触及硬结节，有压痛，可做前列腺特异性抗原（PSA），CT检查及穿刺活检进行鉴别。

五、治疗

（一）非手术治疗

参阅肾结核非手术治疗方案及注意事项：大部分附睾、睾丸结核，前列腺结核，精囊结核均可非手术治疗而愈。适用于前列腺精囊结核，而附睾结核没有显著症状，结核结节 < 0.5 cm，范围不广泛者。

（二）手术治疗

（1）治疗以附睾结核为主，有时附睾结核病灶切除后，继续药物治疗，前列腺精囊病变可逐渐好转。

（2）附睾结核体积较大，抗结核治疗体积仍 > 2 cm，形成寒性脓肿或窦道时，干酪样坏死严重侵犯睾丸时抗结核治疗无效者。

（3）肿块无变化或逐渐增大，无法排除肿瘤，有睾丸侵犯时可将病变部分一并切除，应尽量保留睾丸组织，如病变范围较大，可将睾丸切除，输精管高位切断并置于皮下。

微信扫码
◆临床科研
◆医学前沿
◆临床资讯
◆临床笔记

第六章

泌尿生殖系统结石

第一节　肾结石

肾结石发病男性多于女性。青壮年多见，根据国内统计20～50岁患者占83.2%。左右两侧发病率相似，双侧肾结石占10%。结石大多数位于肾盂内，其次是肾下盏。

一、临床表现

肾结石的临床表现与结石的大小、数目、部位、活动度以及有无引起尿路梗阻和继发感染有关。疼痛及血尿是肾结石最常见的症状。根据病史、全面体格检查，影像学检查，对肾结石诊断应该不困难，当然，肾结石的诊断不应局限于了解结石的位置、大小、数目、形态，还应全面了解引起结石的原发病变、有无尿路畸形、感染、异物等。

1. 疼痛

疼痛是肾结石的主要症状，主要由于尿流梗阻使肾内压升高所致，其疼痛性质分腰部钝痛和绞痛。钝痛常固定于患侧脊肋角及肾区部分，少数患者可有对侧腰痛。当结石引起梗阻时常可出现肾绞痛，绞痛常突然发生，呈刀割样，一般起始于一侧脊肋角或上腹部，常放射至下腹，腹股沟及股内侧，男性可放射至阴囊和睾丸，女性则放射至阴唇。当绞痛发作时，患者面色苍白，精神萎靡，全身冷汗，脉搏细速，甚至出现血压下降，并常伴有恶心、呕吐等胃肠道症状，绞痛持续时间长短不一，短者数分钟，长者达数小时以上。肾绞痛经对症解痉治疗后可缓解，亦可自行停止，疼痛多在体力活动多时，尤其在剧烈活动后发生。疼痛缓解后常伴有多尿现象。

2. 血尿

血尿是肾结石的另一主要症状。血尿是结石损伤尿路黏膜所致，多在绞痛发作后出现。一般较轻，多为镜下血尿，有时是肉眼血尿，活动后血尿可加重。有20%～25%结石患者可不出现血尿。

3. 脓尿

结石合并感染时可出现脓尿，感染严重时常出现寒战、发热、腰痛等全身症状，并有尿频、尿急、尿痛。感染可加重肾结石引起的疼痛、血尿等其他症状。

4. 尿路梗阻

少数病例可因结石梗阻引起患侧肾积水，患者就诊时可见到上腹部或腰部有肿块。结石引起急性梗阻时可出现尿闭，这是临床上少见但较为严重的并发症，由于双侧肾结石同时引起急性梗阻或孤立肾被梗阻时可引起尿闭。一侧上尿路急性梗阻时可引起患肾暂时丧失功能。有资料表明约有2%结石患者出现尿闭。

5. 排石史

部分肾结石患者可自行排出砂粒或小结石，多在肾绞痛和血尿发作时出现，表现为尿内混有砂粒或小结石。若结石较大通过尿道时可有排尿堵塞感及血尿，结石排出后排尿立即恢复通畅。

6. 慢性肾功能衰竭

在某些经济不发达地区，肾结石往往是引起慢性肾衰的主要原因之一。单肾结石长期阻塞，尤其在合并感染时，可引起一侧肾积水和患肾功能减退。若孤立肾或双侧肾结石引起梗阻，最终可造成慢性肾功能衰竭。

少数肾结石患者，尤其是肾盏内结石，可长期无症状，只是在偶然的情况下做 B 超、腹部平片或 CT 检查时发现。肾结石患者应详细询问病史，包括职业、工作环境、饮食习惯、饮水习惯及平时喜欢何种饮料等，平时多饮葡萄汁的人患肾结石的危险性较大。儿童患者应了解生长发育、母乳喂养情况，若母乳喂养缺乏，先天营养欠佳则容易发生膀胱结石。应了解是否有代谢性或泌尿系疾病，一半以上的甲旁亢患者合并有尿路结石，其他如肾小管酸中毒、髓质海绵肾等疾病常发生尿路结石，泌尿系本身疾病如前列腺增生是老年性尿路结石的重要原因。某些药物易引起肾结石，如大量服用维生素 C、碱性药物、磺胺药等，需注意询问；结石与遗传因素有关，应注意了解家族成员有无肾结石病史，本人过去有无肾绞痛、排石史等。详细了解病史对诊断很有帮助。

肾绞痛未发作时，体检可能完全正常，但大多数患者有患侧脊肋角叩痛；肾绞痛发作时，患侧可有肌肉痉挛及局部保护性肌紧张，肾区有明显压痛及叩击痛；并发肾盂积水时肾区可能触及肿大的肾脏，并发感染时，患者可有畏寒、发热及肾区叩击痛。

二、实验室检查

肾结石的实验室检查对病因诊断极为重要，主要包括尿液检查、血液检查、结石成分分析及某些特殊代谢检查。

（一）尿液检查

1. 尿常规

镜检时大多数患者可见有红细胞，合并感染时可见有脓细胞；新鲜尿液中可见有特殊类型的结晶，常见的有草酸钙、磷酸钙及尿酸等，发现尿结晶则高度提示有相应类型的结石存在。

2. 细菌培养及药物敏感试验

合并感染时做细菌培养及药敏试验可了解感染类型并指导治疗。

3. 尿 pH 值

尿 pH 值高低可提示某种类型的结石，如感染性结石尿 pH 值常高于 7.0，而尿酸结石时尿 pH 值常在 5.5 以下。

4. 24 h 尿定量检查

24 h 尿中尿钙，尿磷、草酸、胱氨酸排泄量增加，或镁、枸橼酸钠降低，均提示有结石形成的可能。

（二）血液检查

可了解肾功能并对结石病因诊断有帮助。甲旁亢时有血清钙增高而血磷降低，尿酸结石患者常有高尿酸血症。合并尿毒症时，血肌酐、尿素氮升高，肾功能障碍伴有肾性酸中毒时可出现低钾、二氧化碳结合力降低。

（三）特殊代谢检查

结石合并某些代谢性疾病如甲旁亢、肾小管酸中毒时，需做一些特殊检查。

（四）结石成分分析

可明确结石类型，据此制订相应的预防措施以防止结石复发。结石分析方法较多，包括化学定性分析方法、红外线光谱分析、偏光显微镜、差热分析、电子显微镜扫描。目前在我国各医院主要采用简单的化学定性分析法。

1. 常见结石成分及肉眼形态

（1）含钙结石：为最常见结石类型，主要为草酸钙结石，还有草酸钙和磷酸钙混合结石，罕见有单纯的磷酸钙结石。结石一般为褐色或灰白色，呈圆形或卵圆形，桑葚样，表面较为粗糙、有突起，坚硬、不透 X 线。

（2）尿酸结石：结石表面一般较光滑，呈圆形或卵圆形，浅黄色或棕色，质硬，能透 X 线。

（3）胱氨酸结石：少见，结石呈淡黄色，蜡样，表面光滑，质地较柔软，不透 X 线。

（4）磷酸镁铵结石：多为感染性结石，一般为灰白色，表面较粗糙，质脆。

2. 结石化学成分分析

详见表 6-1。

表 6-1　尿路结石化学成分分析

化学成分	分析方法	阳性结果
尿酸	微量结石粉加 20% 碳酸氢钠及尿酸试剂各 1~2 滴	蓝色
磷酸盐	微量结石粉加 2~3 滴钼酸蚀剂	黄色沉淀
铵	微量结石粉加奈氏试剂 2 滴，20% 氢氧化钠 1 滴	橘黄色沉淀
胱氨酸	微量结石粉加 20% 氢氧化钠 1 滴，5 min 后再加入新配亚硝酰氰化钠 2~3 滴	紫红色
碳酸盐	大量结石粉加 3 N 盐酸 1 mL（保留供草酸盐，钙使用）	气泡产生
草酸盐	5 管溶液加少量二氧化锰	—
钙	5~10 mg 结石粉加 3 N 盐酸 1 ml，加热溶解冷却后加等最 20% 氢氧化钠	白色沉淀产生
镁	取 7 管溶液加镁试剂 2 滴	蓝色环形成并逐渐沉淀

三、诊断分析

根据病史、全面体格检查，B 超、X 线检查及化验检查，大多数肾结石诊断应该不困难，当然，肾结石的诊断不应局限于了解结石的位置、大小、数目、形态，还应全面了解引起结石的原发病变、肾功能状态，有无尿路梗阻、畸形、感染、异物以及结石的成分等。

（一）腹部平片

可以诊断出 90% 以上的肾结石。腹部平片（KUB）必须包括全泌尿系统，KUB 检查前需行肠道准备。含钙结石均能在平片上显影，而纯尿酸结石密度低，能透过 X 线，常不能在平片上显影。各种常见类型结石的密度从高到低依次是：草酸钙、磷酸钙、磷酸镁铵、胱氨酸和尿酸。若患者有典型肾结石的临床表现，但腹部平片未见结石，其原因可能有：

（1）阴性结石，不能透 X 线，主要是尿酸结石。

（2）肠道准备欠佳，肠气多，影响观察。

（3）肥胖。

（4）微小结石。

另外，判断结石阴影应与腹腔内其他钙化斑相鉴别。

（1）肾内钙化斑：肾内某些病变如钙化肾乳头、肿瘤、肉芽肿、结核干酪病灶等均可在平片上显示阴影。根据各自临床表现及钙化特点，就不难鉴别。

（2）腹腔钙化淋巴结：常为多发、散在，阴影密度不均匀。由于肠系膜淋巴结活动度较大，不同时期腹部平片钙化影常有明显移位，侧位 X 线可见钙化斑位于腰椎前方。

（二）静脉肾盂造影

静脉肾盂造影可清楚地显示肾脏轮廓，肾盂、肾盏形态、有无肾积水及积水的程度以及分析肾功能情况，并明确结石确切位置及对尿路影响。对于腹部平片未能显示的阴性结石，在造影片上可显现充盈缺损。静脉肾盂造影还有助于判断可能有无诱发结石的泌尿系疾病的存在，如肾先天性异常、肾盂输尿管连接处狭窄、多囊肾、马蹄肾、海绵肾、异位肾等。有尿路梗阻时延迟摄片，以较好地显示扩张的肾盂、输尿管。肾功能欠佳时，可采用大剂量静脉尿路造影法。

（三）逆行肾盂造影

检查前需放入膀胱镜，通过膀胱镜插入输尿管导管，患者有一定痛苦，可带来逆行感染及加重梗阻。一般不作为常规检查。其适应证为：

（1）静脉尿路造影显影不满意。

（2）对碘造影剂过敏者可改用 12.5% 溴化钠。

（3）静脉尿路造影不能鉴别阴性结石及肾盂肿瘤，若无输尿管肾镜，则可插入带毛刷的导管至肾盂，刷取尿石结晶或肿瘤细胞来鉴别，肾盂阴性结石可采用较稀释造影剂或采用气体造影，注入气体时应采取头高脚位。

（四）CT 及磁共振

诊断准确性高，因其费用昂贵，仅作为常规检查的一个补充，可明显提高微小结石（< 3 mm）的检出率；其适应证：

（1）有典型尿石症临床表现而 B 超、普通 X 线检查未见异常。

（2）结石过小，常规检查怀疑有结石者。

（3）不能排除肿瘤者。

（五）B 超检查

B 超检查是一种简便、再现性好的无创性检查方法，目前已广泛用于尿路结石的诊断。B 超不仅可了解结石的位置、数目、大小，尤其是无症状而较大的鹿角形结行或 X 线不显影的阴性结石，还可用于估计肾积水程度及肾皮髓质厚度等。无论是 X 线阳性或阴性尿路结石，B 超均具有同样的声像图。典型的肾结石声像图表现为强回声光团，常伴有典型的声影。

（六）放射性核素扫描及肾图

肾扫描可帮助了解有无肾结石的存在并显示其位置，表明尿路梗阻情况及肾功能损害程度。肾图能证实有无尿路梗阻，主要用于：

（1）患者对碘造影剂过敏。

（2）阴性结石。

（3）静脉造影显影不满意，有明显尿路梗阻致逆行肾盂造影失败。

四、鉴别诊断

肾结石需与能引起急性腹痛的胆囊炎、胆石症、急性阑尾炎、消化道溃疡、急性胰腺炎相鉴别。女性有时应与宫外孕、卵巢囊肿蒂扭转鉴别。上述病变疼痛有各自的特点，如急性阑尾炎有转移性腹痛，消化道溃疡有典型的空腹或餐后痛，且尿中常无红细胞，结合影像学及实验室检查应不难鉴别；女性应询问停经期，怀疑有宫外孕、卵巢囊肿蒂扭转时可查妊娠试验，行盆腔穿刺了解有无盆腔出血，一般可明确诊断。X 线显示阴影应与胆管结石、腹腔淋巴结钙化、肾内钙化斑相鉴别，其鉴别要点已在本章 X 线检查处前详述。

五、治疗要领

肾结石治疗原则是解除疼痛，排出结石，保护肾脏功能，明确病因，防止复发。目前临床上主要采取非手术治疗肾结石，手术病例在 10% 以下（图 6-1）。

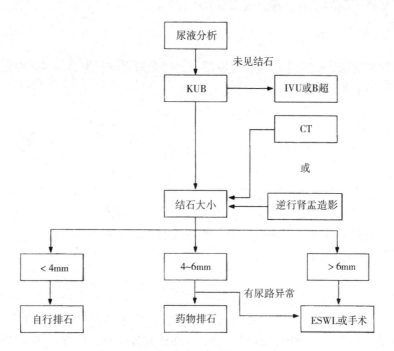

图 6-1 尿路结石诊断顺序及基本治疗方案

（一）一般治疗

大量饮水，使每日尿量尽可能维持在 2 ~ 3 L，并养成睡前饮水的习惯以保持夜间尿量。大多数患者因肾绞痛发作而就诊，应先给予解痉止痛治疗，常用药物有阿托品、普鲁苯辛，疼痛剧烈时可用哌替啶、吗啡等药物，若无好转可 4 h 重复给予 1 次；也可采用吲哚美辛栓剂肛门给药或针灸强刺激肾俞、京门、三阴交或阿是穴。若剧烈疼痛上述方法均无效，则可采用 0.25% 普鲁卡因行肾周封闭。肾结石合并感染时，应做尿细菌培养和药物敏感试验，给予细菌敏感的抗生素。肾绞痛发作时常伴恶心、呕吐，症状严重应静脉补充液体及电解质。

（二）排石治疗

小于 4 mm 的结石，若无泌尿系畸形、梗阻，一般多可自行排出。小结石短期内未排出，肾功能良好者，可采用中西医结合治疗，通过饮磁化水、口服排石饮液、肌注黄体酮或 654 – 2，适当活动如跳绳等联合治疗，结石多能自行排出。

（三）体外冲击波碎石

体外冲击波碎石是利用体外冲击波聚集后击碎体内的结石。自 1980 年用于临床以来，从根本上取代了传统的开放式尿路取石手术，使尿石症的治疗发生了质的飞跃，迄今已成为治疗上尿路结石的首选标准方法，90% 以上的肾结石患者可用此法治疗。目前常用的冲击波震源有液电、压电晶体、电磁波、聚能激光及微型炸弹。定位仪主要有 X 线定位、B 超定位或 X 线、B 超双定位。X 线定位较清晰，B 超定位为断层图像，不能窥见结石全貌，但阴性阳性结石均能观察到。冲击波传播方式主要有水槽式（Dornier HM3 多数国产机）、半水槽式（Wolf 及 Sonolith3000）、水囊式（干式，包括 Dornier HM2 西门子、EDAP 碎石机等）。过去需在麻醉下碎石，随着碎石机的改进，现一般不用麻醉。治疗肾结石时采用仰卧位，输尿管中上段结石可稍向患侧倾斜，输尿管下段结石及膀胱结石均采用俯卧位。

目前认为几乎所有的肾、输尿管、膀胱结石均可行体外冲击波碎石，其主要禁忌证：

（1）全身性出血性疾病。

（2）严重的心、脑血管疾病。

（3）装有起搏器而震波源为水下电极。

（4）结石以下有器质性梗阻，估计碎石后结石不易排出。

（5）肾脏本身病变引起的结石，碎石可加重肾脏损伤。

（6）过度肥胖。

（7）妊娠。

（8）结石合并尿路感染，应先用抗生素控制感染，待全身症状控制 3～4 d 后方可碎石。

体外冲击波碎石的主要并发症有：

（1）血尿。

（2）疼痛。

（3）感染。

（4）尿路梗阻。

前二者并发症一般无须特殊处理，并发感染时可给予抗生素治疗，有梗阻时应及时排除梗阻。大的肾结石碎石后容易形成石街，若石街未引起梗阻且尚在排石，则可在严密观察下不予处理；若梗阻引起高热、疼痛则应马上行经皮肾穿刺造瘘或行输尿管镜取石。现在认为除了较大的孤立肾结石，对于一般肾结石碎石前均不采用输尿管内置管。

（四）腔内治疗

大的鹿角状结石（＞2.5 cm）体外冲击波碎石失败，开放性手术损伤较大，可采用经皮肾镜取石术（PCN）；对某些胱氨酸结石，单纯 FSWL 治疗效果不佳，可采用经皮肾镜化学冲洗液溶石（冲洗液可为 THAM－E）或结合超声波、液电碎石联合治疗；蹄铁肾肾结石，体外冲击波碎石后不易排出，可采用 PCN 联合超声波碎石治疗；肾结石伴肾积水，不能排除有先天性肾盂输尿管连接处狭窄的，可采用经皮肾镜取石术。

（五）手术治疗

虽然大部分患者经体外冲击波碎石、腔内泌尿外科技术治疗均可取得满意效果，但在基层医院，ESWL 及腔内设备不齐全，技术不熟练，传统的手术取石亦能取得满意的效果。

手术指征：

（1）结石大（＞3 cm），嵌顿时间长。

（2）双侧鹿角形结石。

（3）复杂性多发性结石，估计碎石后不易排出且易引起尿路梗阻。

（4）结石引起尿路梗阻，合并感染，不能排除结石嵌顿下方有梗阻性病变时，即使结石较小，亦因考虑手术治疗。

（5）结石梗阻引起梗阻性少尿或无尿，需行急诊手术。

常用的手术方法有：

（1）肾盂肾窦内肾盂切开取石术，多用于肾盂结石、鹿角形结石，其优点是手术简单，出血少，但对于肾小盏内结石则不易取出。

（2）肾实质切开取石术，多用于不能通过肾窦切开取出的多发性或鹿角形结石。

（3）肾部分切除术，多用于结石局限于一极。由于其损伤大，出血多，目前已很少采用。

（4）肾切除术，患侧肾功能基本丧失，对侧肾功能正常，可考虑行患侧肾切除术。

对于泌尿系梗阻引起的结石，需在取出结石后，同时解除梗阻。如有先天性肾盂输尿管连接处狭窄时，需在结石取出后做肾盂成形术。近年来，由于复杂性多发性结石术后容易残余结石，有人提倡行体外肾切开取石术，但此操作复杂，合并感染时，血管吻合处易发生感染，可引起术后血管堵塞，肾功能丧失，此方法不易推广。

手术治疗主要目的是解除梗阻，因此，对于一侧肾结石对侧输尿管结石，应先处理易致严重梗阻的输尿管结石；对于双侧肾结石，若总肾功能正常时，应先处理梗阻严重的一侧，若总肾功能欠佳，宜选择肾功能较好的一侧。

六、病因诊断及防治

单纯排石或手术取石后，若不针对肾结石病因采取相应措施，则在 10 年之内结石一般会复发。明确肾结石病因是预防结石复发的基础。由于结石的形成与饮食习惯有密切关系，因此调节饮食对结石的治疗及预防有一定的重要意义。下面重点介绍含钙结石、尿酸结石、胱氨酸结石及感染性结石的病因诊断，并探讨各自的防治措施。

（一）含钙结石

含钙结石是泌尿系最常见的结石，约占全部结石的 80%，大部分含钙肾结石病因不明确，仅有 20% 左右病例与甲旁亢、肾小管酸中毒、髓质海绵肾、结节病、肾先天发育异常等病变有关（图 6-2）。

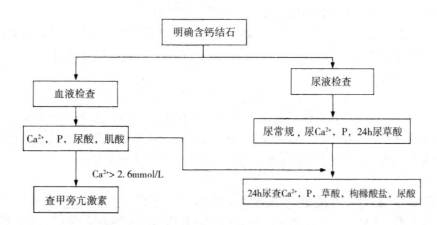

图 6-2 含钙结石病因诊断

1. 多发性高尿钙

（1）分型及诊断：正常人 24 h 尿钙应低于 6.25 mmol，给予低钙（5 mmol/d）、低磷（2.26 mmol/d）饮食 3 d 后，尿钙低于 5 mmol 为正常，超过此值则为原发性高尿钙，因肠钙吸收过度增加，使血钙升高致尿钙增加，其确切的原因尚不清楚，部分患者可能与维生素 D_3 有关。吸收性高尿钙分为三型：Ⅰ型，患者在限钙及高钙饮食时均出现高尿钙；Ⅱ型患者仅在高钙饮食时出现高尿钙；而Ⅲ型则同时伴有高尿磷，即使低钙饮食后仍有尿钙增加。临床上最常见的是吸收性高尿钙。

高尿钙患者可通过低钙饮食和钙负荷试验进行分型。方法如下：低钙饮食 1 周后，实验前 1 d 晚 9 时起禁食，实验日饮水 600 mL，然后收集 7 ~ 9 h 尿液测尿钙、肌酐及 CAMP，9 时测空腹血钙，然后口服 1 g 钙（以葡萄糖酸钙为主），收集 9 时至下午 1 时尿液测尿钙、肌酐及 CAMP。根据实验结果，吸收性高尿钙患者在低钙饮食后尿钙恢复正常，钙负荷试验后尿钙明显升高，尿 CAMP 减少，而肾性高尿钙，在低钙饮食及钙负荷试验后尿钙均增加，尿 CAMP 正常。

（2）治疗：应根据肾性或吸收性型高尿钙不同类型，采用相应的药物治疗以促进排石，减少复发。多饮水：保证尿量在 2 500 mL 以上，调整饮食，摄入低钙、低嘌呤、低磷及低草酸盐饮食，减少奶制品、动物蛋白摄入，增加富含植物纤维的食物。

噻嗪类利尿剂：主要用于治疗肾性高尿钙，对于吸收性高尿钙疗效欠佳，其主要作用机制是增加肾小管重吸收钙，降低草酸盐含量，但同时必须限制钠盐。主要药物为氢氯噻嗪，25 mg，2 次 /d，以后可逐渐增加至 50 mg，2 次 /d。

磷酸盐纤维素钠：为非吸收性离子交换树脂，口服后在肠道内与钙结合而抑制钙吸收，主要用于治疗吸收性高尿钙Ⅰ型或对噻嗪类利尿剂不敏感的患者。

正磷酸盐：可抑制 1，25（OH_2）D_3 合成，从而减少肠道钙的吸收，主要用于治疗Ⅲ型低血磷性高尿钙。正磷酸盐还可降低尿草酸钙的饱和度，但可增加二水磷酸钙的饱和度。另外，它还能促进尿磷酸盐和枸橼酸盐的排泄，促尿结石抑制物活性增加，从而防止结石的形成。

枸橼酸盐：能防止含钙结石的生长复发，其主要机制：枸橼酸盐与钙结合形成稳定而溶于水的枸橼酸钙从尿中排出；尿枸橼酸本身即为单酸钙和磷酸钙结石形成的抑制物；碱化尿液，促尿其他抑制物如焦磷酸盐活性增加。

此外，如米糖可用于治疗吸收性高尿钙，米糖中植酸在肠腔与钙结合形成植酸钙排出体外。

2. 原发性甲状旁腺功能亢进

55% 以上的甲状旁腺功能亢进者同时有肾结石。在临床上，如果血钙超过 2.5 mmol/L（10 mg/dL）患者应注意甲旁亢，需进一步检查甲状旁腺功能。

24 h 尿钙、尿磷：正常人给予低钙（20 mg/d）、低磷（700 mg/d）3 d 后共 24 h 尿钙为 150 ± 50 mg/L，尿磷为 500 mg/L，而甲旁亢时，过多分泌的甲状旁腺激素抑制肾近曲小管重吸收磷，尿磷排泄增加，当钙的肾滤过负荷增加超过甲状旁腺激素引起重吸收钙量时，尿钙升高。

血清钙：正常为 2.25 ~ 2.6 mmol/L 甲旁亢时血钙升高。由于甲状旁腺激素主要调节血清中游离钙，在测定血钙时应同时测定血浆蛋 C，以便计算游离钙量，甲旁亢患者游离钙可超过 1.65 mmol/L，血清钙超过 2.6 mmol/L。

血清磷：正常值是 0.87 ~ 1.45 mmol/L，甲旁亢时血清磷降低。

肾小管磷重吸收率（TRP）：具有诊断意义。具体方法如下：试验日晨 7 时饮水 400 mL，8 时排尿后再饮水 150 mL，9 时测血肌酐及血磷，收集 8 ~ 10 时尿液记录尿量，并测定尿磷及尿肌酐。

肾小管重吸收率（TRP）=（肾小管滤过率 – 尿磷）/ 肾小管滤过率 ×100%

临床上用以下换算公式计算 TRP：

TRP =（1 – 尿磷 × 血肌酐 / 尿肌酐 × 血磷）×100%

正常人高磷饮食（磷 2 300 mg、钙 800 mg）3 d 后，TRP 为 78% ~ 84%，甲旁亢时，低于 78% 即有诊断意义。

甲状旁腺激素（PTH）：血浆 PTH 放射免疫测定可了解血中该激素的含量，对甲旁亢诊断有一定价值。北京医科大学泌尿外科研究所采用生物 – 亲和酶联免疫方法测定人血清 PTH。正常值为小于 771 ng/L。

尿 CAMP：24 h 尿 CAMP 正常值为 10 ~ 11.5 mmol/L，甲旁亢时，超过此值。CAMP30% 来自肾小管细胞，其余来自血浆，尿 CAMP 可间接反映甲状旁腺激素水平。

其他还有尿羟脯氨酸，甲旁亢时含量常升高；血清碱性磷酸酶，甲旁亢合并骨病时其值常升高。如果上述检查怀疑有甲旁亢，可结合颈部 B 超、红外线温度描记、CT 检查来判断甲状旁腺病变性质及部位。

治疗原则：甲旁亢合并肾结石时，应先治疗甲状旁腺，再处理尿路结石，否则，术后结石极容易复发，甚至术后可能出现高血钙危象，血钙可高达 4.2 mmol/L，出现嗜睡、脉速、恶心、呕吐、腹胀不适，严重者出现呼吸困难，肾衰直至心搏骤停。

肾结石患者尤其是多次复发的肾结石患者，应常规测定血钙、血磷、尿钙、尿磷，有条件的单位可查甲状旁腺激素的水平、肾小管重吸收率、尿 CAMP，可发现更多的早期甲旁亢患者。一旦确诊为甲旁亢，则应行手术探查甲状旁腺，如有甲状腺瘤或腺癌，则行腺瘤或腺癌切除；如为甲状旁腺增生，则应切除 3.5 个旁腺。当然，若甲旁亢引起结石病情较轻，排石后不易复发且患者不愿手术者，可采用药物治疗，一般使用正磷酸盐或纤维素磷酸盐来降低血钙。

3. 肾小管酸中毒

正常人禁食 12 h 后尿 pH 多低于 5.5，而本病患者不低于 5.5。可通过氯化铵负荷试验来确诊，其方法为，口服氯化铵 100 mg/kg，随即排尿，以后每小时排尿 1 次并收集尿液，每次排尿前均饮水 150 mL，连续 5 次，同时测血 CO_2 结合力。正常人尿 pH 应低于 5.5，血 CO_2 结合力小于 20 mmol/L，肾小管酸中毒时尿 pH 值与血 CO_2 结合力均升高，有酸中毒症状者应禁止做此试验。

肾小管酸中毒合并肾结石时，可口服小苏打或碱性合剂以纠正酸中毒。碱化尿液后如患者仍有结石复发，可口服磷酸盐合剂或噻嗪类利尿剂如氢氯噻嗪治疗，以减少尿钙。

4. 原发性高草酸尿

本病是一种常染色体隐性遗传病，大多数患者在 5 岁以前出现症状，主要表现为难治性、复发性草酸钙结石，80% 左右患者在 20 岁以前死于肾功能衰竭。正常人 24 h 尿草酸在 30 ~ 50 mg，而本病患儿多在 100 mg 以上，甚至高达 500 mg 以上。主要分两种类型：Ⅰ 型是高草酸尿伴乙醇酸、乙醛酸排泄增加，Ⅱ 型是高草酸尿伴 L－甘油酸排泄增加。

本病治疗较困难，均为姑息性治疗，疗效均不甚满意。目前较为特效的药物是维生素 B$_6$。虽然本病患者未发现有维生素 B$_6$ 缺乏，但有文献报道，大量服用维生素 B$_6$ 在某些病例可出现尿草酸排泄量降低，其原因尚不明了。剂量为每日 400 ng 以上，一般服用 3 d 后可出现尿草酸降低。有资料认为可试用磷酸盐或氧化镁制剂，可提高尿中草酸盐的溶解度。另外，在回肠短路、回肠切除后，由于胆酸不能像正常一样在回肠末端被吸收而随胆汁排出，胆酸即与肠钙结合形成钙皂，导致尿草酸增加，形成肠源性高草酸尿，其治疗可采用低草酸盐低脂肪饮食，同时口服消胆胺。消胆胺是一种活性树脂，能与食物中草酸盐结合从而减少肠道对草酸的吸收。本药不能长期服用，其他如镁制剂亦可减少草酸吸收，可选用葡萄糖酸镁，剂量为 0.5 ~ 1.0 g，3 次 /d。

（二）尿酸结石

尿酸结石发病率各国报道均不一致，在美国尿酸结石占所有肾结石的 5% ~ 10%。在中国许多地区超过此数，有些地区高达 40%。尿酸结石发病缓慢，病程长，发病年龄大，多在 40 ~ 60 岁之间。一半左右患者有家族性高尿酸病史，1/4 病例有痛风史。长期摄入高嘌呤食物，如动物内脏、海产品、豆角等，或服用大量维生素 C 的人易患尿酸结石。其他如高温作业人员，小肠炎、结肠炎等患者丢失水分较多导致尿量减少，引起持久性酸性尿及高尿酸均能使尿酸沉淀。

1. 诊断与鉴别诊断

详细询问病史，包括家族史，有无痛风病史，饮食，职业等。尿酸结石患者一般有典型的肾绞痛及血尿病史，平时常有鱼卵样砂粒尿排出，实验室检查发现尿 pH < 6.0，绝大部分 < 5.5，尿沉渣检查可发现有尿酸结晶，一半左右患者血尿酸增高，24 h 尿中尿酸常超过 750 mg。对排出结石进行化学成分分析可确诊。尿酸结石能透过 X 线，常规腹部平片不能发现结石，静脉尿路造影发现有典型的充盈缺损，密度均匀，边缘光滑，结石梗阻近侧有不同程度的扩张。若肾功能欠佳静脉尿路造影显影不满意可行逆行肾盂造影。CT 及 B 超检查有重要的诊断意义。

肾盂尿酸结石需与肾盂肿瘤相鉴别。尿酸结石 X 线不显影，静脉尿路造影可见有圆形或鹿角形充盈缺，易误诊为肾盂肿瘤。尿脱落细胞、B 超及 CT 检查有重要鉴别价值，输尿管镜活检可确诊。

2. 治疗

尿酸结石的治疗原则是增加液体摄入，限制嘌呤饮食，碱化尿液及抑制尿酸合成。

（1）增加液体摄入：使尿量维持在每日 2 ~ 3 L。尿量增加可降低尿中尿酸饱和度。

（2）控制血、尿中尿酸含量：低嘌呤饮食，严格控制鲜肉、鱼、禽类及动物内脏摄入，白菜、胡桃也需控制，饮料如可乐、啤酒亦应控制。严重的高尿酸尿或高尿酸血症患者还可口服黄嘌呤酶抑制剂别嘌醇，进一步抑制尿酸合成。别嘌醇起始剂量为 100 mg，3 次 /d，其后根据尿酸含量调整别嘌醇的用量。

（3）碱化尿液：碱化尿液是溶石的关键，尿液碱化时尿酸可转变为易溶解的尿酸阴离子。目前碱化尿液溶石法主要有 3 种：①口服溶石法：最简单易行，可在门诊实施，患者可自己测定尿 pH 值并根据 pH 值调整碱性药物用量。pH 维持在 6.5 ~ 6.8 最佳。常用口服药物有枸橼酸钾，3 ~ 6 g/d 或枸橼酸合剂，40 ~ 120 mg/d，亦可用小苏打，2 ~ 8 g/d。②静脉滴注溶石法：疗程短，但患者需住院治疗，一般采用连续数天静脉滴注法，常用药物 1/6 M 乳酸溶液，以 40 ~ 120 mL/h 的速度输入，3 ~ 4 h 内尿 pH 即可维持在 7.0 ~ 7.5。平均疗程 7 d。该法因在短期内输入大量碱性溶液，必须密切监测血电解质、尿 pH、血压及心脏功能。③局部灌注溶石法：较少应用，主要用于术后残余结石，有严重尿路梗阻、多发性结石且结石较大并分散在多个部位。溶石药物有 1.0% ~ 1.8% 碳酸氢钠或 THAM 溶液。

（三）胱氨酸结石

胱氨酸结石较少见，占肾结石的 1% ~ 3%，是一种先天遗传性肾小管功能缺陷疾病，患者肾近曲小管对胱氨酸、赖氨酸、精氨酸的重吸收及转运不良，以致尿中上述氨基酸增多，其中唯有胱氨酸溶解度最低，易形成结石。

胱氨酸结石以儿童患者多见，多有尿中反复排石史，排出结石表面光滑呈蜡样。胱氨酸结石多为双肾多发性鹿角状结石，尿沉渣检查可发现典型的胱氨酸晶体，表现为六角形苯环，半透明，乳白色，X线上胱氨酸结石阴影较含钙结石密度均匀。结石成分化学定性分析可确诊。

胱氨酸结石单纯 ESWL 治疗效果差，可采用碱化尿液溶石治疗。其主要治疗方案有：

（1）限制蛋氨酸饮食，对儿童患者因影响其生长发育故不宜采用。

（2）多饮水，每日饮水在 4 ~ 7 L 以保持足够的尿量。

（3）碱化尿液，尿 pH 值维持在 7.5 ~ 8.0 之间，常用碱性药物有小苏打，枸橼酸钾及枸橼酸合剂，其剂量可根据尿 pH 值调整。

（4）采用转化胱氨酸药物，将胱氨酸转化成水溶性的三硫化物衍生物，主要药物有青霉胺，可将胱氨酸转化成青霉胺，后者溶解度较胱氨酸高 50 倍，起始剂量为 150 mg，3 次 /d，3 d 后增加至 150 mg，3/ 次 d，疗程为 6 ~ 12 个月。2- 巯丙酰甘氨酸，乙酰半胱氨酸，维生素 C 均可用于治疗胱氨酸结石。

（5）局部溶石疗法，主要适用于不宜手术者、多发性结石、ESWL 治疗失败后残余结石等。溶石冲洗液可采用碳酸氢钠或 THAM – E 液。

（四）感染性结石

感染性结石是指由分解尿素病原体所形成的磷酸镁铵和碳酸磷灰石结石。引起感染性结石的主要病原体有变形杆菌、绿脓杆菌、枯草杆菌等。感染性结石占尿石症的 10% ~ 20%，女性多于男性，结石生长快，常为大的鹿角状结石。结石成分主要是磷酸镁铵、碳酸磷灰石、尿酸铵、羟磷灰石及方解石。

1. 临床特点及诊断

感染性结石患者多有反复发作的尿频、尿急、尿痛，用抗生素治疗后尿路刺激症状可暂时控制，停药后易复发。早期仅有少数患者有腰部隐痛，当结石增大可发生肾绞痛，尿路梗阻时可出现肾积脓，患者出现畏寒、发热及肾区持续性疼痛，可有脓尿，晚期可出现肾功能丧失。

根据病史、临床症状及 B 超、X 线检查结果，感染性结石诊断不困难。诊断时应注意，临床上发现顽固性尿路感染，用抗生素治疗不易控制，甚至出现肾功能不全、高血压者，应注意有无感染性结石存在。最简单的方法是摄腹部平片及 B 超检查。感染性结石患者诊断不应局限于了解结石大小、位置、数目、有无梗阻及肾功能损害，还应了解有无尿路解剖异常，血尿生化测定了解有无生理或代谢异常。排出或手术取出的结石做化学成分分析以明确诊断。患者应行尿细菌培养及药物敏感试验，以指导抗感染治疗。静脉尿路造影可了解有无尿路解剖异常及肾功能损害情况。

2. 治疗

（1）取石治疗：开放性手术损伤大，术后结石复发率在 30% 以上，近年来主要采用 ESWL 配合 PCN 治疗。下列情况仍需行开放手术治疗：巨大鹿角状结石同时伴有尿路畸形需手术矫正；PCN 及 ESWL 多次治疗失败；患者肾已无功能而对侧肾功能正常，需行肾切除术。

（2）酸化尿液：口服氯化铵，使尿 pH < 6.2。

（3）尿素酶抑制剂：乙酰异羟酸（AHA）分子结构与尿素相似，具有阻断尿素酶的作用，可降低尿氨并酸化尿液，常用剂量为 0.75 g/d，分 3 次口服。肾功能不良，血肌酐超过 265 mmol/L 时禁用。

（4）抗感染治疗：可根据药物敏感试验选择抗生素。

（5）溶石治疗：效果欠佳，主要用于辅助治疗，溶解开放手术或腔内手术、ESWL 治疗后的残余结石。冲洗液一般采用枸橼酸盐的缓冲液。

第二节 输尿管结石

输尿管结石 90% 以上是在肾内形成而降入输尿管的，原发性输尿管结石很罕见。输尿管结石病因及成分与肾结石基本一致，其形状一般为枣核状。输尿管结石好发位置与其解剖结构有关。正常输尿管有 5 个狭窄部位：①肾盂输尿管移行处。②输尿管跨髂血管处。③输尿管与输精管或女性阔韧带交叉处。④输尿管膀胱壁段起始处。⑤输尿管膀胱壁段。由于输尿管的蠕动和管内尿液流动速度较快，直径小于 0.4 cm 的结石容易自动降入膀胱随尿排出。输尿管结石男性多于女性，好发年龄为 20 ~ 40 岁，由于病史与肾结石相同，输尿管结石特点与肾结石基本相似。

一、临床表现

1. 疼痛

输尿管结石引起上中段堵塞可出现典型的患侧腰痛，多为绞痛性质，可放射至患侧下腹部、腹内侧、睾丸及阴唇，疼痛发作时常伴有恶心、呕吐、腹胀等胃肠道症状。

2. 血尿

与肾结石一样，输尿管结石引起的血尿多为镜下血尿，疼痛发作后可加重。但有时绞痛发作后第一次排出尿液未见红细胞，而在第二次排尿后可找到，这是由于输尿管痉挛使上尿路尿液未进入膀胱所致。无血尿病例约占 20%。

3. 尿路刺激症状

输尿管结石位于膀胱壁段常出现尿频、尿急。这可能与输尿管下端肌肉与膀胱三角区相连并直接附着于后尿道有关。膀胱结石也有尿路刺激症状，但膀胱结石常伴有排尿困难及尿线中断。

4. 肾功能不全

输尿管管腔较小，较肾结石更易造成尿路梗阻，尤其是圆形结石。一侧输尿管结石引起的梗阻可造成患侧肾积水和感染，而双侧输尿管结石梗阻则可造成肾功能不全，并最终可能造成尿毒症。体格检查，肾绞痛发作时有患侧可有肌痉挛和肌紧张，肾区有叩痛，引起肾积水时，右肾区可能触及包块，其大小与积水程度有关；并发感染时有肾区叩痛。有时沿输尿管径路有压痛。腹部体检一般触及不到输尿管结石，但结石位于输尿管下端近膀胱时，男性经直肠指检，女性经阴道可能触及结石。由于与肾结石的同源性，输尿管结石的实验室检查与肾结石相同。

二、诊断分析

患者有典型肾绞痛，伴或不伴有肉眼或镜下血尿者，应考虑有无肾或输尿管结石，进一步需进行影像学等检查。

（一）腹部平片

与肾结石一样，90% 以上的输尿管结石可在腹部平片上显影。当然，输尿管结石钙化影有时需与腹腔淋巴结钙化、盆腔静脉石、髂血管钙化、骨岛相鉴别，腹腔淋巴结钙化鉴别要点已在肾结石节叙述。

1. 盆腔静脉石

盆腔静脉石易与下段结石相混淆，静脉石常位于坐骨棘连线下方之盆腔侧位，多个排列成行，直径为 2 ~ 3 cm，呈圆形，边缘光滑。

2. 髂血管钙化

髂血管钙化可位于骶髂关节下方，一般呈新月形。不易鉴别时可插入输尿管导管，观察导管与钙化影位置可予区别。

3. 骨岛

骨岛位于输尿管走行区的髂骨骨岛与输尿管结石不易区别，但 X 线上骨岛可见骨纹理而结石没有。不易鉴别时可插入输尿管导管，观察导管与钙化影位置以区别。

（二）静脉尿路造影

静脉尿路造影不仅能显示结石的正确位置，尤其是腹部平片不能显示的阴性结石，在静脉肾盂造影片上可表现出充盈缺损；还能了解结石对尿路造成的危害，推断结石形成的可能原因，了解双侧肾功能情况。目前认为静脉尿路造影是输尿管结石诊断必不可少的方法。对肾功能不良的病例，应用常规剂量造影剂显影不良时，可采用大剂量造影剂或延缓造影，往往能取得较好的效果。

（三）逆行肾盂造影及膀胱镜检查

通过腹部平片、静脉肾盂造影及 B 超检查等无创检查，一般都能诊断出输尿管结石，逆行肾盂造影及膀胱镜检查有一定的痛苦，一般不做常规检查，仅在下列情况下可采用：

（1）梗阻严重引起肾功能不良，静脉尿路造影显影不良时，需行膀胱镜检查及逆行插管，明确结石诊断并了解上尿路梗阻情况。

（2）怀疑输尿管结石已降入膀胱。

（3）若观察到输尿管口狭窄或有囊肿，结石不易排出，可切开输尿管口或切除输尿管口囊肿以利于结石排出。逆行肾盂造影一般采用 12.5% 泛影葡胺作为造影剂。对输尿管可疑阴性结石可采用气体对比或稀释造影剂造影。另外，通过膀胱镜插入输尿管镜可直接观察到结石，同时可排除肿瘤、息肉等其他输尿管病变。

（四）B 超检查

随着检查技术的进步，B 超诊断输尿管结石已越来越重要。B 超检查简单方便，对输尿管结石检出率在 90% 以上，尤其对 X 线阴性结石，其诊断意义更大。B 超检查可了解输尿管结石的位置、大小、数目，结石引起肾积水及输尿管扩张程度等。对碘过敏者可替代静脉尿路造影及逆行肾盂造影。B 超检查前给予清洁灌肠，检查时膀胱充盈良好，可使输尿管结石检出率在 95% 以上。

（五）其他

同位素肾图可了解双肾功能情况及输尿管结石引起尿路梗阻程度；利尿肾图可区别真假性梗阻。CT 可检查出小于 3 mm 的微小结石。磁共振及动脉造影对输尿管结石诊断意义不大。

输尿管结石引起不典型的腹部绞痛又无肉眼血尿时，诊断较困难，需与胆囊炎、胆石症、急性阑尾炎、活动性消化道溃疡、胰腺炎相鉴别。通过实验室、B 超、X 线等检查应不难区别，其鉴别诊断要点与肾结石相同。

三、治疗要领

（一）一般治疗

对结石较小（< 5 mm），无感染及不伴梗阻的输尿管结石，可予多饮水，适当活动，并服中药排石治疗。保守治疗期间一旦出现结石嵌顿，引起梗阻、感染时，必须采取积极治疗如体外冲击波碎石、腔内治疗等方法，以避免肾功能受到较大损害。

（二）体外冲击波碎石与腔内泌尿外科治疗

近年来，由于体外冲击波碎石与腔内泌尿外科技术的发展，输尿管结石开放性手术已降至 2%，有些单位甚至是 0%。目前认为，对于输尿管上段结石首选 ESWL，其成功率在 9% 左右。若 ESWL 不成功则可逆行插导管将结石推至肾盂，再按肾盂结石行 ESWL 亦可通过输尿管镜、经皮肾镜行超声碎石、气压弹道碎石或将结石直接取出；对于输尿管中下段结石首选输尿管镜直接取石。随着腔内泌尿外科技术熟练和器械的改进，必将进一步提高疗效，发挥更大的作用。

（三）手术治疗

上述方法治疗无效时，可采用外放性手术治疗，其适应证为：

（1）结石直径超过 1 cm 或表面粗糙呈多角形。

（2）结石嵌顿过久，引起上尿路梗阻及感染。

（3）输尿管憩室内结石。

（4）输尿管镜取石并发症，穿透输尿管。

（5）结石伴有严重尿路畸形需行手术纠正。可根据结石不同位置采取经腰、背、耻骨上切开取石。术前最好摄 X 线片以确定结石位置有无变动。

当然，与肾结石一样，输尿管结石无论采用何种方法治疗均有复发可能，同样必须行病因检查，并针对病因采取相应措施以预防结石复发。输尿管结石的病因诊断、治疗与肾结石相同。

第三节 膀胱结石

19世纪以前膀胱结石在世界各地流行。我国在新中国成立及解放初期膀胱结石发病率较高，近10年来随着生活水平的提高，膀胱结石发病率已呈逐年下降趋势，以往常见的小儿膀胱结石目前仅在少数边远不发达山区较常见，而在经济发达地区，随着人口老龄化，由于前列腺增生引起的老年膀胱结石有所增加。

一、病因

膀胱结石形成机制与肾结石基本相同，肾、输尿管结石排入膀胱结石时，部分可从尿排出，另有部分则可留在膀胱并逐渐长大，形成膀胱结石。当然，大部分膀胱结石是在膀胱中原发的，它的形成有自己的特点，其主要病因有：

1. 下尿路梗阻

梗阻的原因主要是前列腺增生、尿道狭窄、膀胱颈部梗阻、神经源性膀胱等。梗阻引起长期尿潴留，使尿液中成石晶体析出沉淀而形成结石，这是膀胱结石形成最常见的原因。由于女性尿道短，一般不易形成梗阻，因此女性膀胱结石罕见发生。

2. 感染

任何原因引起的尿路感染，尤其是尿素分解细菌引起的感染可促进磷酸镁铵、钙盐结石的形成。

3. 膀胱异物

膀胱内异物可作为结石"核心"，使尿盐在其周围沉淀形成结石。常见的异物主要有导管、缝线以及患者放入尿道的电线、温度计、铁丝、发夹、别针、塑料绳等。

另外，与上尿路结石一样，某些代谢性疾病与营养不良亦能形成膀胱结石。

二、临床表现

膀胱结石好发于男性老年及小儿，女性少见。其主要症状是疼痛、排尿困难、尿线中断、血尿及感染等。

1. 疼痛

可以是耻骨上或会阴部钝痛或剧烈疼痛，常在站立或活动时加剧，这是由于结石在膀胱内活动刺激膀胱底部所致，患者平卧时疼痛常可缓解。

2. 排尿困难

排尿困难为常见症状之一，多数是由于膀胱结石的原发病如前列腺增生，尿道狭窄引起。膀胱结石引起排尿困难的典型症状是排尿时尿线突然中断，患者必须改变体位或摇晃身体方能继续排尿，此时患者十分痛苦，小儿患者使劲牵拉阴茎以缓解痛苦，并哭闹不止，大汗淋漓，这是由于结石突然嵌顿于尿道内，引起膀胱或尿道括约肌痉挛所致。

3. 血尿

疼痛发作时可出现血尿，一般是镜下血尿，在排尿终末最为明显，站立中或活动可加重。血尿是由于结石在膀胱内刺激黏膜，使黏膜损伤甚至出现溃疡所致。若结石在膀胱内长期刺激可诱发膀胱肿瘤，主要是鳞状上皮细胞癌。因此患者有血尿时，不应仅满足于结石的诊断，而应注意有无合并肿瘤。

4. 感染

膀胱结石几乎都引起感染，严重者出现脓尿。并发感染时患者有尿频、尿急、尿痛，以排尿终末痛明显。体格检查一般很难在耻骨上触及小结石，较大的膀胱结石，男性可通过经直肠和下腹部，已婚女性可通过经阴道和下腹双合诊触及。

三、诊断分析

膀胱结石的诊断主要依靠病史，体格检查，B超及X线检查。临床上有排尿困难，尿痛，尿线中断等典型症状时，应联想到膀胱结石的可能，但同时我们应认识到上述症状绝非膀胱结石所特有，膀胱异物、肿瘤、前列腺增生合并感染等病变均可能产生上述症状。因此，怀疑膀胱结石时应进一步行X线、B超检查，必要时行膀胱镜检查，可明确诊断。

（一）X线检查

X线检查是膀胱结石的重要诊断方法。X线检查应包括整个泌尿系统，它不仅能了解膀胱区有无结石，结石的大小、数目、形状，同时还能了解上尿路结石情况，但X线膀胱区钙化影有时需进一步检查与输尿管下段结石、输尿管囊肿内结石、盆腔静脉结石、膀胱憩室内结石、女性子宫肿瘤等相鉴别。同样，膀胱尿酸结石在X线平片上不能显影，行气体造影剂膀胱造影有助于诊断。

（二）B超检查

B超检查是诊断膀胱结石的重要方法。B超检查时膀胱应充盈良好，尿液与结石的声阻抗大，超声探测到结石有强回声团并伴有明显的声影，当体位变动时可见结石在膀胱内滚动，而膀胱憩室内结石即使在改变体位时亦不能移动。B超还能鉴别输尿管囊肿内结石及输尿管下段结石。

（三）膀胱镜检查

膀胱镜检查是诊断膀胱结石最准确、最可靠的方法，不仅能直接观察到膀胱内有无结石及结石的大小、数目、形状，同时还能与其他病变如膀胱肿瘤、前列腺增生、膀胱憩室内结石、膀胱炎症相鉴别。

（四）金属尿道探子探查

成年人可用金属尿道探子经尿道插入膀胱，有膀胱结石时，可探出金属撞击结石的特殊感觉和声音。此方法对小儿不适用，阴性亦不能完全排除结石的诊断。

四、治疗要领

治疗原则是取出结石，并去除形成结石的可能原因。膀胱结石的治疗原则仍以手术为主。目前随着医疗技术的发展，成人膀胱结石越来越多采用经尿道膀胱结石机械碎石术、液电碎石、超声及激光碎石，开放性手术采用耻骨上经膀胱切开取石术。主要适用于小儿患者；或结石较大（＞4 cm）；或合并肿瘤、异物、需行手术同时去除肿瘤或异物片；前列腺增生、输尿管反流症需行手术进行矫正以及膀胱憩室内结石碎石亦难以排出者，亦需行手术治疗。

第四节　尿道结石

尿道结石较为少见，大多数为男性，女性罕见。多数尿道结石是肾、输尿管、膀胱结石排出时嵌顿于尿道所致，另有少数原发于尿道。尿道结石好发于尿道前列腺部、球部、舟状窝及尿道外口处、尿道憩室及尿道狭窄近端亦好发结石。

一、临床表现

尿道结石的主要症状是疼痛、排尿困难和感染。疼痛多为钝痛，也有可能是剧烈疼痛，前尿道结石疼痛常局限于结石嵌顿处，而后尿道结石疼痛常放射至会阴或肛门。由于尿道管腔较小，结石常引起梗阻，出现排尿困难，尿线细，甚至不能自行排尿，患者常能指出梗阻部位。结石嵌顿于尿道时间较长或结石本身即为感染性结石常可引起尿路感染，并出现尿潴留，尿外渗，会阴部脓肿及尿道瘘。有时嵌顿于后尿道的结石可引起急性附睾炎，患者有发热、附睾肿痛症状。

体格检查时，位于尿道口及舟状窝的结石常肉眼可以见到，前尿道结石常在相应的阴茎体表部位触及，后尿道结石可经直肠指检触及。用金属尿道探子探查常可感到金属触及结石的撞击声。

二、诊断分析

根据典型临床表现及体格检查可做出尿道结石的初步诊断。X线摄片及尿道镜检查可明确诊断，B超对尿道结石诊断有帮助，B超检查可发现尿道内有强光团，有时可伴声影，X线摄片应包括全泌尿系统以了解有无其他尿路结石。可行尿道造影了解有无尿道狭窄、尿道憩室等，以指导治疗。

三、治疗要领

尿道结石治疗应根据结石大小、位置，有无尿道狭窄等原发病变而采取不同的治疗方法。原则上尿道外口及舟状窝结石可用细钳直接取出，前尿道结石较小者可经尿道取出，结石较大不能经尿道取出或尿道憩室内结石，均采用尿道切开取石术，术后需留置导管；而后尿道结石可用金属尿道探子将结石推入膀胱后，按膀胱结石处理。另外，继发于尿道病变的结石应同时去除原发病。

第五节　前列腺结石和精囊腺结石

一、前列腺结石

治疗原则：

（1）无症状或症状较轻的前列腺结石患者一般不需要治疗。

（2）有严重感染、尿路梗阻，应控制感染、解除梗阻。

（3）前列腺增生患者合并前列腺结石，由于结石常位于增生腺体与前列腺外科包膜交界处，治疗时需切除增生的前列腺腺体，才能去除结石，手术可选择 TURP 手术。

二、精囊腺结石

临床极少见，常合并有精囊的慢性炎症及纤维化，精囊管可完全阻塞。

治疗原则：

（1）无症状或症状较轻的精囊腺结石患者一般不需要治疗。

（2）伴有感染及射精痛的患者，对症抗感染治疗。

症状严重患者，必要时可行 TURP 切除前列腺炎症组织，解除精囊梗阻，或行双侧精囊腺切除手术。

第六节　体外冲击波碎石

体外冲击波碎石（extracorporeal shock wave lithotripsy，ESWL）是利用体外冲击波聚焦后击碎结石，使之随尿液排出体外。

（一）适应证及禁忌证

尿路结石除结石以下有器质性梗阻以及全身出血性疾病外，均可应用 ESWL 方法治疗。但临床工作中以下情况不宜行体外冲击波碎石治疗。

1. 全身状况　①全身出血性疾病。②糖尿病患者血糖未被控制。③传染病的活动期。④怀孕的妇女。⑤新发生的脑血管疾患、心肌梗死、心力衰竭、严重的心律失常及带有心脏起搏器的患者。⑥严重骨骼畸形患者。

2. 泌尿系局部情况

（1）结石以下尿路有器质性梗阻，在梗阻解除前不宜行 ESWL 治疗。因 ESWL 治疗后结石无法排出且结石碎屑堆积加重梗阻，因此解除结石以下尿路梗阻后再行 ESWL 治疗。

（2）肾功能情况：①功能正常的患者，只要严格掌握适应证、禁忌证以及碎石时的冲击波能量和冲击次数，一般不会造成不良影响。②孤立肾患者，治疗前要充分考虑到 ESWL 对肾脏的微小损伤加重肾脏的负担。③肾功能不全的患者，如果肾功能不全的原因是由于结石梗阻造成的，要积极行 ESWL 治疗；如果肾功能不全的原因是由于肾脏本身病变所致，而非结石梗阻造成的，不宜行 ESWL 治疗，以避免肾功能进一步损害。④尿路感染：急性尿路感染不宜行 ESWL 治疗，必须先控制感染后再行 ESWL 治疗，否则容易发生感染扩散甚至败血症；慢性炎症可在应用抗生素的基础上行 ESWL 治疗。

3. 结石本身情况

（1）结石的大小：结石越大，需要再次碎石治疗的可能性就越大。结石较小时可一次性粉碎，结石较大时不宜一次性粉碎，否则易形成"石街"而造成新的梗阻。

（2）结石的部位：肾盂结石较输尿管结石容易粉碎，这是由于位于肾盂内的结石周围有空隙，易于碎结石的扩散，从而易于结石的排出。在肾结石体外碎石中，肾中盏和肾上盏的结石较肾下盏结石效果好。对于肾下盏漏斗部与肾盂之间的夹角为锐性、漏斗部宽度较长和漏斗部宽度较窄的患者，体外碎石后结石不易排出。

（3）结石的成分和结构：感染性结石最容易粉碎，其次是草酸钙、尿酸结石，最不容易粉碎的是胱氨酸结石；结石为粒晶状结构容易粉碎。

（4）停留时间：结石在泌尿道停留时间过长，结石不易被粉碎，这是由于结石刺激引起局部炎症、水肿、增生导致炎性肉芽肿，甚至纤维包绕。结石在泌尿道停留时间过长可诱发鳞状上皮癌，治疗前应考虑到。

（二）治疗前准备

（1）解除恐惧心理，积极配合治疗。

（2）治疗前 1 天应用缓泻剂，当日晨禁食。

（3）血尿常规、肝肾功能、PT + A、ECG、KUB、IVP 检查。术前应了解患者出血性疾病、心脑疾患，更要了解结石的大小、部位，肾脏有无积水，输尿管有无扩张，结石以下有无梗阻等。B 超检查简便、经济、无创伤，并可以发现直径 2 mm 以上的 X 线阳性及阴性结石。此外，B 超还可以了解结石以上尿路的扩张程度。KUB 平片可以发现 90% 以上的 X 线阳性结石，能够确定结石的位置、形态、大小和数量。静脉尿路造影可以了解尿路的解剖、确定结石在尿路的位置，发现 KUB 平片上不能显示的阴性结石，鉴别 KUB 平片上的可疑钙化灶。此外，还可以了解分肾功能，确定肾、输尿管积水程度。

（4）泌尿系感染时应先应用抗生素控制感染。

（5）输尿管结石应在治疗当日再摄 KUB 平片以了解结石是否移位。

（6）根据患者的具体情况制订针对性治疗方法。

（三）治疗

（1）影响尿路引流部位的多发结石，如肾盂输尿管交界处、输尿管处多发结石应首先予以治疗。

（2）双侧上尿路结石应先治疗肾功能好的一侧结石。

（3）肾脏铸状结石如合并同侧肾无积水，应先处理靠近肾盂出口部位的结石。如合并同侧肾积水应先从积水部位的结石开始碎石，结石易于粉碎。

（4）巨大肾结石，应分次进行 ESWL。应先处理靠近肾盂出口部位的结石，集中精力将之粉碎，之后再处理剩余部分。

（5）治疗时冲击次数及工作电压应根据结石的大小、位置、成分和结构、停留时间而定，一般肾结石每次冲击次数不超过 3 500 次，工作电压不大于 9 kV；输尿管结石每次冲击次数不超过 4 500 次，工作电压不大于 9 kV。

（6）治疗间隔时间两次治疗间隔时间不少于 7 d；孤立肾、异位肾肾结石、小儿肾结石应大于 10 d。

（四）并发症及处理

1. 血尿　ESWL 治疗后每个患者几乎都会出现血尿，尤其是肾脏结石。血尿一般持续 1 ~ 2 d 就会自行消失，多不需要处理；如血尿严重，应及时进行 B 超、CT 检查以明确是否有肾损害，如发现肾损伤时，应根据病情采取保守或手术治疗。

2. 肾绞痛　多见于肾脏结石的患者，一旦发生应予以解痉镇痛，术后多饮水可减少其发生率。

（1）药物治疗：肾绞痛是泌尿外科的常见急症，需紧急处理。目前缓解肾绞痛的药物较多，可以根据情况和医师经验灵活应用。包括：①非甾体类镇痛抗炎药物。②阿片类镇痛药：阿片类镇痛药在治疗肾绞痛时不应单独使用，一般需要配合阿托品、654 - 2 等解痉药一起使用。③解痉药：包括 M 型胆碱受体阻滞剂、黄体酮、钙离子通道阻断药等。

（2）外科治疗：当肾绞痛不能被药物缓解或结石直径 > 6 mm 时，应采取相应的外科治疗措施。其中包括：①再次体外冲击波碎石：将 ESWL 作为急症处理的措施（但应与上次 ESWL 间隔至少 7 d），通过碎石治疗不但可以缓解肾绞痛，而且还可以迅速解除梗阻。②输尿管内放置支架管。③经输尿管镜碎石取石术。④经皮肾造瘘引流术，特别适合于结石梗阻合并严重感染的肾绞痛患者。

3. 发热　多由于碎石堆积引起尿路梗阻，或尿路感染未被控制造成，应积极予以抗感染治疗并解除梗阻。

4. 输尿管内"石街"形成　肾结石过大未分次行 ESWL 后，易发生输尿管内"石街"。对无症状的输尿管内"石街"，应严密观察其排石情况，如超过 1 周仍无变化，应对"石街"进行碎石治疗；如仍无效时可考虑行经皮肾镜或输尿管镜下气压弹道碎石取石术。

5. 消化道并发症　ESWL 后部分患者出现恶心、呕吐、腹痛、黑便，多不需要特殊处理即能自愈。

6. 咯血　多出现在治疗肾上盏结石，一般无须特殊处理。

7. 心脏并发症　常见心律失常，假如出现应及时停止 ESWL 治疗，即可消失；严重时可出现心搏骤停，因此行 ESWL 治疗时应有心电监护，以防万一。

8. 皮肤损伤　表现为少量散在的皮下瘀斑，无须治疗，1 ~ 2 d 可自愈；严重的皮肤损伤应预防感染，并对症处理。

9. 肾脏实质损害及肾周血肿　多见于肾脏结石较大，工作电压较大，冲击次数过多，间隔时间较近的患者。因此 ESWL 时应严格掌握工作电压、冲击次数、间隔时间。如出现 ESWL 后腰部持续性疼痛，严重的血尿，应及时行 B 超、CT、MRI 检查，一旦发生应绝对卧床休息，输血并应用止血药等保守治疗，必要时可行手术治疗。

微信扫码
◆临床科研
◆医学前沿
◆临床资讯
◆临床笔记

第七章
泌尿生殖系统肿瘤

第一节　肾肿瘤

肾肿瘤在泌尿生殖系统中较常见，在我国发病率仅次于膀胱肿瘤。肾肿瘤多为恶性，成年人肾肿瘤中绝大部分为肾癌，肾盂癌较少。在小儿恶性肿瘤中，肾母细胞瘤占到20%以上。良性肿瘤中最多见的是肾血管平滑肌脂肪瘤，又称肾错构瘤。

一、肾癌

肾癌占恶性肿瘤的2%～3%，各国的发病率不同。我国肾癌的发病率和死亡率有上升趋势，发病年龄可见于各年龄段，高发年龄50～70岁，男性多于女性，比例约为2∶1。

肾癌又称肾细胞癌、肾腺癌，是起源于肾实质泌尿小管上皮系统的恶性肿瘤，占肾脏恶性肿瘤的90%。其病理分类根据2004年世界卫生组织肾细胞癌病理分类标准主要为肾透明细胞癌（80%～90%）、乳头状肾细胞癌（10%～15%）、肾嫌色细胞癌（4%～5%）三种类型，此外还有集合管癌、肉瘤样癌、多房囊性肾细胞癌、未分类肾细胞癌等类型。其组织学分级根据1997年世界卫生组织推荐的将肾细胞癌分为高分化、中分化、低分化的分级标准。临床分期推荐采用2002年AJCC的TNM分期，2009年做了部分修改，包括T_2期肿瘤中将肿瘤 > 7 cm 且 < 10 cm 定义为T_{2a}，肿瘤 > 10 cm 且局限于肾包膜内定义为T_{2b}；T_3期肿瘤中将肾肿瘤合并肾静脉血栓归属为T_{3a}，肾肿瘤伴有肾上腺侵犯的归属为T_4期；淋巴结转移由$N_{0～2}$简化为N_0（无淋巴结转移）与N_1（有淋巴结转移）。肾脏区域的区域淋巴结包括：肾门淋巴结、下腔静脉周围淋巴结、腹主动脉周围淋巴结及肾周的腹膜后淋巴结。

（一）诊断标准

1. 临床表现

（1）无症状肾癌的发现率逐年升高，国外报道高达50%以上，患者仅在体检时发现。

（2）经典的临床症状是血尿、腰痛和腹部肿块（肾癌三联症），为肾癌晚期表现，临床出现率已经不到10%。

（3）10%～40%的患者出现副瘤综合征，全身症状表现为发热、高血压、血沉快、体重下降、红细胞增多症、高血钙以及男性患者平卧位不能消失的精索静脉曲张等。消瘦、贫血、虚弱等常是晚期症状。此外，25%～30%患者可出现转移疾病相关症状，如病理性骨折、神经麻痹或咯血等。

2. 辅助检查

（1）实验室检查：包括血常规、尿常规、血沉、血生化及碱性磷酸酶和乳酸脱氢酶等检查。

（2）超声检查：超声能够可靠地鉴别实性和囊性病变，可发现肾脏内 1 cm 的早期肾癌。肾癌常表现为中低回声实性肿物，内部回声不均匀。少数可表现为中高回声，与肾错构瘤不易鉴别。本检查简单易行，是肾肿瘤的常规检查项目。

（3）X线检查：胸部X线片（正、侧位）可了解有无胸部转移，是肾肿瘤的常规检查项目。腹平片可见肾外形轮廓，偶可见到肿瘤钙化，可为开放性手术选择手术切口提供帮助。静脉尿路造影可见到肾盏、肾盂因肿物挤压有不规则变形、拉长、移位或充盈缺损等，并且可评价对侧肾功能，是肾肿瘤的选择性检查项目。

（4）CT平扫和增强扫描：腹部CT平扫和增强扫描是肾肿瘤诊断的可靠影像学检查，可发现早期肾癌，平扫时肾癌常表现中、低密度的不均质肿块，增强扫描肿瘤增强程度常不及正常肾实质，还能显示有无淋巴结转移，有无邻近组织受侵及肾静脉、腔静脉内有无癌栓等。胸部CT扫描检查必须在胸部X线片有可疑结节或临床分期Ⅲ期以上的患者中选择检查。脑部CT检查必须在有头痛或相应神经系统症状时选择检查。

（5）磁共振成像（MRI）：为选择性检查项目，对肾功能不全、超声波检查或CT检查提示下腔静脉瘤栓患者采用。因具有较强的信号对比，对肾肿瘤的检查、转移，对邻近组织器官的侵犯及肾静脉、腔静脉内的癌栓常可获得较理想的检查结果。

（6）核素骨显像检查：对有下列指征者可选择此检查：有相应骨症状；碱性磷酸酶高；临床分期为Ⅲ期以上的患者。

（7）肾穿刺活检术：对年老体弱、有手术禁忌证的肾癌患者或不能手术治疗的晚期肾肿瘤需化疗或其他治疗的患者，治疗前为明确诊断，可选择行肾穿刺活检获取病理诊断。

（8）肾动脉造影：可表现肿瘤内的病理性血管、动静脉瘘、血管池、包膜血管增多等。尤其对直径＜3cm的小肾癌的诊断有较大帮助，现已不推荐作为常规检查项目。对需姑息性肾动脉栓塞治疗或保留肾单位手术前需了解肾血管分布及肿瘤血管情况者可选择行肾血管造影检查。

（二）治疗原则

1. 根治性肾切除术

是主要的治疗方法，是目前唯一公认的可能治愈肾癌的方法，可经开放性手术或腹腔镜手术进行。适用于局限性肾癌（临床分期为Ⅰ、Ⅱ）及局部进展性肾癌（临床分期为Ⅲ）。经典的切除范围包括肾、肾周脂肪、肾周筋膜、同侧肾上腺、从膈肌脚至腹主动脉分叉处腹主动脉或下腔静脉旁淋巴结以及髂血管分叉以上输尿管。现代临床观点认为如临床分期为Ⅰ或Ⅱ，肿瘤位于肾脏中、下部分，肿瘤＜8cm，且CT检查显示肾上腺正常，可以选择保留同侧肾上腺的根治性肾切除术。局限性肾癌不推荐加区域或扩大淋巴结清扫术，局部进展性肾癌对转移的淋巴结或血管瘤栓需根据病变程度、患者的身体状况等因素选择是否切除。淋巴结清扫术似乎并不能提高根治性肾切除术后的长期生存率，区域或扩大淋巴结清扫术只对判定肿瘤临床分期有实际意义。最近研究认为TNM分期、瘤栓长度、瘤栓是否浸润腔静脉壁对预后有直接影响。推荐对临床分期为$T_{3b}N_0M_0$的患者行静脉瘤栓取出术，不推荐对CT或MRI检查提示有下腔静脉壁受侵或伴淋巴结转移或远处转移的患者行此手术。

2. 保留肾单位手术

可经开放性手术或腹腔镜手术进行。保留肾单位手术包括部分肾切除术和肿瘤剜除术。适用于双侧肾癌、解剖性或功能性孤立肾肾癌及肾癌对侧肾功能欠佳者，相对适应于肾癌对侧肾存在某些良性疾病可能导致肾功能恶化的患者或者遗传性肾癌对侧肾有出现癌变风险的患者；选择性适用于临床分期为T_{1a}（直径＜4cm），肿瘤位于肾脏上、下极或边缘者、单发、无症状且对侧肾功能正常的患者。临床直径＜4cm的单发肾癌，保留肾单位手术在术后局部复发率和长期生存率方面和根治性肾切除术有相近的手术效果。保留肾单位手术肾实质切除范围应距肿瘤边缘0.5～1.0cm，在保证肿瘤完整切除的情况下，手术切缘的厚度对肿瘤术后局部复发率影响不大。

3. 肾癌对放疗及化疗均不敏感，治疗效果不好

局限性肾癌术后不推荐常规应用辅助性放、化疗；对未能彻底切除干净的局部进展性肾癌可选择术中或术后放疗；推荐将化疗作为转移性非透明细胞癌患者的选择方案，主要的化疗药物有吉西他滨、顺铂、氟尿嘧啶、卡培他滨，近几年以二氟脱氧胞苷为主的化疗对转移性肾癌取得了一定疗效；对转移性肾癌术后局部瘤床复发、区域或远处淋巴结转移、骨骼或肺转移患者，姑息放疗可达到缓解疼痛、改善生存质量的目的。近些年开展的立体定向放疗、三维适形放疗和调强适形放疗对复发或转移病灶能起到较好的控制作用。

4. 免疫疗法

应用白介素 –2（IL–2）、干扰素等对转移癌的治疗有一定疗效，有效率约为 15%。推荐将中、高剂量干扰素、白介素作为治疗转移性肾透明细胞癌的基本药物。

5. 分子靶向药物治疗

2006 年起 NCCN、EAU 将分子靶向治疗药物（索拉菲尼、舒尼替尼、Temsirolimus、贝伐单抗联合干扰素）作为转移性肾癌的一、二线治疗用药。目前推荐索拉菲尼用量 400 mg，一日 2 次；或舒尼替尼 50 mg 每日 1 次。分子靶向药物治疗转移性肾癌能提高肿瘤无进展生存率和总生存率。

6. 微创治疗

包括射频消融、冷冻消融、高强度聚焦超声。治疗适应证为：不适于开放性手术、需尽可能保留肾单位功能、有全身麻醉禁忌、肾功能不全、肿瘤最大径 < 4 cm 且位于肾周边的肾癌患者。

7. 肾动脉栓塞治疗

对于不能耐受手术治疗的患者可作为缓解症状的一种姑息性治疗方法。

二、肾血管平滑肌脂肪瘤

肾血管平滑肌脂肪瘤又称肾错构瘤（AMI），由成熟脂肪组织、平滑肌组织和厚壁血管组成，为肾脏良性肿瘤。近年来发病率有增高趋势，可能与诊断技术水平提高有关。肾错构瘤可以是独立的疾病，也可能伴有结节性硬化综合征（tuberous sclerosis syndrome，TS）。国外报道大约 50% 的血管平滑肌脂肪瘤伴有结节性硬化。结节性硬化是一种家族遗传性疾病。临床特点为双肾多发性病灶，生长迅速并合并智力发育迟缓，面部蝴蝶状皮脂腺瘤等。女性多见，发病年龄为 20 ~ 50 岁。但我国肾错构瘤患者绝大多数并不伴有结节性硬化。血管平滑肌脂肪瘤的最大危险在于其破裂导致的腹膜后大出血，又称 Wunderlich 综合征。单发的血管平滑肌脂肪瘤每年约有 5% 的增长率，多发的和伴有结节性硬化综合征的每年大约增长 20%。

（一）诊断标准

1. 临床诊断

（1）体积不大的肾错构瘤多无症状，常在体检做 B 超或 CT 检查时被发现。

（2）体积较大的肾错构瘤因挤压周围组织和腹腔脏器，引起上腹胀感不适。

（3）当肿瘤内出血或肿瘤破裂出血，导致瘤体迅速增大，出现腹痛、血尿、可触及的肿块，严重者可出现失血性休克，危及生命，需急诊就医。

2. 辅助检查

（1）超声检查和 CT 扫描诊断：超声检查的特征性表现是边界清楚、后伴声影的强回声病变，腹部回声无衰减，不能作为特异性诊断。CT 检查是目前最准确有效的无创性诊断手段，主要表现为肿瘤中脂肪组织的 CT 负值（–20 HU 或更低），MRI 的脂肪抑制显像也有助于诊断。

（2）肾动脉造影：显示不规则分布的小动脉瘤样扩张，葡萄状，无肾癌常见的动静脉瘘，具有诊断意义。

（二）治疗原则

肾错构瘤的治疗要考虑到其出血的危险，一般 > 4 cm 的肿瘤大多数有症状。

（1）肾错构瘤为良性肿瘤，若肿瘤体积较小（< 4 cm），可长期随访，不做处理。建议每 6 ~ 12 个月复查，检测其增长率和临床症状。

（2）若肿瘤体积较大（> 4 cm）且有继续增长趋势或伴有疼痛、出血时，应考虑手术或介入性动脉栓塞。有症状的小肿瘤合并结节性硬化综合征或多发病灶或是需要保护肾功能者，需采取保留肾单位的选择性肾动脉栓塞或肾部分切除术。

三、肾母细胞瘤

肾母细胞瘤又称肾胚胎瘤或 Wilms 瘤，是婴幼儿最常见的腹部肿瘤。多数在 5 岁之前发病，2/3 发病在 3 岁以内。发病无性别及左右侧别差异。成人发病罕见，预后差。

（一）诊断标准

1. 临床表现

（1）婴幼儿腹部巨大包块是最常见的症状，肿物表面光滑。

（2）少数患儿当肿物侵犯肾盂或肾盏时可出现肉眼血尿或镜下血尿。

（3）肿瘤内出血或继发感染时，可出现腹痛、发热，肿瘤压迫肾血管时可出现高血压。

（4）患儿常合并虹膜缺如、隐睾、尿道下裂等先天性畸形。

2. 辅助检查

（1）婴幼儿发现腹部巨大包块，首先应考虑到本病的可能性。

（2）X 线检查：静脉尿路造影与肾癌相似，但巨大肿瘤常显影不良。胸部平片可能发现肺转移灶。

（3）超声检查、CT 扫描或 MRI 可以帮助确诊。

（4）其他：本病需与巨大肾积水、畸胎瘤、肾上腺神经母细胞瘤进行鉴别。

（二）治疗原则

本病是应用手术、放疗、化疗综合措施治疗效果最好的实体肿瘤之一。

1. 手术切除

一般经腹切口，术中操作应轻柔，避免肿瘤溃破，静脉内癌栓也应一并取出。若肿瘤已侵犯周围脏器，如十二指肠、胰头等部位，在可疑残存肿瘤处放置银夹标记，待放疗、化疗后，3 ~ 6 个月后可行二次探查、切除术。

2. 化疗

常用药物是长春新碱（VCR）、放线菌素 D（ACTD）及阿霉素（ADR）。用药过程中应定期检查血常规及肝功能。

3. 放疗

巨大肾母细胞瘤术前先行放疗，待肿瘤缩小后再做手术。一般放射剂量 6 ~ 8 d 内给 800 ~ 1 200 cGy，2 周后再行手术。术后放疗应不晚于术后 10 d，否则局部易复发。总之，对本病的治疗，手术、化疗、放疗应联合应用。

四、肾盂癌

肾盂癌的组织来源，尿路上皮、移行上皮癌最多见，鳞癌和腺癌少见。50% 以上的肾盂癌可同时或先后发生膀胱癌，尿道、输尿管癌或对侧上尿路移行上皮癌，故当发现肾盂癌时，必须对尿路全程进行检查。发病年龄与肾癌相同，男性多于女性，约 2：1，肾盂癌的临床分期，按照 Beahrs 等人编写的癌症临床分期 TNM 分期系统。

（一）诊断标准

1. 临床表现

（1）血尿：是最主要的症状，可为无痛性全程肉眼血尿或镜下血尿。

（2）疼痛：部分患者有腰部钝痛，当有血块等引起输尿管梗阻时可引发肾绞痛。

2. 辅助检查

（1）尿细胞学检查：阳性者有助于肾盂癌的定性诊断。

（2）静脉尿路造影：可见肾盂内充盈缺损，如显影不良时可做逆行性肾盂造影。

（3）B 超：可鉴别结石与软组织肿瘤。

（4）CT 扫描：可鉴别肾盂肿瘤与肾实质肿瘤并有助于肿瘤临床分期的确定。

（5）输尿管肾镜：可直视到肿瘤，并可取活检，但操作技术要求较高。

（二）治疗原则

治疗原则应根据肿瘤的临床分期和分级。分期和分级低的肿瘤手术治疗效果较好。中等分期和分级的肿瘤根治性切除效果好，高分期和分级肿瘤治疗后预后不良。

1. 手术切除

标准的手术方式是根治性肾、输尿管全长和膀胱袖状切除术，腹腔镜手术或开放手术。孤立肾或双侧肾同时有肿瘤者手术时应尽可能多的保留肾组织，少数患者行根治性切除术后需长期血液透析维持生命。术后需定期膀胱镜检查。

2. 内镜治疗

由于上尿路管壁薄，管径细，内镜治疗容易造成穿孔、肿瘤残留、肿瘤细胞扩散等，术后纤维化及瘢痕挛缩可造成上尿路梗阻。因此应用受到限制。

（1）输尿管镜治疗：采用输尿管镜行上尿路肿瘤电切或激光切除，主要并发症为输尿管肾盂穿孔、肿瘤种植、输尿管狭窄等。

（2）经皮肾镜治疗：开展较少，主要问题是此种治疗可能造成肿瘤沿肾造瘘通道发生种植转移。一般认为此种治疗只适用于小的、单发、低分级的肿瘤，且不愿意开放手术者。

3. 放射治疗

用于预防术后局部复发或怀疑局部有复发的上尿路肿瘤，也可用于不能切除的上尿路肿瘤，放疗可缓解骨转移发生的骨痛症状。

4. 灌注疗法

卡介苗（BCG）、丝裂霉素等可通过肾盂造瘘、输尿管逆行插管途径进行灌注治疗，这些方法目前仅作为辅助或姑息治疗。

5. 化学治疗

治疗药物与膀胱癌类似，缺乏令人满意的疗效，MVAC方案（甲氨蝶呤、长春新碱、阿霉素和顺铂）的完全缓解率据报道只有5%。

6. 介入治疗

仅用于局部肿瘤无法切除和（或）发生远处转移并且有明显血尿症状的肾盂肿瘤。可缓解血尿的程度。

第二节　输尿管肿瘤

输尿管肿瘤少见，但随着诊断技术的提高，寿命的延长，发病率有增高趋势。输尿管肿瘤按肿瘤性质可分为良性（息肉、乳头状瘤）和恶性，恶性多为移行细胞癌，偶见鳞癌、腺癌。恶性肿瘤多发病于45岁以上患者，男性多于女性。下段输尿管肿瘤通常较上段更易发生。总体而言，约70%的输尿管肿瘤发生在远端输尿管，25%发生在中段输尿管，5%发生在近段输尿管。

（一）诊断标准

1. 临床表现

（1）血尿：肉眼血尿或镜下血尿是最常见的症状。

（2）腰痛：发生于30%的患者，通常为钝痛，堵塞输尿管可引起肾绞痛。

（3）腰腹部肿块：继发肾积水时腰腹部可触及肿块。

2. 辅助检查

（1）尿细胞学检查：阳性率不高。

（2）静脉尿路造影：可见输尿管内如杯口状充盈缺损，或患侧肾积水。

（3）B超：可以发现患侧肾积水。

（4）膀胱镜检查：可见患侧输尿管口喷血，下段输尿管肿瘤可见肿瘤突出于输尿管口，也可发现同时存在的膀胱癌。IVP显影不良时，输尿管逆行造影可使输尿管显影及显示充盈缺损。

（5）CT、MRI：可显示肾输尿管形态改变及输尿管内软组织肿瘤，泌尿系统CT成像（CTU）可替代传统IVP检查，诊断率更高。

（6）输尿管镜检查：可直接观察肿瘤，并取活检明确肿瘤良恶性。

（二）治疗原则

（1）输尿管良性肿瘤，如输尿管息肉，可以在内镜下或切开输尿管后，找到蒂部，用电刀或激光做局部切除，术后保留 D–J 管 2 ~ 4 周。也可以行输尿管部分切除并行吻合术。

（2）输尿管癌原则上应行根治性肾输尿管切除及膀胱袖状切除术。

（3）对于高分化、非浸润性病变局限的输尿管癌，双侧病变或对侧肾功能不全需保留肾单位，或全身状况较差的患者，可行输尿管部分切除并输尿管吻合术或输尿管膀胱再植术，也可以在内镜下用激光或电灼切除输尿管肿瘤。

第三节　膀胱癌

膀胱癌是泌尿外科临床上最常见的恶性肿瘤之一，主要包括移行细胞癌、鳞状细胞癌和腺细胞癌，其次还有较少见的小细胞癌、混合型癌及转移癌等。其中 90% 以上为移行细胞癌，鳞癌占 3% ~ 7%，腺癌少于 2%。男性发病率为女性的 3 ~ 4 倍，膀胱癌发病率随年龄增长而增加，高发年龄在 50 ~ 70 岁。

（一）诊断标准

1. 临床表现

（1）血尿是膀胱癌最常见的症状。常表现为间歇性无痛性全程肉眼血尿，也可为镜下血尿。血尿的出血时间及出血量与肿瘤恶性程度、分期、大小、数目等并不一致。

（2）膀胱刺激症状尿频、尿急、尿痛多因肿瘤坏死、溃疡或并发感染所致，有时尿液中混有腐肉样坏死组织排出。弥散性原位癌或浸润性癌开始就有膀胱刺激症状，预后不良。

（3）排尿障碍三角区及膀胱颈部肿瘤可引起膀胱出口梗阻，导致排尿困难甚至尿潴留。

（4）晚期表现浸润性癌晚期在下腹部可以触及坚硬肿块。广泛盆腔浸润或转移时还可出现腰骶部疼痛。引起输尿管梗阻后可出现肾积水与肾功能不全。还可出现下肢浮肿、贫血、乏力、体重下降等肿瘤晚期症状。

2. 辅助检查

（1）尿细胞学检查：尿标本一般是通过自然排尿获得的新鲜尿液或通过膀胱冲洗取得。尿细胞学检测膀胱癌的敏感性为 36%（13% ~ 75%）。敏感性与癌细胞恶性分级密切相关。

（2）超声检查：经腹部 B 超简便无创，常用于膀胱肿瘤的初步筛查，可以发现直径 0.5 cm 以上的肿瘤，了解肿瘤位置、大小、形态和浸润程度，确定临床分期。

（3）静脉尿路造影（KUB + IVP）：主要用于了解肾盂、输尿管有无病变，膀胱癌侵犯一侧输尿管口，可出现输尿管扩张、肾积水。较大肿瘤可显示为膀胱内充盈缺损。

（4）膀胱镜检查：可以直接观察膀胱肿瘤所在部位、大小、数目、形态（有蒂还是广基）以及周边膀胱黏膜的异常情况，同时可以进行活检明确病理，是诊断膀胱癌最可靠的方法。

（5）CT 和 MRI：对于浸润性膀胱癌，可以了解肿瘤对膀胱壁的浸润深度、盆腔脏器有无受累以及淋巴结转移，有助于确定肿瘤分期。

（二）治疗原则

1. 经尿道膀胱肿瘤切除术（TUR–BT）

TUR–BT 适合非肌层浸润性膀胱肿瘤或浅表性肿瘤（T_{is}、T_a、T_1）及部分需要保留膀胱的浸润性膀胱癌患者等；手术对患者打击小，术后恢复快，可反复进行。

2. 经尿道激光手术

激光手术可以凝固也可以气化，其疗效及复发率与 TUR–BT 相近。

3. 开放膀胱肿瘤切除或膀胱部分切除术

如缺乏经尿道手术器械或严重尿道狭窄等无法经尿道手术患者，可以采用开放切除肿瘤。需要保留膀胱的部分浸润性膀胱癌患者或膀胱憩室内肿瘤也可以采用膀胱部分切除术。

4. 根治性膀胱切除术及尿流改道术

根治性膀胱全切术的基本手术指征为 $T_2 \sim T_{4a}$，$N_{0 \sim x}$，M_0 浸润性膀胱癌，其他还包括高危非肌层浸润性膀胱癌 T_1G_3 肿瘤，BCG 治疗无效的 T_{is}，反复复发的非肌层浸润性膀胱癌等；根据患者情况和肿瘤部位，尿流改道可选择输尿管皮肤造口、回肠膀胱等不可控改道、可控尿流改道或原位新膀胱等。

5. 放疗

肌层浸润性膀胱癌患者不愿意接受或全身条件不能耐受根治性膀胱全切手术，或者根治性手术不能彻底切除肿瘤时，可选用膀胱放射治疗或联合化疗。

6. 化疗

（1）膀胱灌注化疗：可选用卡介苗（BCG）、表柔比星、丝裂霉素、吡柔比星、羟喜树碱等药物。一般术后 24 h 内即刻膀胱灌注后，继续每周 1 次，共 4 ~ 8 周，然后改为每月 1 次，共 6 ~ 12 个月。灌注化疗的副作用主要是化学性膀胱炎，停止灌药后一般可自行改善。由于 BCG 副反应重，建议用于高危非肌层浸润性膀胱癌的治疗，且避免术后即刻灌注。

（2）新辅助化疗：对于可手术的 $T_2 \sim T_{4a}$ 患者，术前可行新辅助化疗。新辅助化疗的主要目的是控制局部病变，使肿瘤降期，降低手术难度和消除微转移灶，提高术后远期生存率。新辅助化疗后，患者死亡率可下降 12% ~ 14%，5 年生存率提高 5% ~ 7%，远处转移率降低 5%。新辅助化疗疗程至少需要 2 ~ 3 个周期基于顺铂的联合化疗。

（3）辅助化疗：对于临床 T_2 或 T_3 期患者，如果淋巴结阳性、切缘阳性，或 $pT_{3 \sim 4}$，术后可辅助化疗，或化疗联合放疗。

（4）动脉导管化疗：通过留置髂内动脉导管灌注化疗药物达到对局部肿瘤病灶的治疗作用。化疗药物可选用甲氨蝶呤（MTX）/ 顺铂（CDDP），或单用 CDDP 或氟尿嘧啶（5-FU）+ 阿霉素（ADM）+ CDDP + 丝裂霉素（MMC）等。

（5）全身化疗：一般用于转移性膀胱癌患者，可全身化疗，或化疗联合放疗。标准一线化疗药物有顺铂、吉西他滨和紫杉烷，一线方案有 GC（吉西他滨和顺铂）、MVAC（甲氨蝶呤、长春新碱、阿霉素、顺铂），一线替代方案有含铂或紫杉烷的化疗方案。二线化疗方案是长春氟宁，联合用药可选用 TC、GD 方案等。

7. 随诊

膀胱肿瘤切除后易复发，B 超、CT 和尿脱落细胞学检查有一定价值，但是均不能替代膀胱镜检查。一般建议术后第 3 个月行第一次膀胱镜复查，2 年内每 3 个月复查膀胱镜一次，如无复发以后每 6 个月或 1 年复查一次膀胱镜。

第四节　前列腺癌

前列腺癌在美国和欧洲列男性恶性肿瘤的第一位，在我国发病率虽然低于欧美国家，但上升趋势明显。前列腺癌患者主要为老年男性，高发年龄为 75 ~ 79 岁，50 岁以下男性很少见。

（一）诊断标准

1. 临床表现

（1）早期前列腺癌局限在前列腺内，未侵犯前列腺周围组织结构，往往无明显的临床症状。常因体检时发现前列腺特异性抗原（prostate-specific antigen，PSA）升高或直肠指诊异常，行前列腺穿刺时发现。

（2）下尿路症状肿瘤侵犯尿道和膀胱颈部、三角区时，可引起尿路刺激症状如尿频、尿急，尿路梗阻症状如排尿踌躇、排尿中断、尿后滴沥和排尿费力等。

（3）局部浸润症状癌肿侵犯前列腺附近的神经束可出现局部疼痛或勃起功能障碍，压迫输尿管能导致肾积水，侵犯直肠时会导致排便困难或肠梗阻。

（4）转移性症状前列腺癌最常转移的部位是盆腔淋巴结和骨骼，引起淋巴结肿大、下肢水肿、骨痛、病理性骨折和瘫痪。

（5）全身症状表现为消瘦乏力、低热、进行性贫血、恶病质或肾功能衰竭等。

（6）直肠指诊（digital rectal examination，DRE）是发现前列腺癌的第一线检查，对前列腺癌的诊断和分期都有重要价值。前列腺癌常表现为前列腺硬结，或腺体不光滑、呈团块状、坚硬如石。

2. 辅助检查

（1）血清 PSA 检测

①血清总 PSA（tPSA）：血清总 PSA > 4.0 ng/mL 为异常，对初次异常者建议复查。tPSA 值 4 ~ 10 ng/mL 的区间称为灰区，患前列腺癌的可能性为 15% ~ 25%。

②游离 PSA（fPSA）：当血清 tPSA 介于 4 ~ 10 ng/mL 时，fPSA 水平与前列腺癌发生率负相关。国内推荐 fPSA/tPSA > 0.16 为正常参考值。

③PSA 速率（PSA velocity，PSAV）：为连续观察 PSA 的变化，正常值为 < 0.75/（mL·y），如果超过此值，应怀疑前列腺癌的可能。

④PSA 密度（PSA density，PSAD）：即血清总 PSA 值与前列腺体积的比值。PSAD 正常值 < 0.15。

（2）经直肠超声检查（transrectal ultrasonography，TRUS）：前列腺癌的特点为前列腺内部出现边界模糊的低回声，血流较丰富，以外周带多见。TRUS 还能初步判断肿瘤的体积大小和周围组织是否受侵。TRUS 引导下前列腺系统性穿刺活检是前列腺癌诊断的主要方法。

（3）CT 检查：前列腺部分应用 5 mm 薄层连续扫描，并做增强扫描以增加病变与正常组织的对比。前列腺癌的主要特点为增强扫描时病灶呈现增强不明显的低密度区，包膜显示不清，当癌肿突破前列腺包膜后，腺体周围脂肪消失，精囊受侵犯后可表现为精囊边界模糊、膀胱精囊角消失。但由于 CT 检查不能很好显示前列腺正常的 3 个带，加上多数肿瘤的密度与正常前列腺组织近似或相同，所以它对早期前列腺癌诊断的敏感性低于 MRI。前列腺癌患者行 CT 检查的目的主要是进行临床分期，其准确率为 75%。

（4）MRI 检查：MRI 检查对前列腺癌诊断准确率比 CT 高，在临床分期上有着较重要的作用。MRI 检出前列腺癌主要靠 T_2 加权像，肿瘤表现为高信号的前列腺外周带内出现低信号的缺损区或前列腺带状结构破坏，外周带与中央带界限消失等。病变侧显示前列腺包膜模糊或中断、不连续，提示包膜受侵。前列腺癌侵犯精囊表现为一部分精囊为低信号所取代或双侧精囊信号均减低。MRI 还能显示直肠、膀胱受侵和盆腔淋巴结转移的情况，以及扫描范围内的骨转移病灶情况。

（5）核素检查（ECT）：核素全身骨显像技术诊断骨转移的敏感性较高，可比 X 线片提前 3 ~ 6 个月发现骨转移病灶，但特异性较差，炎症、外伤等良性病变可造成假阳性。前列腺癌的最常见远处转移是骨骼，因此对前列腺癌诊断成立的患者，应行全身骨显像检查，以确定临床分期。

（6）其他辅助检查：常规实验室检查项目包括：血、尿、便常规，凝血功能，病毒指标和肝肾功能，应含碱性磷酸酶和酸性磷酸酶。常规的影像学检查项目包括：腹部 B 超，胸部正、侧位 X 光片。特殊检查项目：胸部 X 光片有可疑结节需行胸部 CT 扫描；B 超怀疑有腹部脏器转移者应行 CT/MRI 检查；有神经系统症状者需行头部 CT 检查。

3. 前列腺穿刺活检

在直肠超声引导下行前列腺系统穿刺活检为前列腺癌的诊断提供了组织学依据。10 针以上穿刺的诊断阳性率明显高于 10 针以下，而并发症增加不明显。

（1）前列腺穿刺指征：①直肠指检发现结节，任何 PSA 值。②B 超发现前列腺低回声结节或 MRI 发现异常信号。③PSA > 10 ng/mL，任何 f/tPSA 和 PSAD 值。④PSA 为 4 ~ 10 ng/mL，f/tPSA 和（或）PSAD 值异常。

（2）重复穿刺指征：如第一次前列腺穿刺结果为阴性，以下几种情况需要重复穿刺，2 次穿刺的间隔多为 1 ~ 3 个月。①第一次穿刺发现非典型增生或高级别 PIN。②PSA > 10 ng/mL，任何 f/tPSA 和 PSAD 值。③PSA 为 4 ~ 10 ng/mL，复查 f/tPSA 和（或）PSAD 值异常，或直肠指检或影像学异常。④PSA 为 4 ~ 10 ng/mL，复查如 PSA 连续 2 次 > 10 ng/mL 或 PSAV > 0.75/（mL·y）。⑤2 次穿刺结果均为阴性，属上述情况者，建议进行 2 次以上穿刺。

（二）治疗原则

前列腺癌的治疗方案的选择应根据临床分期、患者的年龄、全身状况、预期寿命等综合考虑。

1. 严密观察

指密切监测前列腺癌的发展进程，定期PSA测定、直肠指检，待病变进展或临床症状加重时给予治疗。对于前列腺癌体积小、Gleason评分低的前列腺癌患者，临床上肿瘤往往表现为非侵袭性，对患者的生命和健康影响较小，或患者为老年人，有严重的伴随疾病，此类患者采用积极治疗未必获益。严密观察的目的是确保低危前列腺癌患者避免积极的治疗带来的死亡风险。

严密观察的适应证：①低危前列腺癌（PSA 4 ~ 10 ng/mL，Gleason评分 ≤ 6，临床分期 ≤ T_{2a}）和预期寿命短的患者。②晚期前列腺癌患者，对于内分泌治疗伴随的危险和并发症的顾虑大于延长生存和改善生活质量的预期。

选择严密观察的患者必须了解肿瘤进展和转移的危险，且依从性好、能定期随访。患者每3个月复诊，检查PSA、DRE。必要时缩短复诊间隔时间并进行影像学检查。对于DRE、PSA检查和影像学检查进展的患者应予以治疗。

2. 根治性前列腺切除术

临床 T_1 ~ T_2 期前列腺癌根治性术后10年生存率在90%以上，临床 T_3 期前列腺癌的根治性手术10年生存率为60% ~ 76%。

（1）手术适应证：①临床分期 T_1 ~ T_{2c} 的患者，T_3 期的患者根治术后应联合内分泌或放疗。②对于PSA > 20 ng/mL或Gleason评分 ≥ 8的前列腺癌患者，临床为 T_2 和预期寿命 ≥ 10年，可考虑根治术，术后依据病理分期决定是否需要联合放疗或内分泌治疗。③预期寿命 ≥ 10年。④身体状况良好，没有严重的心肺疾病的患者。

（2）手术禁忌证：①具有能显著增加手术危险性的疾病，如严重的心脑血管疾病、肺功能不良等。②有严重出血倾向或血液凝固性疾病。③晚期前列腺癌患者。④预期寿命不足10年。

（3）手术方式：传统的开放手术包括经会阴、经耻骨后路径，目前还包括腹腔镜和机器人方式的前列腺癌根治术。

（4）手术原则

①足够的切除范围：前列腺癌根治手术范围包括整块切除前列腺及其包膜、两侧精囊、输精管壶腹部及膀胱颈部。

②安全的切缘：应完整切除前列腺尖部；对于前列腺癌同侧包膜侵犯者，应同时切除神经血管束。

③淋巴结清扫：标准的前列腺癌根治应包括盆腔淋巴结清扫。扩大淋巴结清扫范围包括腹主动脉分叉以下和髂总血管周围、闭孔、髂内、骶前淋巴组织，局限淋巴结清扫的范围包括髂总动脉分叉水平以下，其远端和侧面与扩大盆腔淋巴结清扫范围基本一致，但不包括骶前淋巴结。术前PSA < 10 ng/mL，活检Gleason评分 < 7及临床分期 ≤ T_{2a} 的患者不必要常规行盆腔淋巴结清扫。

（5）主要手术并发症及处理

①直肠损伤：发生率1% ~ 11%。较小的损伤可用大量抗生素溶液冲洗后缝合肠壁，较大的损伤需行结肠造口术。术后应加强静脉高营养及广谱抗生素治疗，延长禁食时间。

②术中出血处理耻骨后背血管复合体可采用缝扎能有效防止出血。

③闭孔神经损伤应用细的不可吸收缝线吻合损伤的闭孔神经，部分患者可恢复神经功能。

④尿失禁：发生率在2% ~ 47%，通过锻炼括约肌功能及使用抗胆碱药物可缓解或恢复，永久性尿失禁患者可行人工括约肌植入术。

⑤吻合口漏尿应延长导尿管留置时间并保持尿液引流通畅，保持耻骨后引流管通畅，大部分患者在充分引流后可自行愈合。

3. 放射治疗

（1）前列腺癌外照射：早期前列腺癌（$T_{1~2}N_0M_0$）单纯放疗的疗效和根治术相同。

①基本原则：常规外照射往往达不到根治剂量，且副作用大，建议应用三维适形放疗或调强适形

放疗，更好地保护正常组织，降低直肠或膀胱的毒副作用，改善患者的生活质量。如果放疗剂量＞78 Gy，应当全程使用 IGRT。低危患者照射剂量为 70～75 Gy，35～41 次，靶区为前列腺，包括或不包括精囊。中危或高危患者的照射剂量提高至 75～80 Gy，靶区包括前列腺和精囊。高危或局部晚期患者应包括盆腔淋巴结。

②并发症：近期直肠和泌尿道毒性在放射治疗后 3 周出现，放射治疗结束后几天至数周恢复。远期毒副作用通常在放疗结束 3～6 个月后发生，包括直肠出血、前列腺炎、直肠或肛门狭窄、膀胱炎、尿道狭窄、膀胱挛缩及性功能障碍等。

（2）前列腺癌近距离治疗：近距离治疗（Brachytherapy）包括腔内照射、组织间照射等，是将放射源密封后直接放入被治疗的组织内或放入人体的天然腔内进行照射。前列腺癌近距离治疗包括短暂插植治疗和永久粒子种植治疗。后者也叫放射性粒子的组织间种植治疗，较常用，其目的在于通过三维治疗计划系统的准确定位，将放射性粒子植入到前列腺内，提高前列腺的局部剂量，而减少直肠和膀胱的放射剂量。永久粒子种植治疗常用 ^{125} 碘（^{125}I）和 ^{103} 钯（^{103}Pd），半衰期分别为 60 d、和 17 d。短暂插植治疗常用 ^{192} 铱（^{192}Ir）。

①适应证：同时符合以下 3 个条件为单纯近距离治疗的适应证：临床分期为 $T_1 \sim T_{2a}$ 期；Gleason 分级为 2～6；PSA＜10 ng/mL。符合以下任一条件应近距离照射治疗联合外放疗：临床分期为 T_{2b}、T_{2c}；Gleason 分级 8～10；PSA＞20 ng/mL；周围神经受侵；多点活检病理结果阳性；双侧活检病理结果为阳性；MRI 检查明确有前列腺包膜外侵犯。多数学者建议先行外放疗再行近距离治疗以减少放疗并发症。Gleason 分级为 7 或 PSA 为 10～20 ng/mL 者则要根据具体情况决定是否联合外放疗。

②禁忌证：绝对禁忌证：预计生存期少于 5 年；经尿道前列腺切除术（TURP）后缺损较大或预后不佳；一般情况差；有远处转移。相对禁忌证：腺体大于 60 mL；既往有 TURP 史；中叶突出；严重糖尿病；多次盆腔放疗及手术史。

③技术和标准：对单纯近距离治疗的患者，^{125}I 的处方剂量为 144 Gy，^{103}Pd 为 115～120 Gy；联合外放疗者，外放疗的剂量为 40～50 Gy，而 ^{125}I 和 ^{103}Pd 的照射剂量分别调整为 100～110 Gy 和 80～90 Gy。

④短期并发症：尿频、尿急及尿痛等尿路刺激症状，排尿困难和夜尿增多；大便次数增多及里急后重等直肠刺激症状、直肠炎（轻度便血、肠溃疡甚至于前列腺直肠瘘）等。长期并发症以慢性尿潴留、尿道狭窄、尿失禁为常见。

（3）根治性前列腺切除术后放疗：适应证包括：病理切缘阳性；前列腺包膜受侵；精囊受侵；术后 PSA 持续增高（生化失败）。放疗剂量为 66～70 Gy，靶区为前列腺瘤床 ± 盆腔淋巴结预防。

（4）姑息减症放疗：前列腺癌骨转移可以引起疼痛、骨折、脊髓压迫、高钙血症等，放疗对改善骨转移疼痛，防止骨折、减轻脊髓压迫、避免高钙血症出现、减轻或缓解局部肿瘤进展所引起的临床症状作用显著，是晚期前列腺癌姑息减症治疗的重要手段。前列腺癌骨转移放疗：非椎体部位 800 cGy/1 次，椎体部位 3 000 cGy/10 次。

4. 内分泌治疗

（1）适应证：①晚期前列腺癌，包括 N_1 和 M_1 期。②术后或放疗后复发转移的前列腺癌。③手术或放疗的新辅助或辅助内分泌治疗。

（2）一线内分泌治疗：主要方式有去势、联合雄激素阻断和单独抗雄激素药物治疗。

①去势治疗：是晚期前列腺癌的标准治疗方式，包括手术去势和药物去势两大类，两者的疗效相似。手术去势包括双侧睾丸切除或实质剥脱术。有骨转移脊髓压迫的前列腺癌患者首选手术去势。药物去势有两类，分别为黄体生成素释放激素类似物（LHRH-A）和黄体生成素释放激素拮抗剂。国内目前主要使用黄体生成素释放激素类似物，此类药物通过影响下丘脑 - 垂体 - 性腺（睾丸）轴的活动达到抑制睾酮分泌，首次应用 LHRH-A 后血清 LH 可暂时升高。代表药物有醋酸亮丙瑞林（抑那通）、醋酸戈舍瑞林（诺雷德）和醋酸曲普瑞林（达菲林）。LHRH-A 已成为晚期前列腺癌药物去势的标准治疗方法之一。雌激素去势常用已烯雌酚，但由于药物引起的心脑血管等方面的不良反应发生率高，目前已很少用于前列腺癌的一线内分泌治疗。

②抗雄激素药物治疗：一线内分泌治疗主要使用非类固醇类药物，在我国有氟他胺（福至尔）和比卡鲁胺（康士德），不推荐抗雄激素单药治疗晚期前列腺癌。

③最大雄激素阻断（MAB）：去势治疗和抗雄激素药物的联合应用称MAB。去势治疗降低睾丸分泌的睾酮，但患者血中仍有肾上腺来源的雄激素，通过抗雄激素药物可进一步降低前列腺癌细胞内的雄激素刺激。与单纯去势治疗相比，MAB可将患者的5年生存率提高2%～3%，但治疗费用和毒副反应明显增加。

（3）二线内分泌治疗：大多数前列腺癌患者对一线内分泌治疗敏感，但经过中位时间14～30个月后，几乎所有患者都将进展为雄激素非依赖性前列腺癌，此类患者可使用二线内分泌治疗。

二线内分泌治疗的方法如下。

①加用抗雄激素药物：对于采用单一去势（手术或药物）治疗的患者，加用抗雄激素药物，60%～80%的患者PSA下降>50%，平均有效时间为4～6个月。

②停用抗雄激素药物：对于采用联合雄激素阻断治疗的患者，停用抗雄激素药物，停用4～6周后，约1/3的患者PSA下降>50%，平均有效时间4个月。

③抗雄激素药物互换：氟他胺与比卡鲁胺相互替换，对少数患者仍有效。

④肾上腺雄激素抑制剂：如酮康唑、氨基乙哌啶酮、皮质激素（氢化可的松、泼尼松、地塞米松）。

⑤低剂量的雌激素药物：如雌二醇、甲地黄体酮等。

（4）内分泌治疗联合手术或放疗的综合治疗：包括新辅助内分泌治疗和辅助内分泌治疗。

①新辅助内分泌治疗：根治性前列腺切除术前接受内分泌治疗，可减少肿瘤体积、降低临床分期及切缘阳性率，但不能延长患者生存期，因此不提倡术前行新辅助内分泌治疗。放疗前新辅助内分泌治疗可减少前列腺体积和照射靶区，降低正常组织毒副作用，并可提高局部进展性前列腺癌患者的生存率，建议放疗前进行2～5个月的新辅助内分泌治疗。

②辅助内分泌治疗：根治性前列腺切除术后病理淋巴结转移、切缘阳性和包膜外侵犯的患者，建议术后行内分泌治疗，患者可能生存获益。局部进展性前列腺癌患者放疗后辅助内分泌治疗可提高生存期，优于单纯放疗，放疗联合内分泌治疗是局部进展性前列腺癌的标准治疗手段。长期内分泌治疗在远处转移率和癌症专项失败率方面均优于短期内分泌治疗。

5. 全身化疗

（1）适应证：全身化疗只适用于雄激素非依赖性前列腺癌，患者须同时满足以下条件：血浆睾酮达到去势水平；对二线内分泌治疗失败；可测量病变进展或者骨转移灶进展；如PSA升高而无临床可观察的转移病灶或者转移灶稳定的患者，须连续3次复查且每次间隔≥1周，PSA逐次升高，并且每次绝对值水平≥5 ng/mL；停止抗雄激素治疗至少4周。

（2）化疗的时机：PSA快速升高，如倍增时间小于70 d；有症状的转移；虽无症状但病变广泛；内脏转移；伴贫血。

（3）常用化疗药物：前列腺癌常用的化疗药物包括紫杉醇类、米托蒽醌、阿霉素、表柔比星、雌二醇氮芥、环磷酰胺、去甲长春花碱、顺铂和氟尿嘧啶等。对于转移性激素难治性前列腺癌常用化疗方案为：以多烯紫杉醇（Docetaxel）为基础的化疗显示出具有生存期的优势（推荐化疗方案：多烯紫杉醇75 mg/m²，每3周一次，静脉用药＋泼尼松5 mg，2次/d，口服，共10个周期）。若不能耐受多烯紫杉醇，则米托蒽醌（Mitoxantrone）12 mg/m²，每3周一次，静脉用药＋泼尼松也是可行的治疗选择，可提高生活质量，特别是减轻疼痛。其他可选择的化疗方案有：雌二醇氮芥（Estramustin）＋长春碱（Vinblastine），雌二醇氮芥（Estramustin）＋依托泊苷（Etoposide）。

6. 雄激素非依赖前列腺癌的骨转移治疗

对于有骨转移的雄激素非依赖前列腺癌的治疗目的主要是缓解骨痛，预防和降低骨相关事件（skeletal related events，SREs）的发生，提高生活质量，提高生存率。骨相关事件包括：①病理性骨折。②脊髓压迫。③为了缓解骨骼疼痛，预防、治疗病理性骨折或脊髓压迫而进行的放疗。④骨骼手术。⑤为了治疗骨痛而改变抗癌方案。⑥恶性肿瘤所致的高血钙（hypercalcemia）。

（1）双膦酸盐：唑来膦酸（Zoledronic Acid）是第三代双膦酸盐，具有持续缓解骨痛，降低骨相关事件的发生率，延缓骨并发症发生的时间。是目前治疗和预防激素非依赖前列腺癌骨转移的首选方法。推荐剂量：唑来磷酸4 mg，静脉15 min滴注，每4周一次。为了避免药物对肾功能的损害，静脉滴注时间不少于15 min。研究证明，唑来磷酸4 mg，15 min静脉滴注对肾功能无明显影响，与安慰剂比较无显著差异。

（2）放射治疗：体外放射治疗可改善局部和弥散性骨痛。因前列腺癌患者发生多处骨转移的机会较高，因此体外放射治疗的范围和剂量越大，副反应越大。放射性核素在前列腺癌骨转移导致的多灶性骨痛的治疗有一定疗效。^{89}锶和^{153}钐是常用的放射性核素，^{89}锶比^{153}钐发出的β射线能量高，但半衰期短。Ⅲ期临床研究显示单独应用^{89}锶或^{153}钐可以显著减少新发骨转移灶，降低骨痛症状，减少止痛药用量。最常见的副反应为骨髓抑制。

（3）镇痛药物治疗：世界卫生组织已经制定了疼痛治疗指南，也适用于前列腺癌骨转移患者。镇痛治疗必须符合这一指南，规律服药（以预防疼痛），按阶梯服药，从非阿片类药物至弱阿片类，再至强阿片类药物的逐级上升，还要进行适当的辅助治疗（包括神经抑制剂、放疗、化疗、手术等）。

第五节　睾丸肿瘤

睾丸是人体重要的生殖器官，睾丸肿瘤并不常见，仅占人体恶性肿瘤的1%，近年来发病率有增加的趋势。睾丸肿瘤可分为原发性和继发性两大类。原发性睾丸肿瘤多属于恶性，多发生于20～40岁青壮年。原发性睾丸肿瘤可分为生殖细胞肿瘤（占90%～95%）和非生殖细胞肿瘤（占5%～10%）两大类。生殖细胞肿瘤中精原细胞瘤最常见，多发生于30～50岁；非生殖细胞肿瘤包括胚胎癌、畸胎瘤、绒毛膜上皮细胞癌和卵黄囊肿瘤。非生殖细胞肿瘤中胚胎癌是一种高度恶性肿瘤，常见于20～30岁。畸胎瘤恶性程度取决于细胞分化程度及组织成分，一般婴幼儿畸胎瘤预后较成人好。绒毛膜上皮细胞癌极度恶性，多更年轻，常见于10～29岁。卵黄囊肿瘤多见于婴幼儿。睾丸肿瘤左右侧发病率无明显差异。隐睾发生恶性肿瘤病变机会较正常睾丸大20～40倍，隐睾应早期手术，3岁以前手术效果最好。

（一）诊断标准

1. 临床表现

（1）常见症状是睾丸无痛性、进行性增大，常伴有坠胀感。

（2）肿大睾丸表面光滑，质硬而沉重，透光试验阴性。

（3）隐睾恶变时可在下腹部或腹股沟区出现肿物。

（4）睾丸肿瘤须与鞘膜积液、附睾结核等鉴别，睾丸肿瘤也可合并鞘膜积液。

2. 辅助检查

（1）血清甲胎蛋白（AFP）和人绒毛膜促性腺激素-β亚基（β-HCG）测定：这两种血清瘤标有特异性，有助于肿瘤临床分期、组织学性质、预后估计及术后监测转移肿瘤有无复发。

（2）B超：可显示睾丸内肿瘤病变及腹部有无转移灶。阴囊超声检查时白膜内任何低回声区都应高度怀疑为睾丸癌。

（3）CT和MRI：腹部CT和MRI扫描对发现淋巴结转移十分重要。在评估腹膜后病变上，CT已取代静脉尿路造影和经足淋巴管造影。核磁共振成像并不比CT更有优势。

（4）X线检查

①淋巴造影（LAG）：多采用足背淋巴造影，可显示腹股沟、腹膜后及胸部淋巴结结构，有助于发现淋巴结转移。

②胸部X线检查：有助于发现肺部有无转移。

③静脉尿路造影：可了解转移灶与泌尿系统的关系。

注：睾丸癌禁忌穿刺活检，避免肿瘤扩散。

（二）治疗原则

睾丸生殖细胞肿瘤的治疗一般采用手术、化疗、放疗和免疫治疗的综合疗法，疗效较好，有效率可达90%以上，在临床肿瘤学上深受重视。一般认为，不论何种类型的睾丸肿瘤，首先应行根治性睾丸切除，该项手术强调切口不宜经阴囊，应在腹股沟，并要先结扎精索血管，避免肿瘤转移或皮肤种植。

1. 精原细胞瘤

对放射治疗较敏感，以经腹股沟行睾丸切除术和放射治疗为主。根据临床分期可照射髂血管、腹主动脉、纵隔及左锁骨上区。

2. 非精原细胞瘤

对化学治疗比较敏感，以睾丸肿瘤切除、腹膜后淋巴结清扫术和联合化学治疗为主。术前或术后可选用顺铂（CDDP）、长春新碱（VCR）、博来霉素（BLM）、放线菌素D（DACT）、环磷酰胺（CTX）等进行联合化学治疗。

第六节　阴茎癌

阴茎癌是阴茎最常见的恶性肿瘤，占阴茎肿瘤的90%～97%。阴茎癌绝大多数发生于包茎或包皮过长的患者，其发病的直接原因是长期包皮垢积聚在包皮内刺激所引起。主要为鳞癌（占95%），基底细胞癌和腺癌罕见。好发于40～60岁有包茎或包皮过长的患者。已行包皮环切术的男性阴茎癌发病率极低。经常清洗包皮也可减少发病。此外，与阴茎癌发病有关的危险因素还包括：人类乳头瘤病毒（HPV）感染、外生殖器疣、吸烟、阴茎皮疹和阴茎裂伤等。

（一）诊断标准

1. 临床表现

阴茎头、冠状沟和包皮下肿块、红斑、经久不愈的溃疡或菜花样肿物，表面坏死，渗出物恶臭，肿瘤继续发展可累及全部阴茎和尿道海绵体，可伴有腹股沟淋巴结转移肿大。但50%淋巴结肿大并非癌转移，而是炎症所致。

2. 辅助检查

（1）诊断有困难时可行活组织检查。

（2）腹股沟淋巴结肿大，有必要行淋巴结活检，以除外转移。

（3）疑有盆腔淋巴结转移，可行B超检查、CT及MRI扫描。

（二）治疗原则

阴茎癌是一种发病率低、恶性程度较低、早期治疗预后也较好的恶性肿瘤。阴茎癌的治疗主要依靠外科手术切除，包括原发肿瘤和区域淋巴结的切除。配合放疗、化疗，可提高疗效。外科手术治疗前必须明确肿瘤的浸润范围和所属淋巴结有无转移，做出准确的肿瘤分期及分级，然后选择适宜的治疗方法。现代治疗的重点是：对机体侵袭最少，保留组织为基本原则。

（1）原位癌可用激光治疗。对早期表浅的阴茎癌，可用平阳霉素或氟尿嘧啶软膏局部涂敷，也可用5%氟尿嘧啶液湿敷。

（2）肿瘤小且局限在包皮者可行包皮环切术。

（3）肿瘤病变局限，无腹股沟淋巴结转移者可做阴茎部分切除术。

（4）病变范围较广，伴有腹股沟淋巴结转移者，可做阴茎全切除术，尿道会阴造口及腹股沟淋巴结清扫术。

（5）早期或年轻人可行放疗，但难以治愈，如失败应手术治疗。

（6）化疗。阴茎癌多属高分化鳞状细胞癌，对化疗药物多不敏感。但将化疗纳入联合治疗，对提高手术治疗效果、提高保留阴茎手术的治愈率、延长生存时间具有积极意义。临床常用药物有平阳霉素（PYM）、环磷酰胺（CTX）、阿霉素（ADM）、博来霉素（BLM）、顺铂（CDDP）、丝裂霉素（MMC）等药物配合手术及放射治疗。

第八章

泌尿生殖系统梗阻性疾病

第一节　肾积水

尿液在肾内淤积，肾盂肾盏潴留的尿液超过正常容量时，称为肾积水（hydronephrosis）。当肾积水容量超过 1 000 mL，或在小儿超过其 24 h 尿量时，称为巨大肾积水。肾积水因梗阻原因不同可分多种类：①管腔内梗阻，如结石、肿瘤、瓣膜病、瘢痕狭窄等。②管腔外压迫，邻近病变侵犯或压迫造成输尿管梗阻，如腔静脉后血管、腹膜后纤维化等。③神经功能失调，如先天性巨输尿管、脊髓脊膜膨出、脊髓外伤。④反流性肾积水，主要有输尿管口病变或膀胱、尿道梗阻引起输尿管反流所致。肾积水的并发症常有感染、结石、高血压，外伤后易破裂。肾积水诊断时，首先应明确肾积水是否存在，而后查明肾积水的原因、病变部位、梗阻程度、有无感染以及肾功能损害情况等。既往本病误诊率较高，确诊时多属晚期，肾脏已失去保存的机会。近年来，由于对本病认识逐渐提高，重视了病史和体查，加之诊断技术的改进，使术前诊断准确率明显提高。确诊主要依靠各种影像学检查方法。

一、病史

仔细询问肾积水的起病、病程及已做的治疗及其效果，以判断积水的程度及帮助选择治疗方案。

二、临床表现

轻度肾积水多无症状，中重度肾积水可出现腰部疼痛，有些患者因腹部肿块就诊，特别是小儿患者。肾和输尿管结石嵌顿时出现肾绞痛。继发性肾积水合并感染时，常表现为原发病症状的加重。积水有时呈间歇性发作，称为间歇性肾积水。发作时患侧腹部有剧烈绞痛，恶心呕吐，尿量减少；经数小时或更长时间，疼痛消失后，随后排出大量尿液，多见于肾盂输尿管连接处或尿管梗阻。

三、体格检查

当积水严重时，可见患侧腹部膨隆，触诊可及增大的肾脏。

四、辅助检查

肾功能检查：双侧肾积水肾功能严重受损，血肌酐、尿素氮升高。静脉尿路造影：用于观察肾脏功能和肾盂肾盏的形态，输尿管的情况。一般情况下静脉尿路造影可明确诊断，必要时可行膀胱镜检查了解输尿管开口情况并行逆行造影，注意避免逆行感染。MRU：了解上尿路梗阻的部位、肾积水的严重程度，已越来越多地用于临床。B 超：对确定有无肾积水最为简便，对患者无害。同位素肾图检查：可了解梗阻情况及分肾功能。CT：可了解积水及肾功能情况，但确定梗阻部位较静脉尿路造影无明显优势。尿流动力学检查对于可疑动力性梗阻病例，可行尿流动力学检查。

五、鉴别诊断

（一）正常妊娠期间常有轻度肾、输尿管积水

除了妊娠子宫压迫输尿管外，是由于妊娠期间黄体酮的分泌引起肾输尿管肌肉松弛所致。这是一种生理性改变，由于解剖关系，几乎都发生在右侧。

（二）单纯性肾囊肿

体积增大时可触及囊性肿块。IVU 示肾盂、肾盏受压、变形或移位，B 超见肾区出现边缘光滑的囊性的透声暗区。

（三）多囊肾

一侧或两侧上腹可触及囊性包块，但肿块表面呈多发囊性结节状，无波动感。IVU 示肾盂、肾盏受压变形，伸长而无扩张，呈蜘蛛足样。CT 示肾脏呈囊性改变，肾实质有圆形、多发大小不等的囊肿。

（四）蹄铁型肾

伴发积水时可触及不规则囊性肿块。尿路造影肾轴呈"八"字形。CT 扫描可发现中线融合的蹄铁型肾畸形影像。

六、治疗

根据肾积水病因、程度和肾功能情况，确定治疗方法。

（一）病因治疗

肾积水的基本治疗目的是去除病因，保护肾功能。在梗阻尚未引起严重的肾功能损害时，去除病因后，常可获得良好治疗效果。根据病因的性质不同采用相应的治疗方法，如腹膜后纤维化采用输尿管松解术加大网膜包裹术或输尿管腹腔化手术、各种先天性尿路畸形的成形术、尿路结石的体外碎石术或内镜取石术等。

（二）定期检查

肾积水较轻，病情进展缓慢，肾功能已达平衡和稳定状态可观察，但应定期检查了解积水进展情况。

（三）肾造瘘术

如合并感染，肾功能损害较严重，病因暂时不能处理，应先做肾造瘘术进行引流，待感染控制、肾功能恢复后，再施行去除病因的手术。梗阻原因不能解除时，肾造瘘可能成为永久性的治疗措施。

（四）双侧肾积水

一般先治疗情况好的一侧，待情况好转后，再治疗严重一侧。

（五）肾切除术

肾积水严重，剩余的肾实质过少，或伴有严重感染肾积脓者，在确保健侧肾功能正常的情况下，可切除病肾。

随着腔内外科技术的进展，腹腔镜、输尿管肾镜等腔内技术越来越多的应用于本疾病的治疗。

七、预后

目前，尚无十分可靠的方法预测积水肾脏恢复能力，有几个方法有一定作用：①肾脏损害程度一般与梗阻时间成正比。动物实验显示输尿管不全梗阻 4 d 后解除梗阻肾功能可完全恢复。2 周后解除梗阻，肾功能仍可大部分恢复。而梗阻 4 周尿液浓缩功能将造成永久损害。②梗阻肾脏尿液 pH < 6.0 则提示解除梗阻后肾脏恢复能力强；肾脏进行性损害期，尿液中 NAG 升高；尿液中肌酐浓度也有助于预测梗阻解除后肾脏恢复能力。③肾间质纤维化是肾脏不可逆改变的标志之一，纤维化的程度和肾损害程度成正比。④对侧非梗阻肾脏代偿增生对梗阻肾脏的恢复有重要影响。对侧肾脏明显代偿增生后，梗阻肾脏则恢复较慢。

第二节　急性尿潴留

尿潴留指膀胱内充满尿液而不能排出。尿潴留是一种临床症状，可由某些疾病、外伤、手术或麻醉等因素引起。急性尿潴留是指患者突然发生的短时间内膀胱充盈，膀胱迅速膨胀而成为无张力性膀胱，下腹胀满并膨隆，尿液急迫而不能自行排出。急性尿潴留是临床工作中经常遇到的问题，情况紧急，且原因很多，必须正确诊断和及时处理。

一、病因

引起急性尿潴留的病因很多，有时是多种原因引起。通常将引起急性尿潴留的病因分为机械性梗阻和动力性梗阻两大类。

（一）机械性梗阻

膀胱颈、尿道或邻近器官的各种梗阻病变都可能引起急性尿潴留。较常见的如前列腺增生、尿道损伤和尿道狭窄。分析此类病因时可以从以下两方面考虑。

（1）膀胱或尿道外的梗阻：包括前列腺增生、急性前列腺炎、前列腺囊肿、前列腺肿瘤、骨盆骨折压迫尿道、盆腔内的巨大肿瘤或脓肿、妊娠子宫后倾嵌顿于骨盆等。

（2）膀胱颈或尿道的梗阻：尿道结石、尿道异物、后尿道瓣膜病、膀胱颈挛缩，先天性、炎症性或损伤性尿道狭窄，膀胱颈或尿道原发性肿瘤或因被宫颈癌、会阴癌浸润时也可能引起尿潴留。

（二）动力性梗阻

膀胱、尿道并无器质性梗阻病变，由膀胱逼尿肌或尿道括约肌功能障碍引起。

1. 手术后尿潴留

盆底组织经广泛分离的宫颈癌根治术或会阴部手术等。

2. 产后尿潴留

多见于第二产程延长的产妇，系因胎先露对膀胱颈长时的压迫，引起组织水肿和神经功能障碍所致。

3. 药物作用

抗胆碱药过量（如溴丙胺太林等）、脊髓麻醉（腰麻）等。

4. 神经系统疾病

中枢神经或周围神经的损伤、炎症、肿瘤等及昏迷患者等。

5. 精神因素

如癔症、对疼痛敏感、有旁人在场或不习惯卧床排尿等。

二、临床表现

体检在下腹部或盆部可扪及肿块，前列腺增生患者尿潴留表现为进行性排尿困难，症状逐渐加重，出现尿频、尿急和夜尿增多，排尿不尽，最终出现尿潴留。由于患者排尿困难、膀胱内有残余尿存留，故膀胱区有胀满感，当残余尿较多，膀胱内压力较高时，可因咳嗽、弯腰等使腹内压增高，出现压力性尿失禁。尿道狭窄主要表现也为排尿困难。尿道结石患者表现为排尿时剧痛、血尿、尿闭等，球部尿道以下的结石体检可以触及。尿道狭窄或前列腺增生常合并膀胱结石，加重尿痛，并可出现排尿中断现象。前列腺增生中叶突入膀胱腔，有时可出现急性血尿。

三、诊断要点和鉴别诊断

尿潴留时，应尽量确定原发病变，明确诱因。

（1）仔细询问病史，了解有无原发病史及外伤史，有无应用某些特殊药物等，女性患者应注意妊娠与分娩史。

（2）急性尿潴留时，下腹部胀痛、尿意紧迫，但排不出尿液，患者采用各种体位企图排出尿液，但均无法排出，故患者辗转呻吟，时起时卧，异常痛苦。

（3）下腹部耻骨上区隆起，可扪及胀满的膀胱，即叩诊呈浊音，压之有胀痛感。若膀胱偏移可能伴有膀胱憩室。检查有无尿道外口狭窄、包茎及皮疹，尿道有无狭窄、结石、异物和肿瘤。

（4）辅助检查：尿潴留应进行以下辅助检查。①直肠指诊，以了解前列腺、直肠及盆腔的情况，同时应检查肛门括约肌及会阴部感觉。②疑有神经性尿潴留者，应进行神经系统检查。③肾功能检查，测量尿素氮、肌酐、血电解质，并进行尿常规、尿培养及药敏试验。必要时可进一步做腹部X线平片、B超、尿道及膀胱造影。

（5）根据病因进行鉴别诊断。

四、治疗方法

急性尿潴留的治疗原则是解除病因，恢复排尿，根据不同原因采取不同处理措施。

（1）病因明确并有条件及时解除梗阻者，应立即解除病因，恢复排尿。例如包皮口或尿道口狭窄，可局部切开恢复排尿；又如尿道结石，可立即手术取出结石。有一些药物或低血钾引起的尿潴留，可在停药或补钾后恢复正常排尿。

（2）腰麻和肛管直肠术后的尿潴留，应尽量采用针灸治疗。常选用的穴位有中极、曲骨、阴陵泉、三阴交等。亦可用穴位注射新斯的明 0.25 mg。

（3）脊髓损伤引起的急性尿潴留，应争取膀胱尚未十分胀满时掌压排尿，即以手掌置膀胱上方持续向下、向后压迫，但用力不宜过猛，以免造成膀胱破裂。掌压可使膀胱里尿液被动排出，这样可以避免导尿或留置导尿管引起感染。

（4）如果一时无法了解病因，或已明确病因而医疗条件又不能处理时，应按以下原则处理。①施行导尿：导尿是解除急性尿潴留最直接、最常用的办法，泌尿外科医师在夜间急诊或急会诊中常会遇到。任何情况下，膀胱高度膨胀时应立即导尿，以免膀胱极度膨胀后成为无张力膀胱。同时，导尿亦可作为诊断措施，对不能插入导尿管者，可考虑施行耻骨上膀胱穿刺或耻骨上膀胱造口术。一般先用硅胶气囊导尿管留置导尿，导尿时一定要将尿管和尿道外口充分润滑，尽可能用合适的尿管，必要时可用质地较硬的吸痰管和胃管，如果导尿一时不能成功，可用带导丝的尿管或金属探子轻柔试插导尿。应用探子不宜选择过细的，从大到小选择，以能插入膀胱为宜，禁止强行导尿。导尿时，放尿液应缓缓进行，并分次排出，以免引起血管破裂、大量出血。②膀胱穿刺术：导尿失败，可暂时行耻骨联合上膀胱穿刺，应用细针引流，缓解症状。③穿刺造口术：确定膀胱充盈时，在耻骨联合上 1～2 横指处施行穿刺。最关键的问题还是部位的确定。

穿刺时进针一定要垂直。这主要是由于多数患者是因前列腺增生、导尿失败而进行的一项治疗。若部位偏低，则穿刺时有可能损伤前列腺而致出血。膀胱穿刺后，应防止穿刺处膀胱及腹壁出血。穿刺造口后插入气囊导尿管，注水后，向腹壁适度力量牵拉；另由腹壁处导尿管纱布打结后，并向腹壁方向推压固定导尿管，膀胱穿刺处以气囊压迫止血，腹壁穿刺处以纱布压迫止血，从而起到止血作用。术后 24 h 去除纱布，防止出现腹壁穿刺缘缺血坏死。

第三节　前列腺增生症

一、概述

良性前列腺增生症过去曾经称为"良性前列腺肥大"，而现在定名为良性前列腺增生症，归入良性肿瘤范畴。因为前列腺的增大是腺体和间质成分异常增生的结果，而非肥大。

据国际良性前列腺增生（BPH）咨询委员会第四届委员会会议（1997.7.2，巴黎）BPH流行病学分会统计显示，BPH是老年男性最常见的泌尿外科疾病，而且随着人口老龄化而逐年增加，其发病率近年呈明显上升趋势。在美国，85岁以上男性几乎都有BPH症状，且85岁以上的老年人将从1980年的200万增至2000年的400万，至2050年将达到1 800万或更多，增势十分惊人。在英国，75～84岁的男性老年人在18年里增加了70%，而85岁以上的男性在同时期内增加了1倍，其中30%有BPH梗阻症状。在中国，1936年尸检报告BPH为6.6%，1992年已上升至30.5%，为前者的4倍。因此，当今老年人中BPH的发病是所有国家面临的最大的健康问题。

二、病因与病理

（一）病因

BPH与雄激素有关。老年男性雄激素水平下降但却不发生BPH。近年来，人们从其他角度研究与认识，形成了3种理论。老年并具备有功能的睾丸是基本条件，3种理论包括性激素、细胞凋亡、各种生长因子。

1. 双氢睾酮增加

前列腺内的5α还原酶促使睾酮向双氢睾酮转化，前列腺内的双氢睾酮浓度增加导致前列腺增生，认为是由于DHT在前列腺内过度集聚所致，尿道周围腺体（内层腺区——内腺）在其作用下"二次青春期发育"而发生腺体增生。并认为雄激素对DHT致BPH有协同作用。

2. 细胞凋亡减少

细胞增殖与凋亡是矛盾的统一体，这一平衡如被打乱，前列腺细胞凋亡减少则可造成前列腺增生。细胞凋亡须通过特异性凋亡酶（caspase）来完成，存活素存在于胚胎组织中，在成人细胞中完全消失，于肿瘤细胞中复又出现，而存活素能直接对抗前列腺细胞中的caspase，使细胞凋亡减少。

3. 生长因子

生长因子是由细胞分泌产生的一类小分子多肽，对细胞的生长、分化、增殖及间质增生、血管形成起调控作用。前列腺的间质与上皮均可合成生长因子。碱性成纤维细胞生长因子（bFGF）对间质与上皮均有促增殖作用，BPH组织中的bFGF水平比正常前列腺高出2～4倍，因此bFGF的过度表达可能与BPH的发生有关。BPH的发生有赖于新生的血管形成，后者与血管表皮生长因子（VEGF）密切相关，成年后VEGF下降，BPH复又增多，VEGF与其受体结合可促成新生血管形成及前列腺增生。

（二）病理

前列腺发生增生后，增生由两侧向中间发展，突入管腔，压迫后尿道，这种压迫不对称，而将尿道挤成S形（尿道弯曲）或多个S形；或者前列腺中叶呈球状增生，在排尿时如同井盖一样由膀胱内盖在了膀胱的出口，因而发生了膀胱颈梗阻，产生了一系列症状。病理的损害包括尿路自身病理损害、继发尿路感染和膀胱结石。

前列腺增生引起膀胱颈梗阻后，将导致尿路一系列病理改变。先是膀胱受累，早期逼尿肌发生代偿性肥厚，出现小梁、小室及憩室（此期称为刺激症状期），B超和膀胱镜见膀胱壁肥厚、间嵴肥厚、小梁形成、小室形成（小而浅凹陷）、假性憩室（大而深凹陷）、真性憩室（壁薄腔大、凸于壁外）；如梗阻长期未能解除，逼尿肌即失去代偿能力，产生残余尿（此期称为残余尿发生期）；晚期膀胱壁变薄，无张力而扩大（此期称为膀胱无力期）。膀胱逼尿肌肥厚可使输尿管膀胱壁段延长、僵硬，导致输尿管的机械性梗阻；膀胱逼尿肌失代偿后，膀胱腔扩大，输尿管膀胱壁段又可缩短，加之膀胱内压升高，出现输尿管反流，终致肾积水及肾功能损害。

BPH对膀胱的影响早期，膀胱逼尿肌为了克服出口阻力而不得不发生代偿性肥厚，逼尿肌发生部分去神经病变（激惹），神经元细胞增大，逼尿肌无抑制性收缩增强，肌肉收缩能力减退。逼尿肌不稳定，产生下尿路刺激症状。这种膀胱肌肥厚不是肌纤维数目的增加，而是蛋白的增多，久而久之，肌纤维就会发生断裂，肌纤维断裂多则不能回缩或回缩无力，造成一个无力性膀胱。

BPH对肾脏的影响：膀胱收缩后尿液排空不完全，产生残余尿，使膀胱的压力过大[超过了3.9 kPa（40 cmH$_2$O）]，而上尿路的压力小，膀胱高压使肾与输尿管的排尿压力加大，影响尿液的引流下行，同时膀胱高压也破坏了胱管之间的"阀门"（此阀门有抗逆流作用），尿液反流向上，这样就影响到肾脏，终致肾积水及肾功能损害。残余尿尚可继发感染和结石，会加重梗阻或协同破坏肾功能。

实验研究表明，前列腺综合征和病理的发生，不仅与膀胱颈梗阻自身有关，还与膀胱颈梗阻继发的逼尿肌功能变化有关。逼尿肌功能变化包括逼尿肌不稳定、逼尿肌收缩功能受损和膀胱顺应性改变，见表 8-1。

继发尿路感染和膀胱结石：由于尿液滞留，易于继发泌尿系感染。多为下尿路感染，严重者可继发上尿路感染。由于尿液潴留及继发的感染。梗阻和感染均是结石形成的局部因素。

表 8-1　逼尿肌功能变化的尿流动力学特点和临床症状及病理

逼尿肌功能变化	尿流动力学特点	临床症状及病理
逼尿肌不稳定	在膀胱充盈时自发或被诱发出逼尿肌不自主收缩（不能被主动抑制）	尿频、尿急、急迫性尿失禁术后尿频尿失禁、膀胱痉挛
逼尿肌收缩功能受损	压力－流率同步检查，P-Q 曲线落在"可疑梗阻区"时，即考虑收缩功能受损	排尿困难症状进一步加重，残余尿量增多
低顺应性膀胱（较少的膀胱容量增加，产生较高的膀胱内压）	残余尿量 >50~ 100 mL，冷热感正常，充盈期压力 > 1.49 kPa，尿意早，膀胱容量多 <300 mL，排尿期压力多 >7 kPa，尿流率曲线低平（最大尿流率 <5 mL/s）	长期的膀胱高压，加上逼尿肌本身退行性变，影响输尿管膀胱连接处的抗反流功能，引起膀胱输尿管反流，导致上尿路扩张积水。进而损害肾功能
高顺应性膀胱（即使膀胱过度充盈，膀胱内压仍较低）	残余尿量多 > 500 mL，冷热感迟钝，充盈期压力 <1.0 kPa，尿意极晚，膀胱容量 > 1 500 mL，排尿期压力 <2.0 kPa，尿流率曲线严重低平（最大尿流率 <3 mL/s）	无症状性慢性尿潴留如持续时间长，亦易发生上尿路扩张积水，肾功能受损

三、BPH 的诊断与鉴别诊断

（一）临床表现

1. 泌尿外科症状的特点

在我国，男子 40 岁以后在病理上发生不同程度的前列腺增生，50 岁以后才逐渐出现症状（40 ~ 49 岁仅占 0.5%）。而欧美国家从病理上和临床发病上均较我国早约 10 年，即国外资料表明前列腺一般在 30 岁以后发生增生病变，40 岁以后发病（40 ~ 49 岁占 4% ~ 10%）。症状的轻重并不与增生的前列腺大小成正比，而与增生的部位关系较大，它在不引起尿路梗阻或梗阻轻微时可毫无症状。发病特点是起病缓慢，逐渐进行性加重。主要表现为排尿功能障碍、尿路感染和慢性肾功能不全。

（1）排尿功能障碍：症状多是在不知不觉中出现，逐渐加重，病史可持续数年至数十年。

①尿频：首先表现为夜尿次数增加，随之白天也出现尿频，夜尿次数的多少常与前列腺的增生程度平行。早期原因：a. 一种是膀胱颈梗阻引起，膀胱逼尿肌代偿肥大，排尿力和尿道阻力相对平衡，此时尚无残余尿，此时排尿次数与梗阻程度呈正相关，以伴见排尿困难为主要表现。b. 另一种是膀胱逼尿肌不稳定所致，以伴见尿急或急迫性尿失禁为主要表现。50% ~ 80% 的患者伴有尿急或急迫性尿失禁。中后期原因：a. 是因尿道阻力超过膀胱逼尿肌张力，不能完全排空，残余尿增多，有效容量下降所致。b. 继发下尿路感染、膀胱结石时，尿频尿急和排尿困难等症状加重。

②排尿困难及慢性尿潴留：起初表现为排尿踌躇等待、排尿时间延长、尿线无力、射程变短、尿线变细或分叉、尿末滴沥、尿不尽感；严重者须用腹压帮助，呈间歇性排尿；发展至后期，尿流不能成线，而呈点滴状，甚至完全不能排尿。原因：a. 尿道梗阻逐渐增加。b. 肌性膀胱无力，类似于充血性心力衰竭的发生过程。

③充溢性尿失禁：为排尿困难之延续。当膀胱过度胀满，少量尿液即不断地自行溢出，成为尿失禁。多发生在入睡时，由于夜间盆底肌肉松弛而出现。原因是下尿路梗阻日久，由于膀胱残余尿不断增多，使膀胱过度充盈膨胀，膀胱内静压力逐渐升高，当超过尿道内阻力时，即逼使尿液外溢，呈间断点滴流出。再当膀胱内压力随着尿液的流出而下降到与尿道阻力平衡时，"漏尿"即停止。

④急性尿潴留：30% ~ 40% 的患者可发生急性尿潴留。前列腺增生症分为 3 期。初期为排尿刺激症状期，此时逼尿肌代偿性肥大，排尿力与尿道阻力处于相对平衡状态，无残余尿；中期为残余尿发生期，

此时尿道阻力大于膀胱逼尿肌张力，残余尿出现；后期为代偿不全期，此时尿道阻力远大于膀胱逼尿肌张力，残余尿进一步增多。上述任何阶段均可发生急性尿潴留，但主要发生在初期末和中期初。当受凉、劳累、饮酒、憋尿等原因引起交感神经兴奋时，前列腺及膀胱颈平滑肌收缩，造成急性尿道梗阻而发生急性尿闭，此时患者小腹胀满疼痛，辗转不安，小便欲解不得解，痛苦异常，查体耻骨上膨隆，可摸到膨胀的膀胱。为常见的泌尿科急诊。

⑤血尿：膀胱颈黏膜静脉因增大的前列腺的压迫，导致回流受阻，黏膜静脉怒张，一旦破裂可出现血尿，少数可出现严重出血，伴有血块，可导致急性尿潴留。但 BPH 血尿发生率并不高，据统计仅占15.1%。前列腺增生出现血尿者，更多的应考虑是膀胱继发病变所为，如感染、结石、肿瘤等，注意鉴别。

（2）继发感染：继发下尿路感染及生殖系感染约50%。感染合并结石时，膀胱刺激症状、血尿及排尿困难等症状明显加重。常见感染为前列腺炎、膀胱尿道炎、附睾炎、肾盂肾炎。

（3）最终表现：最终出现肾积水和肾功能衰竭症状及体征膀胱颈部梗阻发生后，就整个尿路而言，位置较低，膀胱的扩大对上尿路起到了缓冲和保护作用，不至于立即发生上尿路功能的代偿不全。但随着梗阻时间的延长，梗阻程度逐渐增加时，则渐渐发生肾积水和肾功能不全。临床上出现乏力、食欲下降、呕恶及贫血等，这些症状开始时比较隐蔽，不易被觉察，常误作消化道疾病。严重时出现头痛、血压增高、迟钝、嗜睡，甚至痉挛、昏迷等。

2. 一般身体状况

本病最大的危害是引起肾功能衰竭，且这种危害呈隐匿性进展，故应注意患者有无慢性肾功能不全症状，如反应是否迟钝，有无嗜睡、乏力、纳少、呕恶、贫血、头痛、血压升高、水肿等。这些症状常常被误诊为消化道疾病。本病见于老年人，常合并有其他慢性疾病，尤其是心肺疾患，如高血压、动脉硬化、肺气肿及糖尿病等。故诊断时应重视患者的全身情况。另外还应询问大便和性功能情况。

3. 直肠指诊的特点

前列腺增大，表面光滑，边缘清楚，中等硬度，有弹性，无压痛，中央沟变浅、消失甚至隆起。增生的前列腺硬度和大小因人而异，这是由增生的组织中间质（纤维平滑肌）和腺体的比例不同所致，纤维平滑肌增生者偏硬，腺体增生者偏软。但间质和腺体的混合性增生最多见，有2种类型：纤维肌腺型（又叫混合型）和纤维腺型（又叫硬化性腺病）。直肠指诊如发现前列腺硬结，应取活组织检查，以排除前列腺癌。

（二）诊断要点

关于良性前列腺增生症的诊断标准，参照第五届国际良性前列腺增生咨询委员会推荐意见及吴阶平主编的《泌尿外科》中有关前列腺增生症的诊断标准。良性前列腺增生症（BPH）可导致前列腺增大（EPG）及尿动力学可显示的膀胱出口梗阻（BOO）。但是，老年男性的下尿路症状（LUTS）可以在无前列腺增大及膀胱出口梗阻时出现。因此，许多被认为是"前列腺病"而进一步检查的患者，其实更正确的分类应为有"LUTS"的患者。进一步的检查应确定 LUTS 的病因以及前列腺疾病与这些症状的关系。

标准患者是指由合格医师诊断的50岁以上的男性，有提示膀胱出口梗阻（BOO）的下尿路症状（LUTS）及无任何特殊的除外指标。这些除外指标包括：①年龄 < 50 岁。②有前列腺癌。③先前针对 BOO 的侵袭性的治疗失败。④难以控制的糖尿病和糖尿病性神经病变。⑤病史或体检提示有神经系统疾病。⑥有盆腔外科手术或外伤史。⑦有性传播疾病史。⑧使用影响膀胱功能的药物，如抗胆碱能药物、抗高血压药物及影响精神情绪的药物等。有以上任何除外指标之一的患者可能不是典型的前列腺增生症，这些患者有着比该病更危险的疾病，可能需要的诊疗手段超出该诊疗的范围。

国际良性前列腺增生咨询委员会推荐的诊断检查方法包括建议性检查（初始评估）和选择性检查（专科评估）两类。

1. 建议性检查（初始评估）

对于50岁以上男性，以下尿路症状（LUTS）为主诉的初诊患者，必须实施该类检查。

（1）病史：病史采集应集中包括以下内容：①所报告的泌尿外科症状的特点和持续时间。②手术史（尤其是一些影响泌尿生殖道的手术）。③既往史，性功能史。④药物史，指目前患者所服用的药物。

⑤患者体质状态，是否适应可能的手术和其他治疗。

（2）症状的定量：见表8-2。

表8-2　国际前列腺症状评分和生活质量指数评分表

国际前列腺症状评分（IPSS）							
过去1个月，是否有以下症状		无	少于1/5	少于1/2	约1/2	多于1/2	几乎总是
1. 排尿不尽感		0	1	2	3	4	5
2. 排尿后2 h内又要排尿		0	1	2	3	4	5
3. 排尿过程中有中断后又开始		0	1	2	3	4	5
4. 排尿不能等待		0	1	2	3	4	5
5. 有尿线变细现象		0	1	2	3	4	5
6. 感觉排尿费力		0	1	2	3	4	5
7. 夜间睡觉后排尿次数		无 0	1次 1	2次 2	3次 3	4次 4	≥5次 5
IPSS总分 =							
生活质量指数评分（QOL）							
	非常好	好	多数满意	满意和不满意各半	多数不满意	不愉快	很痛苦
假如按照现在排尿情况，你觉得今后生活质量如何	0	1	2	3	4	5	6
QOL总分 =							

（3）体格检查及直肠指诊。

①双肾有无增大，肾区有无压痛和叩痛，耻骨上有无充盈的膀胱。

②全面的运动及感觉功能，重点检查包括肛门括约肌的张力，肛门随意收缩，咳嗽时肛门反射，球海绵体肌反射，肛门收缩征以及下肢的运动和感觉功能。

③直肠指诊检查前列腺的大小、质地、形状，表面是否光滑，有无弹性，有无结节和压痛，有无捻发感，中央沟情况，腺体是否固定，有无前列腺癌的征象。

（4）尿液分析：尿常规或加离心尿沉渣检查，以确定患者有无血尿、蛋白尿、脓尿或其他病理改变（如有无尿糖）。

（5）血清前列腺特异性抗原（PSA）：尽管BPH不会导致前列腺癌，但是处于患BPH年龄的男性也是前列腺癌的高危人群。血清PSA测定加直肠指诊的前列腺癌的检出率明显高于单独行直肠指诊。预期寿命超过10年以上及一旦发现前列腺癌会改变治疗方法的初诊患者必须行血清PSA测定。应告知患者血清PSA测定的意义及其预示的危险性，包括检查的假阳性及假阴性，经直肠B超穿刺活检并发症及活检假阴性的可能性。血清PSA正常值为0～4.0 μg/L。

（6）排尿日记（频率-容量表）：以夜尿增多为主要症状时，排尿日记有其特殊价值，一般记录数个24 h的排尿情况，有助于确定是患者夜尿增多，还是饮水过量。

2. 选择性检查（专科评估）

（1）尿流率测定：基于该项检查的无创性及临床价值，在任何积极性治疗前均应测定。其中最大尿流率（Q_{max}）是最佳的测定指标，但是，由于尿流率是由膀胱逼尿肌的力量和尿道阻力共同决定的，因此低Q_{max}不能区分膀胱出口梗阻和膀胱收缩无力。由于Q_{max}个体差异极大及其尿量依赖性，因此理想的尿量应>150 mL。如经反复努力，患者尿量仍不能达到以上标准，可采用现有尿量的Q_{max}结果。在尿量>150 mL的条件下重复测2次。如最大尿流率<15 mL/s时，考虑有下尿路梗阻。

（2）残余尿测定：即排尿后膀胱内的剩余尿量。经腹B超确定，意为无创伤性检查，临床价值大，但残余尿量少时测量不够准确。由于残余尿量有明显的个体内差异，须反复测定以提高准确性。如首次残余尿量极为显著，即提示应改变患者的治疗方法。B超还可了解前列腺大小、膀胱容量、膀胱壁改变以及有无膀胱结石、憩室及中叶增生。残余尿量（V）的测量方法有：①数字公式。$V = 4/3\pi r_1 r_2 r_3 = 1/6\pi d_1 d_2 d_3 = 0.5 d_1 d_2 d_3$。其中$r_1$、$r_2$、$r_3$为膀胱的3个半径，$d_1$、$d_2$、$d_3$为膀胱的3个直径。②经验公式。膀胱三直径相乘，再乘以0.75。

尿流率和残余尿量是反映尿流梗阻程度的两个最佳参数，建议在初诊时、治疗中及治疗后判断疗效时测定之。

（3）压力-流率测定：已证实在侵袭性治疗前或要求准确诊断BPO时该检查是有价值的。压力流率测定能鉴别低尿流率是由于膀胱出口梗阻引起还是由逼尿肌无力所致。该检查是通过分析逼尿肌压力与尿流率的相关性而实现的。如患者无BOO，且有严重的LUTS，则传统治疗如缓解膀胱出口梗阻的外科手术等常不能取得良好疗效。建议采用适当方法来治疗这些患者的症状，这些方法有：抗胆碱能制剂，膀胱行为训练及生物反馈等。压力-流率测定最重要的参数是Q_{max}时逼尿肌压力。

（4）经腹或经直肠前列腺超声显像：可测定前列腺的大小和形状。前列腺体积（V）＝宽径（左右）×长径（上下）×厚径（前后）×π/6（或0.52）。前列腺体积正常一般＜4 cm（宽径）×3 cm（长径）×2 cm（厚径），若大于此数值则提示前列腺增大。对于血清PSA超过正常范围的男性，可选择经直肠超声检查前列腺，并对可疑部位进行超声引导下的穿刺活检，或12象限的随机活检以除外前列腺癌。

（5）超声显像或静脉肾盂造影检查上尿路：如患者有以下1个和多个征象或症状时，建议行此2项检查：①有反复泌尿系感染病史或正存在泌尿系感染者。②镜下或肉眼血尿。③有尿石症病史。④肾功能不全（在这种情况下，首选超声检查）。

（6）膀胱镜检查：初步评估符合BOO，其他状况良好的患者，建议不进行内镜检查。有些治疗的效果取决于前列腺的解剖特征（如经尿道内切开术，热疗等）。如采用这些治疗，建议进行内镜检查。在决定进行手术时，如需了解前列腺的大小及形态以决定是否采用经尿道前列腺电切术、经尿道内切开术或开放手术时，建议进行内镜检查。

（三）专科处理

初始评估显示下尿路症状存在与下列发现有关：指诊怀疑前列腺癌，血尿，异常血清PSA值，疼痛，反复感染，可触及膀胱（排尿后），神经系统疾病。应行进一步的特殊评估以确定病因。此后，可能存在以下3种主要原因：①另一类特殊疾病所致。如前列腺癌、膀胱癌、神经源性膀胱功能障碍和尿道狭窄等。须采取相应治疗。②存在以下绝对手术指征。尿潴留（至少在一次拔管后不能排尿）、因BPH导致的肉眼血尿、因BOO所致的肾功能衰竭、因BOO所致的膀胱结石、因BOO所致的泌尿道反复感染、膀胱大憩室。须确定采用何种手术。③仅存在有下尿路症状并伴有前列腺增大。高度提示膀胱出口梗阻与BPH有关。应讨论涉及每个建议性治疗（等待、药物、介入、手术等）的益处、危险性和费用。治疗的选择是通过医师和患者之间的商讨而共同决定的。医师可根据初始评估所获得的资料与患者讨论治疗选择。根据患者自己的观点，一些症状严重者可能乐于选择外科手术治疗，而另一些患者则可能选择等待观察或药物治疗。

需要着重指出的是，随着尿流动力学研究的不断深入，证实前列腺增生患者在梗阻的基础上常伴有膀胱功能异常——逼尿肌不稳定（即不稳定膀胱，有50%～80%的患者伴有逼尿肌不稳定）、逼尿肌收缩力受损（即无力型膀胱）。梗阻、逼尿肌不稳定、逼尿肌收缩力受损这3个病症被描写为前列腺增生的3个套在一起的圈。

前列腺增生梗阻、年龄相关疾病、老龄本身等，均可影响膀胱功能。不稳定膀胱、膀胱收缩无力（功能性梗阻）的症状与前列腺增生机械性梗阻症状可以一样，如何将两者区分开来，这在临床上是有一定难度的，这是今后重要的研究课题。前述尿流率和残余尿量虽是反映尿流梗阻程度的两个最佳参数，但不能做以上区分。压力-流量测定等系统的尿流动力学检查有一定帮助，膀胱肌肉活检电镜观察可以区分机械梗阻和老龄的改变。

（四）鉴别诊断

1. 膀胱颈挛缩

患者有下尿路梗阻症状，直肠指诊未发现有前列腺明显增大，除可能系增大的腺叶突向膀胱外，应考虑本病的诊断。本病下尿路梗阻病史更长，由青壮年时期开始。膀胱镜检查可明确诊断。表现为：膀胱颈部因被结缔组织所代替而失去黏膜正常形态，膀胱颈后唇抬高，后尿道与膀胱三角区收缩变短。而前列腺增生症之增生腺体突向膀胱颈部时，被柔软黏膜覆盖，膀胱三角区下陷，后尿道延长。

2. 膀胱肿瘤

膀胱肿瘤患者常先有肉眼血尿，当癌肿接近尿道内口时也可出现梗阻症状，特点是排尿困难在血尿之后发生。膀胱镜检查即可确诊。但须注意的是，前列腺增生症常可合并膀胱肿瘤，此时排尿困难并不发生在血尿之后。故前列腺增生症患者发生血尿时，须先排除合并肿瘤、炎症、结石等，才考虑是前列腺出血。

3. 前列腺癌

其膀胱出口阻塞症状与前列腺增生症几乎无差别。前列腺癌血尿并不常见，而前列腺增生症有 15% 的患者伴见；前列腺癌直肠指诊前列腺早期扪得不规则、无弹性的硬结；前列腺特异抗原（PSA）、PSA 密度（PSAD）、fPSA/tPSA 比值、PSA 速度等出现异常；可同时有骨转移、淋巴转移及全身恶病质等症状。最后还须活体组织检查证实。

4. 前列腺肉瘤

包括间质肉瘤和叶状囊肉瘤。血清 PSA 无明显异常，直肠指诊前列腺较软。影像学检查有助于与 BPH 相鉴别。两种肿瘤的临床进展都较快。

5. 神经源性膀胱尿道功能障碍

同样有排尿困难、尿潴留或尿路感染等。但神经源性膀胱常有与神经系统有关的疾病，以及曾长期应用与排尿有关的药物的病史；除排尿功能障碍外，常有大便功能及性生活方面的异常；神经系统检查常有会阴部感觉减退，咳嗽时肛门括约肌无收缩，肛门括约肌张力减退或不能随意收缩，球海绵体肌反射消失。尿流动力学及膀胱尿道镜检查对鉴别很有帮助。

6. 逼尿肌老年性变化

逼尿肌不稳定除了前列腺增生梗阻、神经源性膀胱引起者外，老龄本身也是其中原因之一，正常老年人随年龄增长，逼尿肌不稳定发生率也不断增加。光镜下，前列腺增生梗阻引起的逼尿肌形态学改变很难与逼尿肌老年性变化相区别，而膀胱肌肉活检电镜观察可以区分前列腺增生梗阻和老龄的改变。前列腺增生梗阻电镜特征是：肌细胞外形肥大；肌细胞间隙明显增宽，内有大量胶原纤维成分；肌细胞间紧密连接明显减少，代之以胞突连接和桥粒连接。

7. 异位前列腺

可发生于不同年龄，亦可在老年时期出现症状。有排尿困难，但多以血尿为主诉，血尿为间歇性或仅为镜下血尿，亦可有血精。异位前列腺多位于精阜部或膀胱内，呈息肉状。亦可位于膀胱三角区与直肠之间。须经膀胱镜确诊。治疗可选择经尿道电切或手术切除。无恶变倾向但可复发。

8. 前列腺囊囊肿（苗勒管囊肿）

前列腺囊囊肿是由苗勒导管的残存部分形成的，故又称苗勒管囊肿。亦可出现尿频，尿线细而无力，大的囊肿可将膀胱底部及尿道推向前方引起急性尿潴留。直肠指诊在前列腺底部正中扪及囊肿，易于位于一侧的精囊囊肿鉴别。超声波检查、CT 及磁共振成像均能显示囊肿特征。

9. 精阜增生

主要临床症状是排尿困难，可导致膀胱输尿管反流，引起肾积水和肾功能损害，其诊断主要靠尿道镜检查。排尿期膀胱尿道造影可显示后尿道充盈缺损。

四、BPH 的治疗

国际 BPH 咨询委员会推荐的治疗建议如下。

（一）等待观察

临床症状、将来前列腺的生长及长期并发症的发展更可能出现于前列腺较大和血清 PSA 较高（如 > 1.3 μg/L）的患者。很多前列腺较小和血清 PSA 较低的患者随着时间的推移其症状进展的可能性很小。但是对症状的耐受程度个体间存在很大的差异。基于以上原因，等待观察是一种可以接受的治疗。除非出现绝对手术指征。如果患者在知情下，选择等待观察，每年至少要随访一次并进行初始评估检查，医师也因此能了解到患者的病情有无进展，是否出现并发症，以便决定是否有手术治疗指征。

（二）药物治疗

选择药物治疗的患者应定期随访并进行初始评估检查，以了解治疗是否有效，有无不良反应，并确定有无需要改变治疗计划的指征。如果患者病情稳定，每年至少复查一次。在决定采用某种药物治疗之前，医师应告知患者现有药物的优劣。

1. α_1- 受体拮抗药

为一线用药。可使前列腺平滑肌松弛，减少功能性梗阻，有效且快，但不能阻止前列腺继续增生。治疗成功性的评估通常在治疗开始后 2 ～ 4 周。特拉唑嗪每天只需用药 1 次，起始剂量为 1 mg，晚睡前口服。根据效果和耐受性，逐渐增加至 2 ～ 10 mg，在国内常用剂量为 2 mg。30% 有不良反应，最常见的是头痛、头晕、乏力、直立性低血压。对于正在服用降压药物的患者，应考虑同时服用的 α - 受体阻滞药亦有降压作用。

2. 5α - 还原酶抑制药非那甾胺

为一线用药。对良性前列腺增大有预防性影响，改善梗阻症状，明显减少尿潴留或外科手术率。因为 BPH 是一种缓慢发展的疾病，逆转这个病程需要几个月的治疗，至少须服用 3 ～ 6 个月才能看到疗效。前列腺轻度增大则缓解症状和增加尿流率的疗效略差。由于有效反应不能马上显现，故前列腺太大、尿潴留量较多、尿流率严重降低或已有肾积水者用药物治疗来不及，故建议此时不要选择药物治疗。因其通过阻滞睾酮转化为双氢睾酮而起作用，故需要终生用药。其可降低血清 PSA 水平，将降低的血清 PSA 值乘以 2 即可估计血清 PSA 的真正水平。非那雄胺（保列治）不良反应发生率极低，主要是对性功能的影响，包括阴茎勃起功能障碍、性欲降低及射精量减少。本品禁用于妇女儿童。

3. 植物药

如普适泰（舍尼通）、通尿灵及中药制剂。

（三）介入性治疗

1. 前列腺支架治疗

仅适用于高危患者。主要限于有尿潴留或严重的梗阻症状，而且处于高危的患者。方法是经膀胱镜直视下将不同型号的支架置于前列腺部尿道，精阜的上方，起到机械支撑作用，从而扩大膀胱出口，解除梗阻。支架为记忆合金网眼状支撑管，不易压倒，利于上皮覆盖，5 个月后上皮覆盖。

2. 热疗（ > 45℃）

包括经尿道微波治疗术、经尿道针刺消融术、间质激光凝固术。是通过各种技术使前列腺凝固坏死。前列腺内温度越高，临床结果越好，而不良反应也越大。一般不需要住院，但是留置尿管的时间较长。一般于治疗后 3 ～ 6 周患者才能感觉有改善。一般来说，这些治疗的疗效比药物治疗好，但比手术治疗差，还有出血少，适用于高凝患者等优点。但是目前有关该治疗的再治疗率、耐受性及经济效益等资料尚不完全。

（四）手术治疗

为解除前列腺增生症状及下尿路梗阻最有效的治疗方法。对于选择手术的患者，应评估决定哪种手术方式较合适。手术方式主要包括经尿道前列腺切除术（TURP）及开放前列腺切除术，其他手术方式还有经尿道电气化术和激光切除术。出现上述提到的手术绝对指征的情况时，它是唯一的解决方法。相对手术适应证有以下几种。

（1）药物治疗失败或患者对药物治疗不满意，重新选择治疗。

（2）有下尿路梗阻症状，尿流动力学检查已明显改变，提示存在膀胱出口梗阻。

（3）残余尿在 60 mL 以上。

（4）不稳定膀胱症状严重。

患者和医师之间应该讨论各种手术的益处和危险性，由患者自己决定。以上各种切除手术仅是切除增生的前列腺组织而留下受压前列腺所形成的外科包膜，不同于为前列腺癌所施行的将整个前列腺连同精囊一并切除的前列腺全切除术。对有长期尿路梗阻，肾功能已有损害，严重尿路感染或已发生急性尿潴留的患者，应先留置导尿管减除梗阻，待感染得到控制，肾功能恢复后再行手术。如插入导尿管困难或插管时间过长已引起尿道炎时，可改行耻骨上膀胱穿刺造口。

第四节　尿道狭窄

尿道狭窄是指尿道因某种原因导致管腔变细而言。可发生于尿道的任何部位，以男性为多见。女性尿道因短而宽大，故不易发生损伤与狭窄。

男性尿道的结构比女性复杂，分为前尿道与后尿道两部分。前尿道被尿道海绵体和球海绵体肌所包绕，血流丰富；后尿道部分的膜部尿道位于尿生殖膈之间，是后尿道最狭小和最固定的部分，在尿生殖膈与前列腺尖部之间有一段称之为膜上部尿道的部分是最薄弱的部分，此处常在骨盆骨折时受到损伤。

正常尿道的口径是：1 岁幼儿可通过 10 F，5 岁时可通过 15 F，10 岁时可通过 18 F，而成年男性可通过 24 F 的尿道探子。

男性尿道括约肌的控制与下述三部分有关：①膀胱颈部。②膜部尿道由横纹肌所构成的外括约肌。③位于外括约肌内层受 α－肾上腺素能受体控制的环形平滑肌。因此手术时要避免损伤血管神经及重要的环形括约肌，尿道嵴远端和外括约肌之间的不随意肌是在外括约肌损伤后保持括约功能的部分术中应注意保护。

一、病因

可分为先天性与后天性两大类，在后天性中以损伤及感染为常见，值得注意的是医源性尿道狭窄并不少见，应引起重视。

（一）外伤性尿道狭窄

大都为外来暴力所致，也可以是由于尿道内手术器械的操作所导致，狭窄的发生与损伤程度或与损伤早期处理不当有关。狭窄是由于创伤组织的纤维性变形成瘢痕挛缩所造成，局部的尿外渗、血肿与感染促使了这一病理过程的形成。狭窄常在外伤后数周至数月后发生。

在当今社会中交通事故（RTA）已成为尿道外伤的主要原因。当发生骨盆骨折时并发尿道损伤的发病率很高，其并发原因除骨折碎片的直接损伤外，更为主要的原因是骨盆受伤时所发生的剪力作用所导致。当骨盆受到外来暴力时常发生扭转，使骨盆内径发生急剧变化，当侧方受压时其横径短缩而前后径被拉长，骨盆之软组织也发生剧烈牵拉与错位，此时膜部尿道随三角韧带及耻骨弓向前方移动，而前列腺部尿道则随前列腺、膀胱及直肠向后上方浮动，从而使最为薄弱之前列腺尖部远端的膜上部尿道被撕裂，造成后尿道损伤，是此类创伤中最为常见的。此外尚有一定比例的骑跨伤，故球部尿道狭窄也并不少见。

（二）感染性尿道狭窄

目前常见的是非特异性细菌感染所致，大多发生于尿道损伤早期的处理不当之后。病毒性及结核性感染亦可导致狭窄，但已十分少见。而在解放初期十分常见的淋菌性尿道狭窄一度极为罕见，但鉴于近年来急性淋菌性尿道炎的发病率呈明显上升趋势，淋菌性尿道狭窄的发病率在数年内将有可能增多。尿道感染性狭窄常发生于尿道腺体分布集中的部分，因此多见于前尿道，且表现为长段的尿道狭窄。

（三）医源性尿道狭窄

常由于应用尿道器械时操作不当所致，如金属尿道探子、金属导尿管和内腔镜等，特别近年来由于腔内泌尿学的兴起，如 TURP 和 TURBT 等在临床上的广泛应用，这类医源性狭窄的发生有所增加，其好发部位以尿道外口及前尿道多见。即使是极其普通的软质导尿管的留置尤其是在长期留置的病例，如果固定方式欠妥或护理不当，特别是发生感染后未做相应有效的处理时，常可导致尿道及尿道周围炎，最终可产生尿瘘或感染性尿道狭窄甚至闭锁。例如使用的导尿管管径过粗，使尿道内分泌物引流不畅；又如常被部分医师忽视的导尿管的正确固定位置是应将阴茎及导尿管翻向下腹部，这样可使呈"s"形的尿道的第二个弯曲点不至于因导尿管的压迫而发生阴茎阴囊交界处的"压疮"而形成尿瘘或尿道狭窄，当然选用组织相容性较好的硅胶导管对减轻感染是有利的。

（四）先天性尿道狭窄

以尿道外口为多见，多发生于有包茎的儿童及成人。在一些重复尿道、尿道下裂的畸形病例也常并发。先天性尿道狭窄由于症状不明显而易发展成严重肾积水、继发感染或肾功能受损时才被发现。女性尿道狭窄或尿瘘常与产伤、严重的会阴部或骨盆损伤、感染等有关，少见。

二、病理

尿道狭窄的病理比较简单，是由于损伤部位由纤维组织替代了正常尿道黏膜与海绵体，形成瘢痕收缩而使管腔变为窄小。Singh（1976 年）曾做了以下三个实验。

（1）对两个婴儿及两个成年男性尿道做了超薄连续切片，发现尿道腺体的分布部位与淋菌性尿道狭窄的部位相符，说明了淋菌性尿道狭窄是由于淋菌在腺体内反复感染的结果。

（2）用大白鼠做实验，将尿道造成人为损伤，又以损伤程度分为 5 组，每组又分别分为膀胱造瘘与不造瘘两部分。观察结果是尿道穿透伤组形成狭窄的机会比未穿透伤组要多；尿道损伤后未行膀胱造瘘的形成狭窄的比已行膀胱造瘘组要多。说明尿外渗与狭窄的形成是密切相关的。

（3）对 24 例尿道狭窄段组织做电镜检查，发现狭窄段组织中除纤维组织外，不同病例还有不同程度的平滑肌纤维或弹力纤维存在。因此有的瘢痕坚硬，有的较软；有的弹性大而尿道探子通过容易但扩张效果不好，此乃与组织学上的组成成分不同有关。

三、诊断

根据病史、体征、排尿情况、尿流率测定、试探性尿道扩张以及尿道镜的检查手段，本病的诊断是不困难的。尿道造影有助于了解狭窄的部位、长度、有无瘘管或假道等。尿道 X 线造影每次宜摄两张斜位片，一张是逆行尿道造影，一张为排尿期膀胱尿道造影片，后者对了解后尿道或狭窄段以上尿道的情况是至关重要的。如排尿期膀胱尿道造影未能满意地显示后尿道情况时，在已行耻骨上膀胱造瘘的病例可以采用经造瘘口将金属探子插入后尿道，同时配以逆行尿道造影的摄片方法，往往可显示狭窄的部位与长度。以往前后尿道均采用金属尿道探子替代造影剂的方法，由于手法上易发生错位而使造影结果严重失真，故已不再推荐使用。

近年来一些学者通过应用实时超声显像技术在尿流动力学方面应用的研究中，观察到超声对尿道狭窄的诊断有较大的帮助，通过直肠探头和（或）线阵探头利用向尿道内注水或排尿动作等配合，可清楚地观察到动态的尿道声像图，不仅可观察狭窄的部位、长度，还可观察狭窄周围瘢痕的厚薄程度，此点对选择何种手术方式有很大的参考价值，如狭窄段短而瘢痕少者可首选内切开术治疗，反之则宜选择开放性手术为佳。此外超声对在 X 线造影时不易显示的后尿道往往可获得较好的显示，有假道者常可清楚显示为其独到之处。故超声对本病是一种颇有前途的新诊断技术。

应注意狭窄可以是节段性、多发的，当尿道造影片提示尿道可能完全闭锁时，事实上不一定全长均已闭锁，超声和尿道海绵体造影术可能有一定帮助，但最后还得依靠手术探查来明确，并据此选择最为合理的手术术式才是治疗能否成功的关键。

对上尿路的功能及形态学的检查在长期的、严重狭窄的病例是需要的。还应注意有无感染、结石等并发症。

真性狭窄是指因尿道黏膜与尿道海绵体受损后组织修复所形成的，瘢痕环状包绕尿道所致，而假性狭窄是一些因尿道黏膜的局限性病损而产生的黏膜间粘连而形成的狭窄。这种狭窄一旦探子通过，即可顺利扩张到 24 F 的正常口径，一般扩张 1 ～ 3 次即可痊愈，或尿扩后留置硅胶管 3 ～ 4 d，可防止粘连的再度形成，这类情形常见于留置导尿管时间稍久又有感染的病例。另一种类型的假性尿道狭窄见于尿道黏膜未曾受损，而尿道黏膜周围的海绵体等组织因故形成纤维瘢痕组织，压迫尿道黏膜使尿道内腔变细而形成的狭窄。在处理上只需切除或切开尿道黏膜外的瘢痕组织，即可见黏膜鼓起而狭窄解除，一般无须做狭窄段切除再吻合术。

在鉴别诊断上应注意与前列腺增生症、膀胱颈挛缩、神经源性膀胱、尿道结石及尿道异物等疾病相鉴别。

四、治疗

（一）尿道扩张术

一般尿道狭窄常首先采用尿道扩张这一简易的治疗方法，可使不少患者因而康复，这是一项物理性治疗，起到按摩软化瘢痕并促使其吸收的作用，使尿道扩大并保持通畅。扩张应定期进行，要循序渐进，扩张的幅度应视狭窄程度而定，操之过急或过度扩张是失败的原因，良好的麻醉有助于扩张的成功，丝状探子对严重狭窄的患者是有助的。

有学者在 1979 年曾设计了一种用不锈钢管做成的 18 F 尿道扩张器，可在窥视下进行扩张，可避免产生假道，但由于实用价值不高而未被推广。为了防止扩张引起的尿道热，术前用抗菌药物做尿道冲洗，术前术后口服抗菌药物均可有预防作用。当尿道有急性炎症时扩张是禁忌的。

（二）尿道内切开术

尿道内切开术是一种简单而有效的治疗方法，对尿扩失败的部分病例特别是狭窄周围瘢痕组织较少的病例和多发性或长段狭窄的病例，如果尚能通过丝状探子，均可采用本法治疗，有学者提出当应用电切镜或碎石镜而尿道不够大时，虽无狭窄亦可采用本法以扩大尿道，使腔内治疗得以进行。尿道内切开术分盲目和直视下进行两大类，在 20 世纪 70 年代以前普遍采用的是盲目法，70 年代以后因直视下尿道内切开镜的问世，使尿道狭窄的治疗发生了巨大的变化，目前已成为本病首选的手术方法。

1. 盲目尿道内切开术

常用的有两种内切开刀，一种为 Maisonneuve 型，另一种是带有刻度盘的 Otis 型内切开刀。凡能通过丝状探子的病例均可采用，比较简便。一般在尿道 12 点处切开，切割后应留置相应口径之硅胶气囊导尿管，如遇严重出血可在阴茎周围进行加压包扎 1 ~ 2 h，可帮助止血，拔管后尚需定期扩张 3 个月左右，疗效可达 55% ~ 75%。其缺点是：①盲目切开难免损伤正常尿道。②丝状探子无法通过的病例不能进行。③一点切开有时效果欠佳。

2. 直视下尿道内切开术

有学者在 1957 年首先报道了直视下用电刀进行尿道内切开术，由于并发症较多而未能推广应用。当 Sachse 在 1977 年开始在直视下切开可准确掌握切开部位与范围和深度，使成功率已高达 80% ~ 85%，近期疗效可高达 92%，因此有人认为本法可作为首选术式，但对存在广泛的尿道周围病变，瘢痕多的病例和放射治疗后引起尿道狭窄的病例易导致失败，不宜采用本方法。

有学者认为做放射状多处切开比一点切开效果要好，手术成功的关键是将纤维瘢痕组织全层切开，直至松软的正常尿道周围组织为止。应注意每个环形狭窄的部位的厚度是不同的，所以要做不同深度地切开，一次切开不满意可在 2 ~ 3 周后待原切开处上皮化后再做第 2 次甚至第 3 次地切开。狭窄长度不是失败的因素。术后应留置 16 F ~ 18 F 硅胶导尿管 1 ~ 7 d，在渗血停止后即可拔除。术前、术后应用抗菌药物预防感染，近期对无法通过导管甚至已完全闭锁的病例也有切开成功的报道。采用后尿道插入探子做引导的方法曾打通了闭锁长达 2.6 cm 的病例，上海市第六人民医院也曾成功的切通了闭锁长达 3 cm 的完全闭锁的病例，近来又有学者应用冷光源置入后尿道狭窄之近端，以光做引导进行切开的技术，也有助于完全闭锁病例的成功切开。

3. 直视下尿道内激光切开术

有学者于 1976 年首先在动物实验成功的基础上应用于人，激光主要是烧灼瘢痕组织使之汽化并分开，激光的切口较冷刀或电刀的创缘愈合要好，血管和淋巴管在激光照射时被封闭，减少了创面分泌物和细菌进入体内的机会，因此是清除瘢痕组织的一个较为理想的方法。在应用激光进行狭窄部位切割时，应将瘢痕全层切开，并将切口延伸至两端正常尿道组织0.5 cm处。并应做多点切开。将可见瘢痕尽可能汽化，以提高疗效。

（三）尿道修复术

尿道修复术是一种可能完全治愈尿道狭窄的方法，适用于尿道扩张或内切开术失败和有假道或瘘管形成的病例。尿道修复术的方法繁多，有分一期也有分二期或三期手术完成的，现分别选择几种具有代表性的手术方法简介如下。

1. 尿道外口切开术

应用于尿道外口狭窄的病例。手术应将狭窄段尿道向腹侧做全长切开，切开应达正常尿道0.5 ～ 1.0 cm处止，再分别将尿道黏膜与皮肤缝合。近来有学者介绍将腹侧的包皮做倒 V 形切开并与尿道黏膜缝合，可防止狭窄再发生。

2. 尿道对端吻合术

适用于尿道狭窄段在 3 cm 以内的病例，手术可一期完成，如吻合满意可获良好效果，是应用开放性手术治疗本病的首选方法。手术必须充分切除瘢痕，充分游离两端之尿道，在无张力的条件下将两端正常之尿道组织做对端吻合，吻合口做断面应剪成斜面以防止吻合口狭小，尤其在前尿道吻合时更为必须。术后留置硅胶管一周左右，术后需应用雌激素以防止阴茎勃起造成吻合口出血或撕裂。为了使狭窄段较长的病例也能满意地完成对端吻合术，可以通过下列方法以利吻合：①充分游离远端尿道来减少张力，必要时游离段可直达舟状窝。②将阴茎根部之海绵体在中隔处予以分离或凿除部分耻骨联合或切除耻骨联合的方法，以求减少因尿道的弧形走向而带来的距离改变，为接近直行而缩短距离的方法，可大大扩大本术式的适应证和提高成功率。本法不适用多发性尿道狭窄和狭窄段过长的病例。

3. 经耻骨联合尿道修复术

Pierce 在 1932 年将本法应用于后尿道狭窄的病例，此法有暴露好、操作方便的优点，可提高后尿道狭窄手术的成功率，尤其是狭窄段长，急症手术时未将上浮的膀胱固定的病例，或有骨折片压迫尿道及伴有尿道直肠瘘的病例等。手术要点是切除 4 cm 左右的耻骨联合，充分暴露后尿道，切除病损部分的尿道做正常尿道间地对端吻合术。对狭窄段较长远端尿道游离有困难时，可同时做会阴切口以充分游离远端尿道，或同时做阴茎海绵体中隔切开有利于提高手术的成功率。曾有人提出在小儿病例中采用强行撑开耻骨联合的方法，由于可能发生骶髂韧带的损伤而遗留慢性腰背痛的后遗症，故目前已不再应用。

4. 尿道套入法

适用于后尿道狭窄段较长，膀胱上浮近端尿道高而深，经会阴切口进行吻合有困难的病例。该手术之要点是在切除瘢痕后将远端尿道断端用可吸收线固定于导尿管上，并将该导尿管经近端尿道自膀胱切口引出，并固定于腹壁，令远端尿道套入并使两尿道断端相互对合，断端对合之要求，是在不能正确对合时其相距之间隙或相重叠处均以不超过 0.5 cm 为宜，否则易形成瓣膜或因缺损段过长而再度形成瘢痕。牵引用的导尿管在术后 10 ～ 14 d 时可予以拔除。

5. 皮片移植尿道修复术

（1）游离皮片（管）移植尿道修复术：Devine 于 1963 年首先介绍本法，适用于球部尿道以远之尿道狭窄的修复，由于手术效果较满意，其适应证在不断扩大。有学者认为自精阜以远的尿道任何部位的狭窄均可采用，特别对阴茎悬垂部尿道地对端吻合术易发生再狭窄或尿瘘，而本法可提高手术的成功率，对狭窄段较长的病例可采用游离皮管修补的方法亦可获成功。做皮片修补时先将狭窄段尿道切开，两侧均应切至正常尿道0.5 ～ 1.0 cm处，然后取自体组织的皮片移植之。目前被采用为自体组织材料包括包皮、口腔颊黏膜及大肠黏膜等。如果尿道已闭锁，则可切除已闭锁尿道；然后将游离之皮片缝合成一皮管移植之。提高游离皮片（管）成活率的要点是：①皮片之皮下脂肪须去尽。②受移植处的组织应有良好的血供。③移植后皮片应良好的固定。④充分引流防止感染，感染是失败的主要原因。术后尿道内留置硅胶管 2 周，术后 3 个月可行器械检查，少数病例术后可能有假性憩室形成。

（2）岛状皮片移植术：适用于前尿道狭窄的一期修复术，手术方法是在狭窄段尿道的邻近部位取一皮下组织不予离断的相应大小的带蒂皮片进行尿道修补，由于皮片保存了血供，故成活率高，提高了手术的成功率。将此法应用于前尿道瘘的修补，取得良好的效果。

6. 皮肤埋入式尿道修复术

皮肤埋入式尿道修复术是一种分期进行的修复术式，其术式颇多，现将具有代表性的两种方法介绍如下。

（1）Johnson 手术：是 Johnson 在 1953 年所介绍的，适用于狭窄段长的前尿道病例，手术分两期进行，第一期是将狭窄段尿道切开后将两侧之皮肤埋入并与其边缘缝合，在已完全闭锁病例可将病损的尿道切除，然后将两侧邻近组织缝合于阴茎白膜上，此缝合的要求必须紧贴阴茎白膜，否则将影响二期手术之效果。此时在尿道狭窄段形成一尿沟和远近 2 个尿道瘘口。6 个月可进行第二期手术，采用 Browm 的方法做尿道成形术。

（2）Turner Warwick 手术：手术也分两期进行，第一期在切除狭窄的基础上将阴囊或邻近皮肤埋入形成尿瘘，再进行二期修复尿道。该方法适用于精阜远端任何部位的单一或多发性尿道狭窄，为了解决后尿道深部缝合时的困难，他设计了一套专用手术器械，包括一把类似鼻镜地张开器，两把不同弧度的深部缝针等，以利操作和提高手术的成功率。

皮肤埋入法仅适用于狭窄段过长而无法用各种方式进行一期尿道对端吻合的病例。

（四）尿道内支架管的应用

1989 年 Milroy 首先报道了将金属支架置于尿道的狭窄处来治疗本病的前尿道狭窄，此后相继有学者报道应用钛合金尿道内支架及用不锈钢合金制成的螺旋支架管置入狭窄段的尿道以治疗复杂性尿道狭窄。

用不锈钢制成的支架首先成功地应用于心血管系统，然后被应用于尿道，它可应用于前或后尿道的狭窄，术后随访最长的达 20 个月，绝大部分病例术后排尿通畅，原有尿路感染者可获治愈。该支架可以取出，取出之支架发现未被尿路上皮覆盖，如再次狭窄可重新置入，未发现有与支架直接有关的不良反应，被认为是一种对不愿接受开放性手术或复发的难治的尿道狭窄的有前途的方法，但其远期疗效尚有待于进一步的观察。

当然，尿道扩张、直视下尿道内切开术及开放性尿道修复术依然是尿道狭窄的标准术式。

总之，尿道狭窄的病情复杂多变，临床上还没有一种术式可以解决所有的各种类型的狭窄，但无论采用何种术式，其总的原则是一致的——彻底切除狭窄段尿道直至正常尿道组织充分暴露，周围瘢痕组织要充分清除，进行无张力的良好地对端吻合和预防感染是手术成功的关键。经耻骨联合的途径、凿除部分耻骨弓及劈开阴茎中隔等方法适用于狭窄段切除后吻合口有张力和后尿道暴露欠佳的后尿道狭窄的病例。游离皮片或岛状皮片修复术适用于前尿道狭窄的修复，而分期手术方法仅适用于一期手术无法解决的病例。对严重和复杂难治的病例，往往需同时采用 2 种或 2 种以上方法的联合应用，才有可能达到较好的治疗效果。因此必须结合具体病例及术者的临床经验来进行选择是成功之本。

术后需进行一个时期的尿流率测定或尿道扩张来进行随访，尤以尿流率随访的办法是无损伤的，也有学者主张用尿道造影或尿道镜来判断疗效。术后随访不应少于 3 个月。如手术失败需再次行开放手术时，应在 3 ~ 6 个月后再进行。

第五节　肾盂输尿管连接部梗阻

一、概述

肾盂输尿管连接部梗阻（obstruction of pelviureteric junction）指因机械性或动力性因素妨碍肾盂尿进入输尿管，导致肾积水的一种疾病。多见于儿童，约 25% 在 1 岁内发现。男女发病比例为 2：1，其中 2/3 发生在左侧，双侧占 20% ~ 30%。病因分先天性和后天性两类，先天性因素常见有局部狭窄、迂曲、息肉、瓣膜及外部的粘连，迷走血管引起的输尿管扭曲、成角、悬吊、压迫等；后天性见于炎症、手术损伤引起的狭窄或肿瘤堵塞，常伴有结石和感染等并发症。

二、诊断依据

1. 腰痛

为持续性钝痛或坠胀不适，大量饮水后腰痛加重，有急性梗阻发作时，可能出现肾绞痛，伴有消化道症状。

2. 腰腹部肿块

幼儿多见，起始于肋缘下，为表面光滑的囊性肿块，压痛不明显，大者可越过中线。肾绞痛发作时往往包块增大、尿量减少；疼痛缓解后，包块缩小、尿量增多，呈间歇性肾积水。

3. 血尿

发生率为 10% ~ 30%，因肾盂内压力增高，肾髓质血管破裂所致，也可由感染、结石引起。

4. 高血压

小儿和成人均可出现，因肾内血管受压导致肾素分泌增多所致。

5. 腹部平片及 IVU

腹部平片检查可了解肾轮廓大小，对 X 线阳性结石可明确诊断因肾功能差，通常采用大剂量 IVU 方可显影。IVU 时，可见肾盂肾盏扩张，造影剂中断于连接部，输尿管常不显影，可对梗阻部位及肾功能做出评价。

6. 逆行肾盂造影

可清楚显示肾盂输尿管连接部梗阻情况，并可了解肾盂肾盏扩张情况。

7. B 超

可了解肾积水程度，对梗阻部位诊断及病变性质初步鉴别。产前 B 超检查可对胎儿先天性肾积水做出早期诊断。多普勒超声通过对肾内动脉血流频谱反映积水肾血流变化，用阻力指数（RI）测定，可帮助鉴别梗阻性和非梗阻性肾积水。

8. 动态影像学检查

（1）利尿性肾图对明确早期病变、判断轻度肾积水是否需要手术治疗很有帮助。

（2）利尿性 B 超及同步电视录像监测利尿性 IVU 的应用，可鉴别梗阻性和非梗阻性肾积水。

（3）同位素肾动态显像可显示肾吸收、浓缩、排泄全过程，了解梗阻部位和程度及肾功能状况。

9. MRI

MRI 水成像对梗阻定位及定性诊断很有帮助。

10. CT 检查

可判断肾皮质厚度、积水程度，初步判断积水原因。

三、鉴别诊断

1. 输尿管上段阴性结石

有肾绞痛史及血尿，排泄性尿路造影及逆行尿路造影局部有充盈缺损，B 超显示有强回声及声影。

2. 肾盂肿瘤

以间歇性无痛性肉眼血尿为特征，尿中肿瘤细胞阳性，排泄性尿路造影及逆行尿路造影显示局部有充盈缺损，且表面不光整，B 超可显示占位且有少许血流。

3. 腔静脉后输尿管

狭窄段多在腰椎第 3 节段（L_3）水平，排泄性尿路造影显示输尿管向中线移位。患侧输尿管插管同时行腔静脉插管，可见两者在狭窄处交叉或重叠。

四、治疗方案

患肾有明显积水，并发结石或感染，肾功能损害均应及早手术治疗，不受年龄限制。

1. 开放手术

肾盂成形术分离断性和非离断性两类。狭窄段切除术后行 Anderson-Hynes 肾盂成形术，一般认为是治疗 PUJ 梗阻首选开放术式，适用于各种类型病例。

2. 腔内手术

（1）球囊扩张法，远期疗效不理想。

（2）输尿管镜或经皮肾镜腔内切开梗阻部位，留置支架管，疗效肯定。禁用于迷走血管压迫引起者。

（3）Acusise PUJ 成形术（带电灼的球囊扩张法），手术创伤小，并发症少，疗效和开放手术相似。

（4）腹腔镜手术治疗 PLTJ 梗阻疗效满意。腔内手术适应证：成人，肾积水不严重，肾功能受损较轻，肾内结石较小，狭窄段较短。

3. 肾切除术

严重肾功能损害、反复感染者，对侧肾功能正常，主张肾切除。

4. 双侧 PUJ 梗阻治疗原则

（1）一侧积水重、一侧积水轻可先考虑治疗严重侧，待手术成功后行对侧手术。

（2）两侧积水皆严重，应先治疗较重一侧，也可两侧同时手术。积水严重，肾功能失代偿者先行肾造瘘。

（3）两侧积水都轻者，要仔细确定手术适应证，多以容易施行手术一侧为先。对于 PUJ 梗阻合并急性发作（原发性或继发性）时，不论积水程度如何，都应该首先解决急性梗阻一侧以保护肾功能。

五、评述

临床上 PUJ 梗阻有临床症状并获得诊断时，大部分患者积水已较重，早期诊断、早期治疗特别重要。PUJ 梗阻手术主要以开放离断手术为主，尤以 Anderson-Hynes 手术为代表，成功率在 95% 以上，术后双 J 管留置 6 周。近年来微创手术发展迅速，手术损伤小，疗效和开放手术相仿，有可能取代开放手术，但目前对婴幼儿及较复杂的 PUJ 梗阻仍以开放手术为主。术后 3 ~ 6 个月做 IVU 或肾核素扫描，了解肾功能恢复情况，并应至少随访 2 年。大部分的腔内手术失败发生在术后 7 个月以内，10% 左右发生于术后第二年。

第九章
泌尿生殖系统损伤

第一节　肾损伤

肾脏位置较深，受到腰肌、椎体、肋骨及腹腔脏器的良好保护，一般不易受伤。只有当暴力直接伤及肾区或肾脏本身有病变时才易发生损伤。肾损伤多见于成年男性，常是严重多发性损伤的一部分。

（一）诊断标准

1. 临床表现

（1）休克：重度肾损伤或大量失血时，如肾严重破裂、肾蒂断裂伤或合并其他脏器损伤时易发生。

（2）血尿：是肾损伤最常见且重要的症状，可以是镜下血尿或肉眼血尿，血尿程度一般可提示肾损伤程度，但肾蒂、输尿管完全断裂或输尿管被血块、肾碎片堵塞时可无血尿。

（3）疼痛：由于出血、尿外渗及肾周软组织损伤可引起患侧腹部疼痛，腰肌紧张，血块通过输尿管时可发生肾绞痛。血液与尿外渗时可出现腹膜刺激症状。

（4）腰腹部肿块：肾周血肿及尿外渗使局部肿胀，形成肿块，有明显疼痛和肌紧张。

（5）感染发热：血肿和尿外渗继发感染，形成肾周脓肿或化脓性腹膜炎，出现高热及全身中毒症状。

2. 辅助检查

（1）实验室检查

①血尿常规化验：必要时须重复多次化验，血尿加重或好转一般可代表肾脏出血程度及出血是否已经自行停止。

②血红蛋白和血细胞比容：持续下降可表明出血严重程度。

③血白细胞数增多：应注意并发感染的可能。

（2）影像学检查

①B超检查：诊断肾损伤具有快捷、无损伤、可重复等优点，能初步显示肾损伤的程度，包膜下和肾周血肿及尿外渗情况。并有助于了解对侧肾脏情况。

②CT与MRI：CT扫描对肾损伤的定性诊断率几乎可达100%。CT与MRI可快速、较准确地显示肾损伤程度，尿外渗与血肿范围，并能及时发现合并伤等。

③X线检查：腹部平片（KUB）可显示肾区阴影扩大，腰大肌阴影模糊或消失，脊柱向患侧弯曲。静脉尿路造影常用双倍剂量或大剂量的造影剂静脉点滴造影，可了解两侧肾功能与形态，对肾损伤有重要诊断价值。

3. 腹腔穿刺

肾损伤出现典型腹膜刺激症状或有移动性浊音时，应警惕合并有腹腔内脏器损伤的可能，腹腔穿刺对诊断有一定帮助。

（二）治疗原则

1. 防止休克

对重度肾损伤失血严重者，应严密观察病情变化，及早输血补液维持水、电解质平衡，止痛、保暖、保持足够尿量等，防止休克发生。

2. 非手术治疗

适于闭合性轻度肾损伤、出血不严重、无休克症状者，约80%以上的患者通过非手术治疗可获得痊愈。治疗包括以下方面。

（1）绝对卧床至少2周，密切观察血压、脉搏、呼吸、体温等。

（2）补充失血量，给予止血药。

（3）在明确诊断除外胸腹等其他脏器损伤后可应用镇痛剂，以免掩盖症状与病情变化。

（4）给予抗菌药物，预防继发感染。

（5）尿液比色测定，每次排尿留取部分标本置于透明试管行比色对比，并注意血红蛋白的变化，直至观察出血停止、病情平稳。

3. 手术治疗

适于开放性及重度肾损伤伴其他内脏器官损伤或经非手术治疗病情继续恶化及休克不易纠正者，常需紧急手术治疗。术前了解对侧肾功能，手术力争最大限度地保存肾组织。手术方法包括以下几种。

（1）腰部切开探查及肾周引流：适于有严重尿外渗或并发肾周围感染。清除血肿、异物，控制出血，修补伤肾，放置肾周引流。

（2）肾修补术及肾部分切除术：肾裂伤可缝合修复或将严重损伤部分肾脏切除。

（3）肾切除术：适于肾出血无法控制、肾严重碎裂伤或肾蒂断裂无法修复，而对侧肾功能良好的前提下，可做伤肾切除术。

（4）孤立肾或对侧肾功能严重受损情况下，对破裂的肾需保留时，应用可吸收线网袋包裹肾脏。

4. 并发症的治疗

（1）腹膜后尿囊肿或肾周脓肿：常需手术切开引流。

（2）恶性高血压：需施行血管修复术或做肾切除术。

（3）肾积水：需施行成形术解除梗阻或做肾切除术。

（4）持久性血尿：经肾动脉造影证实为局限性肾损伤，可行选择肾动脉栓塞术。

第二节　输尿管损伤

输尿管损伤较为少见，多见于医源性损伤，如手术损伤或器械损伤，偶见于枪伤或外来暴力损伤，如车祸等。放射治疗可造成输尿管放射性损伤。损伤后易被忽略，多延误至出现症状时才被发现。

（一）诊断标准

1. 临床表现

（1）外伤史：有盆腔、腹腔手术，输尿管内器械操作，腹部闭合或开放外伤史。

（2）血尿：可为肉眼或镜下血尿，但也可以尿液检查正常。

（3）尿外渗或尿瘘：可发生于损伤当时或数天后，尿液由输尿管损伤处渗入后腹膜间隙，引起腰痛、腹泻、腹胀、局部肿胀、包块及触痛。如尿液漏入腹腔，则引起腹膜刺激症状。如尿液与腹壁创口或阴道、肠道创口相通，形成尿瘘，经久不愈。

（4）感染症状：输尿管损伤后，局部组织坏死，引起炎症反应，有尿外渗或尿瘘时可很快发生继发感染，表现为体温升高，腰腹部疼痛、压痛等局部和全身症状。

（5）无尿：双侧输尿管断裂或被误扎，伤后即可无尿，应注意与创伤性休克所致急性肾功能衰竭无尿鉴别。

2. 辅助检查

（1）放射性核素肾图：患侧可呈梗阻曲线。

（2）B超检查：有梗阻可显示肾积水或输尿管扩张。

（3）静脉尿路造影（IVU）：显示患肾积水，损伤以上输尿管扩张、迂曲，造影剂外渗，肾功能减退或不显影等表现。

（4）膀胱镜检查与逆行肾盂造影：静脉注射靛胭脂后伤侧输尿管口不排蓝液，而尿漏液呈蓝色，有助于与膀胱损伤尿瘘鉴别。逆行肾盂造影可见造影剂外渗，对确定输尿管损伤部位有诊断价值。

（5）CT 检查：对输尿管损伤部位、尿外渗及合并肾损伤有一定诊断意义。

（6）MRI 水成像：对 IVU 造影肾积水不显影时，可显示损伤部位以上积水输尿管、肾盂及周围的尿性囊肿。

（7）阴道检查：有时可直接观察到瘘口的部位。

（二）治疗原则

（1）因输尿管镜等器械损伤输尿管，术中钳夹伤或小穿孔，可置入 D-J 管做内引流，有利于损伤后修复与狭窄的预防。

（2）输尿管破损，如系新鲜损伤无污染，应施行一期修复。若损伤已超过 24 h 或已有感染，应先行肾造瘘，待感染完全消退，3 个月后再进行输尿管修复术。

（3）输尿管被误扎，应立即松解结扎线，必要时切除缺血段输尿管，做对端吻合，内置 D-J 管支架引流管。

（4）输尿管部分或大部缺损，输尿管损伤不超过 2 cm 者，可行损伤段切除，输尿管对端吻合；下 1/3 段做输尿管膀胱再吻合或膀胱壁伴输尿管下段成形术。若输尿管大部缺损，根据具体情况选择做输尿管皮肤造口术、回肠代输尿管术或自体肾移植术。

（5）损伤性输尿管狭窄合并严重肾积水或感染，肾功能重度损害，如果对侧肾功能正常，可行肾切除术。

第三节　膀胱损伤

膀胱系盆腔内器官，除非骨盆骨折，一般不易受伤。当膀胱过度膨胀时，若下腹部遭到暴力打击，易受损伤。依据损伤部位，分为腹膜外型与腹膜内型。根据损伤原因，常见有闭合性、开放性及医源性损伤 3 种。依据病理分类，又分为膀胱挫伤和膀胱破裂。膀胱挫伤除少量血尿或下腹部疼痛等症状外，一般无明显症状，短期内可自愈。膀胱全层破裂时症状明显，依据损伤程度不同而有相应的临床表现。

（一）诊断标准

1. 临床表现

（1）外伤史有下腹部外伤史、骨盆骨折史，或于难产或膀胱尿道内器械操作后出现下述临床表现时，应考虑有膀胱损伤可能。

（2）出血和休克：骨盆骨折合并大量出血，膀胱破裂可致尿外渗、腹膜炎，伤情严重者常有休克。

（3）排尿障碍和血尿：膀胱破裂，尿液外渗，患者常有尿意和尿急，但不能排尿或仅有少量血尿排出。

（4）腹痛：尿外渗及血肿可引起下腹部剧痛，尿液流入腹腔则会引起急性腹膜炎症状。

（5）尿漏：贯穿性损伤可致体表伤口、直肠或阴道漏尿。闭合性损伤在尿外渗感染后破溃，也可形成尿漏。

2. 辅助检查

（1）导尿检查：如果膀胱空虚或仅导出少许血性尿液，则膀胱破裂可能性极大。此时可注入无菌生理盐水 300 mL，稍等片刻再回抽，若抽出量明显少于注入量，表明可能有膀胱破裂尿外渗。

（2）X 线检查

①膀胱造影：可见造影剂外溢，腹膜内膀胱破裂向膀胱内注气后行腹部透视，可见到膈下游离气体。

②骨盆平片：可了解骨盆骨折情况或异物存留。

③CT 检查：注入造影剂，可显示造影剂外溢。

④腹腔穿刺：腹膜内膀胱破裂后，因大量尿液流入腹腔，腹腔穿刺可抽出淡血性液体或尿液。

（二）治疗原则

1. 休克的处理

包括镇痛、输血、补液等。尽早使用抗菌药物预防感染。

2. 轻度损伤

轻度膀胱损伤或新鲜器械损伤，无尿外渗者，可留置导尿管 1 周左右多能自行愈合。

3. 急诊手术

（1）腹膜内膀胱破裂：若有大量尿液流入腹腔引起急性腹膜炎，应及早手术清除腹腔内尿液、血块并探查有无合并腹腔脏器损伤，生理盐水冲洗干净腹腔，缝合腹膜并在膀胱外修补膀胱裂口，行膀胱高位造口，膀胱周围伤口放置引流管引流。

（2）腹膜外膀胱破裂：严重腹膜外膀胱广泛破裂，如火器贯通伤或合并骨盆骨折等，出血及尿外渗显著者，应积极采用手术治疗，消除膀胱外尿液与血块。对膀胱直肠贯通伤者，应行暂时性结肠造瘘和膀胱造瘘术。如膀胱内有游离骨片或弹片等异物应清除干净。

（3）膀胱瘘修补术：膀胱损伤后遗留膀胱阴道瘘或膀胱直肠瘘，在患者情况好转与局部炎症消退后，采用手术修补膀胱瘘。

第四节　尿道损伤

尿道损伤是泌尿系统最常见的损伤，多见于男性，以青壮年居多。前尿道的球部位于会阴部，常因骑跨伤而损伤；后尿道的膜部穿过尿生殖膈，是尿道最固定的部位，骨盆骨折移位，可致膜部尿道裂伤或完全断裂。开放性损伤多为枪弹或锐器引起的贯通伤。

（一）诊断标准

1. 临床表现

（1）外伤史：尿道损伤史，如骑跨伤、骨盆骨折等。

（2）尿道滴血与血尿：为尿道损伤最常见的症状。前尿道损伤常有鲜血自尿道滴出。后尿道损伤所表现为初始或终末血尿。

（3）疼痛：损伤部位常有疼痛与压痛，排尿时疼痛常向阴茎头、会阴部与肛门周围放射。

（4）排尿障碍：因损伤致局部水肿、疼痛、外括约肌痉挛、尿道断裂可造成排尿困难甚至发生尿潴留。

（5）尿外渗：常发生于尿道破裂或断裂。前尿道包括球部尿道破裂时，会阴、阴茎和下腹壁均有尿外渗，由于受尿生殖膈的限制不能进入盆腔。后尿道破裂尿外渗位于前列腺周围，进一步沿膀胱前、后壁向上向外扩展至腹膜外间隙。

（6）休克：骨盆骨折引起后尿道损伤或合并其他内脏损伤伴大量失血、疼痛，可发生休克。

2. 辅助检查

（1）直肠指诊：当骨盆骨折合并后尿道断裂时，直肠指诊可发现浮动的前列腺尖部，并可向上推动，周围有柔软的血肿或坚硬的骨折断端。此外，尚需注意有无合并直肠损伤。

（2）诊断性导尿：严格无菌条件下做导尿术。如导尿管不能进入膀胱，表明尿道断裂或大部分断裂。

（3）X 线检查

①骨盆平片：可确定是否有骨盆骨折。

②尿道造影：可明确尿道损伤部位及损伤程度。

（二）治疗原则

1. 治疗和预防休克

积极补液，必要时输血并给予镇静止痛剂。给予足量抗菌药物，预防感染发生。

2. 急性尿潴留

如不能插进导尿管，可行耻骨上膀胱穿刺造瘘，以防尿液进一步外渗。

3. 尿道轻度损伤或部分断裂

如能插入导尿管，则应留置导尿管 14 d 后拔除。注意休息和预防感染。

4. 球部尿道断裂

应急诊手术，经会阴切口清除会阴血肿，修剪坏死组织，行尿道对端吻合术，以恢复尿道连续性和减少狭窄的发生。有尿外渗者应广泛切开引流。

5. 膜部尿道断裂

往往有骨盆骨折，病情常较严重，如病情稳定可急诊行"尿道会师术"。如病情不允许，可单纯行耻骨上膀胱造瘘为宜，待二期行尿道修复成形术。

6. 后尿道损伤伴骨盆骨折

在尿道手术后应予以适当治疗，包括骨盆牵引等。

7. 尿道损伤后期治疗

尿道损伤后期常伴发尿道狭窄，需定期行尿道扩张术。严重狭窄者，可经尿道镜直视下行狭窄段冷刀切开术或尿道内形成术等，或于 3 ~ 6 个月手术切除狭窄段瘢痕组织，行尿道端端吻合术等。

第五节　阴茎损伤

阴茎损伤较少见，与阴茎位置隐蔽，非勃起状态下易于移动有关。可分为闭合性损伤与开放性损伤两种类型。前者常见有阴茎皮肤挫伤，阴茎折断，阴茎绞窄及阴茎脱位等；后者常见于阴茎切割伤，阴茎离断，阴茎皮肤撕裂伤等。

（一）诊断标准

1. 临床表现

（1）损伤史，如阴茎勃起时折断，患者可感到阴茎白膜破裂的响声，随即阴茎勃起消退，伤处剧痛及阴茎肿胀，皮下瘀血等。

（2）阴茎皮肤肿胀、瘀斑、裂口、出血、皮肤撕脱；阴茎肿胀、弯曲变形与阴茎离断等。

（3）阴茎损伤常有尿道损伤，如排尿困难、尿道滴血或血尿。

（4）对阴茎损伤的诊断，一般根据外伤史及阴茎局部情况，常可做出诊断。

2. 辅助检查

疑有尿道损伤，必要时行尿道造影，以了解损伤部位及程度。

（二）治疗原则

1. 阴茎皮肤挫伤

可先冷敷继而热敷；血肿明显，必要时切开引流。

2. 阴茎皮肤撕裂伤

清创止血、缝合；若皮肤缺损较多，可清创植皮，术后抗感染治疗。

3. 阴茎绞窄

尽快除去绞窄物，改善局部循环。

4. 阴茎脱位

手法将阴茎复位。必要时清创、除去血肿，将阴茎复位固定于正常位置并留置导尿管。

5. 阴茎折断

轻者保守治疗，镇痛，冷敷，包扎绷带压迫，口服止血药及女性激素，并使用抗菌药物。重者需手术清除血肿，彻底止血并缝合破裂的白膜。

6. 阴茎离断

如离断远侧阴茎完整，且受伤时间不长，可清创后应用显微外科技术行再植术，至少吻合一条阴茎背动脉及阴茎浅、深两条阴茎静脉。

第六节　阴囊及睾丸损伤

阴囊损伤因不同致伤原因，分为闭合性损伤与开放性损伤两类。睾丸损伤往往伴有精索及鞘膜等损伤，常见的致伤原因多为直接暴力，一般多发生于青壮年。

（一）诊断标准

1. 临床表现

（1）有明确外伤史，如阴囊部被脚踢伤、球击伤、挤压伤、骑跨伤或刀切割伤、弹片穿透伤等。

（2）阴囊损伤时阴囊部肿胀，皮肤瘀斑、压痛，阴囊皮肤裂伤或撕脱伤等，故阴囊损伤诊断并不困难。

（3）睾丸损伤时常有剧烈疼痛并向股根部和下腹部放射，伴恶心、呕吐，严重者可出现痛性休克，患侧睾丸肿大，下坠感及触痛明显。如为开放性损伤，可造成睾丸组织外露、睾丸破裂或部分睾丸组织缺损等。体检时可见阴囊肿大、皮肤瘀斑，阴囊内巨大血肿或有破损裂口等。

2. 辅助检查

（1）B超检查：对闭合性损伤睾丸破裂、阴囊内血肿等有诊断价值。应用多普勒超声比较两侧睾丸血流对严重睾丸损伤，血供丧失或伴有严重精索血管损伤的诊断有帮助。

（2）X线检查：对阴囊开放性损伤，阴囊内异物（如弹片、玻璃碴、小石子等）的存留有助于了解。

（二）治疗原则

1. 阴囊闭合性损伤

轻者卧床休息，托起阴囊，局部先冷敷后热敷，止痛处理即可。对不断增大的阴囊血肿，应手术切开，清除血肿，彻底止血，充分引流，并用抗菌药物预防感染。

2. 阴囊开放性损伤

单纯阴囊裂伤无感染者，应及早清创缝合。对严重阴囊撕裂伤、穿透伤等，清创必须彻底，剪去失去活力的组织，尽可能多地保留残存阴囊皮肤，使其能覆盖显露的睾丸。若阴囊皮肤缺损过多，修复困难，可行转移皮瓣等方法重建阴囊，术后应加强抗菌药物的应用，预防感染。

3. 睾丸挫伤

卧床休息，托起阴囊，先冷敷后热敷，止痛。

4. 睾丸破裂

如系开放性损伤，应彻底清洗伤口，剪去坏死组织，最大限度地保存睾丸组织，缝合睾丸白膜裂口，并行阴囊引流。若睾丸广泛破裂或血运已丧失时，可行睾丸切除。

第十章

肾上腺外科疾病

第一节　原发性醛固酮增多症

原发性醛固酮增多症（primary hyperaldosteronism），是指肾上腺或异位组织自主或部分自主分泌过多的醛固酮激素，导致水、钠潴留，尿钾排出增加，肾素分泌被抑制，引起以高血压、低血钾、低血浆肾素活性和碱中毒为主要表现的临床综合征，因 Corn 于 1955 年首次描述，故又称 Corn 综合征。与继发性醛固酮增多症的高肾素、高醛固酮不同，各种不同病因类型的原发性醛固酮增多症亚型都以醛固酮分泌增多和肾素分泌被抑制为特点，原发性醛固酮增多症可被称之为低肾素醛固酮增多症（low renin aldosteronism）。

高血压患者中原发性醛固酮增多症占 0.5% ~ 16%，平均 10% 左右，是继发性高血压最常见的病因。原发性醛固酮增多症患病率与高血压严重度成正比，高血压 1 级（145 ~ 159/90 ~ 99 mmHg）原发性醛同酮增多症者约 1.99%；高血压 2 级（160 ~ 179/100 ~ 109 mmHg）者约 8.02%；高血压 3 级（≥ 180/110 mmHg）约 13.2%。顽固性高血压者原发性醛固酮增多症的发生率可达到 17% ~ 20%。发病年龄高峰为 30 ~ 50 岁，女多于男。

（一）病因和分型

原发性醛固酮增多症病因尚不明确，但研究发现其病变并非仅局限于肾上腺皮质球状带，也有肾上腺外因素的参与。根据分泌醛固酮的病因或病理改变，将原发性醛固酮增多症分为以下几种亚型（表 10-1）。

表 10-1　原发性醛固酮增多症亚型及其相对比率

亚型	相对比率
特发性醛固酮增多症	50%~60%
醛固酮腺瘤	40%~50%
原发性单侧肾上腺增生	1%~2%
分泌醛固酮的肾上腺皮质癌	<1%
家族性醛固酮增多症	<1%
Ⅰ型（糖皮质激素可抑制性）	
Ⅱ型（糖皮质激素不可抑制性）	
异位醛固酮肿瘤	<1%

1. 特发性醛固酮增多症（IHA）　最常见的临床亚型，症状多不典型，病理为双侧肾上腺球状带增生。曾认为占原发性醛固酮增多症的 10% ~ 20%，但近年发现其比例显著增加，约 60%。多数学者认为特发性增生的病因不在肾上腺本身，而可能与下丘脑 – 垂体轴有关，垂体产生的 POMC、β – 黑素细胞刺激素（MSH）、β – 内啡肽、醛固酮刺激因子（ASF）等有关。也有人认为球状带对血管紧张素过度敏

感有关，肾素虽受抑制，但肾素对体位改变及其他刺激仍有反应，醛固酮分泌及临床表现一般较腺瘤轻。病变可为微结节增生或大结节增生，腺体增大，厚度和重量增加；大结节可似黄豆大小，无包膜，散在或呈区域性分布，称为腺瘤样增生。很多患者虽然血钾正常，通过血浆醛固酮肾素活性比值（ARR）测定，发现了许多 IHA，使之成为最常见的临床亚型。肾上腺次全切除或一侧肾上腺全切仅能使约 40% 的患者获得暂时的缓解，这也支持病变不在肾上腺本身。

2. 醛固酮腺瘤（APA）　临床表现典型。曾认为占 PHA 的 60%～70%，但 ARR 用于筛查后，其比例占 40%～50%。醛固酮分泌不受肾素及血管紧张素 II 的影响。单侧占 90%，其中左侧多见，双侧约 10%。男女比例约 1：1.63。肿瘤呈圆形、橘黄色，一般较小，仅 1～2 cm 左右。重量多为 3～5 g。有完整包膜，组织学上瘤细胞为大透明细胞组成，电镜下瘤细胞呈球状带细胞特征。腺瘤同侧肾上腺可轻度萎缩、增生或正常。直径 < 0.5 cm 者，在病理上难与结节性增生相鉴别。> 3～4 cm 者肾上腺醛固酮腺癌的可能性增加。腺瘤切除后可治愈。

3. 单侧肾上腺增生（UNAH）　确切病因机制不明。具有典型的原发性醛固酮增多症表现，在组织学上它像特发性双侧肾上腺增生，但内分泌和生化测定结果酷似皮质腺瘤。病理多为单侧或以一侧肾上腺结节性增生为主。其比例只占原发性醛固酮增多症的 1%～2%。随着肾上腺静脉插管采血（AVS）技术广泛应用以来，UNAH 在原发性醛固酮增多症中的比例有上升趋势。UNAH 症状的严重程度介于 APA 和 IHA 之间，可能是 APA 的早期或 IHA 发展到一定时期的变型。单侧肾上腺全切术后，高血压和低血钾可长期缓解（> 5 年）。

4. 分泌醛固酮的皮质腺癌　肾上腺醛固酮癌罕见，< 1%。肿瘤直径常 > 5 cm，形态不规则。进展快，确诊时大都有血行转移。癌细胞除分泌大量醛固酮外，还分泌糖皮质激素和性激素，因而有相应的临床表现。对手术、药物和放射治疗疗效均不理想。预后极差。

5. 家族性醛固酮增多症（FH）　FH-I 即糖皮质激素可抑制性醛固酮增多症（glucocorticoid-remediable aldosteronism，GRA），是一种常染色体显性遗传病。肾上腺皮质细胞内基因结构异常，8 号染色体的 11β-羟化酶基因结构发生嵌合改变，皮质醇合成酶的 5'-ACTH 反应启动子调节区（CYP11B1）与 3'-醛固酮合成酶（CYP11B2）的编码融合（CYP11B1/CYP11B2），产生两种酶的混合体，表达在球状带和束状带，醛固酮的分泌受 ACTH 的调节，而非肾素-血管紧张素系统。同时，CKW/W/CJTDB2 还可将皮质醇作为底物合成具有皮质醇-醛固酮混合作用的 C-18 氧化皮质醇（其代谢产物为 18-羟皮质醇、18-氧代皮质醇）。肾上腺组织可轻度弥漫性增生到严重的结节性增生。体内醛固酮分泌增加受 ACTH 的影响，增加的醛固酮量并不是非常高，往往到青春期晚期才被发现。高血压与低血钾不十分严重，常规降压药无效，但糖皮质激素可维持血压和血钾正常。

FH-II 病因机制尚不完全清楚，但不同于 FH-I，糖皮质激素治疗无效，肾上腺切除可治愈或显著缓解高血压。可能与多个染色体位点异常改变有关，如 7p22。

6. 异位分泌醛固酮的肿瘤　极为罕见，仅见于可发生于肾脏内的肾上腺残余或卵巢肿瘤（如畸胎瘤），这些器官含有胚胎肾上腺残余组织，恶变而成醛固酮肿瘤。它对 ACTH 和血管紧张素 II 都不起反应，是唯一的全自主性分泌醛固酮的病变。

（二）诊断标准

1. 临床表现　高血压及低血钾是本病的主要症状。多数患者表现为缓慢进展的良性高血压过程，恶性高血压少见。病程长者舒张压升高更明显，可达 120～150 mmHg 以上，并可有心、脑、肾等器官并发症。一般降压药常无明显疗效。

醛固酮致肾小管持续排钾，疾病早期血钾可维持正常，但随病程进展，逐渐出现低血钾，严重者可低于 2 mmol/L 以下。低血钾可诱发肌无力，下肢较上肢为重，常可出现软瘫。低血钾可致心肌损害，心律失常，缺钾性心电图改变。长期低钾血症可致肾小管上皮空泡样变性，尿浓缩功能减退而表现为多尿、夜尿增多、烦渴，严重者肾小管病变继发肾小球和肾间质病变可出现慢性肾功能不全。不少患者可有血糖增高，碱中毒明显时可出现肢体末梢麻木感和手足抽搐。

2. 定性诊断　对下列患者应进行临床筛查：①难治性高血压，一般降压药物难以控制。②不能解释的低血钾（包括自发性或利尿剂诱发者），补充钾剂难以纠正或停利尿剂后低血钾难以恢复者。③伴有肌无力或周期性瘫痪者。④早发性家族史，或脑血管意外 < 40 岁者。⑤肾上腺偶发瘤。⑥原发性醛固酮增多症一级亲属高血压者。

对临床可疑的原发性醛固酮增多症患者应进行下列检查：①血浆醛固酮 / 肾素活性比值（aldosterone/ rennin ratio，ARR）：若该比值 [血浆醛固酮单位：ng/dL，肾素活性单位：ng/（mL·h）] ≥ 40，提示醛固酮过多分泌为肾上腺自主性。结合血浆醛固酮浓度 > 20 ng/dL，则 ARR 对诊断的敏感性和特异性分别提高到 90% 和 91%。②血钾、尿钾检测：低血钾诊断 PHA 的灵敏度、特异度、阳性预测值均低，但可能提供线索。正常情况下，当血钾 3.5 mmol/L 时，24 h 尿钾多 < 2 ~ 3 mmol/L。原发性醛固酮增多症患者在血钾 < 3.5 mmol/L 时，尿钾 > 25 mmol/L；在血钾 < 3.0 mmol/L 时，尿钾 > 20 mmol/L。

对于筛查考虑原发性醛固酮增多症患者应行下列确诊试验：①卡托普利抑制试验。②盐负荷试验。③氟氢可的松抑制试验。④生理盐水滴注试验。

确诊试验的理论基础是原发性醛固酮增多症的过量醛固酮分泌不被钠盐负荷或肾素 - 血管紧张素系统的阻断等因素抑制。目前证据尚不能证明 4 种试验何者更优，敏感性和特异性均在 90% 以上。应根据患者的状况和依从性、实验室条件和地区经验等因素任选一种。但须注意口服和静脉摄钠的相关试验（后3 种）禁用于重度高血压或充血性心力衰竭者。笔者常用卡托普利抑制试验，具体方法：普食卧位过夜，次日 8 时空腹卧位取血并测血压，取血后立即口服卡托普利 25 mg，然后继续卧位 2 h，于上午 10 时取血并测血压。血标本 4℃放置，经分离血浆后 –20℃保存备用。放射免疫分析法血浆醛固酮、肾素活性和血管紧张素Ⅱ。正常人和原发性高血压患者服用卡托普利可抑制醛固酮 > 30%，可被抑制到 15 ng/dL 以下。而原发性醛固酮增多症患者醛固酮不被抑制。服用卡托普利后测 ARR 比值，可以增加卡托普利抑制试验诊断原发性醛固酮增多症的准确性；对于 APA 和 IHA 的患者，其测定的醛固酮结果有差别，APA 者仍然升高，IHA 反而下降。螺内酯治疗试验：螺内酯为醛固酮受体的拮抗剂，能阻断醛固酮对肾小管的作用。螺内酯每日 100 ~ 400 mg 分次口服，服用 1 ~ 2 周，如果低钾血症被纠正，血压正常，则也支持原发性醛固酮增多症的诊断，也常用作术前准备。

3. 定位和功能分型诊断　当原发性醛固酮增多症定性诊断明确后，需要进行定位分型诊断，主要是鉴别醛固酮腺瘤（APA）和特发性醛固酮增多症（IHA），因为两者的治疗方法不同，前者主要是手术，后者主要是药物治疗。

（1）首选肾上腺 CT 平扫加增强：上腹部 CT 薄层扫描（2 ~ 3 mm）可检出直径 > 5 mm 的肾上腺肿物。APA 多 < 1 ~ 2 cm，低密度或等密度，强化不明显，CT 值低于分泌皮质醇的腺瘤和嗜铬细胞瘤。检查中必须注意肝面和肾脏面的小腺瘤。CT 测量肾上腺各肢的厚度可用来鉴别 APA 和 IHA，厚度 > 5 mm，应考虑 IHA。

（2）MRI：肾上腺 MRI 对肿瘤检查的阳性率较低，一般不予采用。仅用于 CT 造影剂过敏者。

（3）超声波检查：由于肾上腺位置深，体积小，而醛固酮瘤一般多 < 1 ~ 2 cm，对超声波检查不敏感，因此对于临床怀疑原发性醛固酮增多症患者不应采用超声波检查定位，可能会漏诊或延误患者的诊断。

（4）有条件的单位选择肾上腺静脉取血（AVS）：AVS 被认为是分侧定位原发性醛固酮增多症的"金标准"，敏感性和特异性分别为 95% 和 100%，并发症发生率 < 2.5%。但是，AVS 为有创检查，费用高，仅推荐于原发性醛固酮增多症确诊、拟行手术治疗，但 CT 显示为"正常"肾上腺、单侧肢体增厚或双侧腺瘤等疑难病例，不作为常规。

（5）卧立位醛固酮试验（体位刺激试验）：试验前 1 日测 24 h 尿钾、钠、氯，试验日卧位 4 h 以上，8：00am 卧位取血测钾、钠、氯、醛固酮、肾素活性、血管紧张素 - Ⅱ；呋塞米 40 mg 肌内注射，站立 2 h，10：00am 取血测醛固酮、肾素活性、血管紧张素 - Ⅱ。正常人站立 2 h 后三项指标均会增高 > 30%；自主性原发性醛固酮增多症则没有反应，非自主性原发性醛固酮增多症三项指标均会增高 < 30%，对醛固酮瘤诊断的准确性达 85%。

（6）18- 羟基皮质酮：APA 患者中明显升高，且与 IHA 几乎没有重叠，是无创性鉴别病因的较好方法，但缺乏足够的准确性。

（7）地塞米松抑制试验：用于诊断糖皮质激素可抑制性醛固酮增多症。地塞米松 2 mg/d，3 ~ 4 周后，血浆醛固酮水平可降至正常，高血压、低血钾、低肾素改善，长期服用小剂量，即地塞米松 0.5 mg/d 即可使患者维持正常状态。而 APA 和 IHA 仅一过性被地塞米松抑制，一般不超过 2 周。

（8）有条件的医院可应用分子生物学方法检测 CYP11B1/CYP11B2 基因，可确诊糖皮质激素可抑制性醛固酮增多症（GRA）。

（9）肾上腺放射性核素碘化胆固醇扫描少用。

（三）治疗

1. 外科手术治疗

（1）手术指征：①醛固酮瘤（APA）。②单侧肾上腺增生（UNAH）。③分泌醛固酮肾上腺皮质癌或异位肿瘤。④由于药物副作用不能耐受长期药物治疗的 IHA 者。肾上腺皮质腺瘤宜施行腺瘤切除术；腺瘤以外的腺体有结节性改变者或多发腺瘤者，宜将该侧肾上腺全切。UNAH 做患侧肾上腺全切除。肾上腺皮质癌及异位产生醛固酮肿瘤做肿瘤的根治性切除。腺瘤或增生者一般采用腹腔镜。

特发性醛固酮增多症（IHA）、糖皮质激素可抑制性醛固酮增多症（GRA）以药物治疗为主，双侧肾上腺全切仍难控制高血压和低血钾，不推荐手术。但当患者因药物副作用无法坚持内科治疗时可考虑手术，切除醛固酮分泌较多侧或体积较大侧肾上腺。单侧或双侧肾上腺切除术后高血压治愈率仅 19%。

（2）术前准备：口服醛固酮拮抗剂螺内酯，每日 120 ~ 480 mg，一般准备 1 ~ 2 周，在此期间，注意监测患者血压和血钾的变化。肾功能不全者，螺内酯酌减，以防止高血钾。血压控制不理想者，加用其他降压药物。进低钠饮食，补充钾盐。高血压、低血钾、碱中毒症状好转或消失后才实施手术。

（3）术后处理：术后早期除非有低血压，一般不需补充激素。患者多于术后 2 ~ 3 周时各项生化指标恢复正常。罕见情况若有疲乏、厌食、血钾过高，出现氮质血症，表示有暂时性醛固酮缺乏，可给予氢化可的松。个别病例因病程过长，肾功能受损，术后尿钠排出量增加，肾小管产氨减少，而发生代谢性酸中毒，则需补充碱性药物。

2. 内科治疗

适应证：①特发性醛固酮增多症（IHA）。②糖皮质激素可抑制性醛固酮增多症（GRA）不能耐受手术或不愿手术的 APA。③不能根治的分泌醛固酮的肾上腺皮质癌。主要是盐皮质激素受体拮抗剂，钙离子通道阻断药、血管紧张素转换酶抑制剂（ACEI）等也具一定疗效。醛固酮合成抑制剂虽处于研究阶段，但可能是将来的方向。主要的药物有螺内酯，结合盐皮质激素受体，拮抗醛固酮。初始剂量 20 ~ 40 mg/d，渐递增，最大 < 400 mg/d，2 ~ 4 次 /d，以维持血钾在正常值上限内为度。如血压控制欠佳，联用其他降压药物如噻嗪类或钙离子通道阻断药。主要副作用有男性乳腺发育、阳痿、性欲减退，女性月经不调等。

其他药物有：①依普利酮：是高选择性醛固酮受体拮抗剂，主要用于不能耐受螺内酯者，性相关副作用的发生率显著降低。②钠通道拮抗剂：阿米洛利，保钾排钠利尿剂，能较好控制血压和血钾，没有螺内酯的副作用。③钙离子通道阻断药：抑制醛固酮分泌和血管平滑肌收缩。④ ACEI 和血管紧张素受体阻断剂：减少 IHA 醛固酮的产生。⑤糖皮质激素：推荐用于 GRA，初始剂量：地塞米松 0.125 ~ 0.25 mg/d，或泼尼松 2.5 ~ 5 mg/d，睡前服，以维持正常血压、血钾和 ACTH 水平的最小剂量为佳，通常小于生理替代剂量。

药物治疗需监测血压、血钾、肾功能。螺内酯和依普利酮在肾功能受损者 [（ GFR < 60 mL/（ min·1.73m² ）] 慎用，肾功能不全者禁用，以免出现高血钾。

APA 和单侧肾上腺增生者术后 100% 的患者血钾正常、血压改善，35% ~ 60% 高血压治愈，血压多于术后 1 ~ 5 个月下降并稳定。同时合并原发性高血压、长期高血压及低血钾继发肾和血管病变可能是高血压未愈的因素，需使用一般降压药物治疗。服用螺内酯等药物的 IHA 患者 19% ~ 71% 血压能够控制，87% 的血压有所改善。

第二节 皮质醇增多症

皮质醇增多症简称皮质醇症，为多种病因引起的机体组织长期持续暴露于异常增高糖皮质激素所致的多系统异常的一系列症状和体征的临床综合征。1912 年由美国神经外科医师 Harvey Cushing 首先报道，故又称为库欣综合征（Cushing's syndrome，CS）。

人群调查每年发病率为年发病率 $0.7/10^6 \sim 2.5/10^6$，可在任何年龄发病，但多发于 20 ~ 45 岁，女性多于男性，男女比例为 1 ：2 ~ 1 ：8。近年来的文献数据显示本病的发生比过去所认为得更为多见。其中 2 型糖尿病肥胖患者，尤其是血糖控制较差同时合并高血压患者，其发病率高达 2% ~ 5%。

（一）病因和分类

皮质醇症可分为外源性和内源性。其中，外源性皮质醇症常见，为应用超过生理剂量的外源性糖皮质激素所致，也称为医源性皮质醇症。内源性皮质醇症为肾上腺自身、异位肾上腺或肿瘤分泌过量皮质醇引起。内源性皮质醇症从病因上可分为 ACTH 依赖性及非依赖性两类。另外，尚有假性皮质醇症。

1. ACTH 依赖性皮质醇症　占 CS 80% ~ 85%，其中 80% 是垂体分泌过多的 ACTH 所致，20% 是异位 ACTH 综合征。

（1）垂体性皮质醇症：即库欣病（Cushing's disease），垂体分泌过量 ACTH，引起双侧肾上腺皮质增生并分泌过量的皮质醇而发生临床症状。库欣病年发病率为 $1.2/10^6 \sim 1.7/10^6$，最常见于垂体 ACTH 腺瘤，瘤体一般均很小，< 5mm 者占 50% 以上。少数情况也可见于垂体 ACTH 细胞增生，这种增生的细胞呈弥漫性、簇状或结节样，结节样增生与腺瘤不易区分。其增生的原因不明，有的可能与 CRH 过量分泌有关。过多的 ACTH 使双侧肾上腺皮质束状带透明细胞和网状带致密细胞增生，细胞肥大并且功能亢进，合成和分泌过多的皮质醇、雄激素和去氧皮质酮等。升高的皮质醇反馈抑制下丘脑 CRH 的分泌，并抑制垂体正常 ACTH 细胞。

（2）异位 ACTH 综合征：由垂体外肿瘤分泌过多 ACTH 致肾上腺皮质增生，产生 ACTH 的肿瘤多见于小细胞肺癌、胸腺瘤、胰腺内分泌肿瘤、支气管类癌，其他如嗜铬细胞瘤、甲状腺髓样癌、肠道类癌瘤和性腺肿瘤等。肿瘤异位分泌 ACTH 一般是自主性的，不受 CRH 兴奋，也不被糖皮质激素抑制。但支气管类癌分泌 ACTH 不同，可被大剂量地塞米松抑制。

（3）异位 CRH 综合征：非常罕见。

2. ACTH 非依赖性皮质醇症　占全部 CS 患者的 15% ~ 20%。

（1）肾上腺皮质肿瘤：包括良性肾上腺皮质腺瘤和肾上腺皮质癌，多为单侧，其中肾上腺腺瘤占 60%，肾上腺皮质癌占 40%，年发病率为 $0.6/10^6$ 和 $0.2/10^6$。临床上肾上腺皮质肿瘤占全身肿瘤的 < 0.5%，但约 5% 的 > 40 岁成人尸检中证实肾上腺皮质腺瘤。肾上腺皮质腺瘤大多数直径 2 ~ 4 cm（平均 3.5 cm），重量一般 < 50 g，大多数 10 ~ 30 g。腺瘤由肾上腺束状带样细胞组成，分泌皮质醇。皮质癌多为单侧散发，但 2% ~ 6% 为双侧，肿瘤直径多 > 6cm，重量一般超过 100 g。肿瘤形状常不规则，没有完整的包膜。腺癌细胞形态似致密细胞。可早期出现肺（71%）、淋巴结（68%）、肝（42%）、骨（26%）等转移。癌细胞为多克隆，除分泌皮质醇外，尚可分泌醛固酮和大量性激素等。无论腺瘤还是腺癌，其皮质醇的分泌都是完全自主性的，不依赖于 ACTH 的存在，也不受下丘脑 - 垂体轴的调控。长期高浓度的皮质醇反馈抑制下丘脑和垂体，ACTH 水平低下，肿瘤以外肾上腺（包括同侧和对侧）受抑制而均呈萎缩状态。

（2）ACTH 非依赖性肾上腺大结节增生（AIMAH）：是 CS 的一种罕见的病因类型，1964 年首次报道。原因不明，近年来对于其机制逐渐明了：其皮质类固醇的"自主合成分泌"是由不同于 ACTH 的其他激素，通过肾上腺皮质细胞表面"异位"或"异常过高"表达的跨膜激素受体介导和调控的。"异位"受体主要包括肠抑胃肽受体（GIPR）、β - 肾上腺素受体、垂体加压素受体（V_2- 加压素受体、V_3- 加压素受体）、5- 羟色胺（$5-HT_7$）受体和血管紧张素 II 受体等；过高表达或活性改变的"正位"受体包括 V_1- 加压素受体、促黄体激素 / 绒毛膜促性腺激素（LH/hCG）受体、5- 羟色胺和瘦素受体等。这些异常受体在一些分泌皮质醇的肾上腺腺瘤也有表达。由于这些 G 蛋白耦联的异常受体的胞膜内信号通路与 ACTH 受体介导的胞内信号是类似的，一些正常状况不会促进皮质醇过量分泌的因素，如进食、直立体位、钠水负荷增加、饥饿或体育锻炼、妊娠或绝经、服用西沙必利等药物等会由于抑胃肽、垂体加压素、儿茶酚胺、LH/hCG、5-HT$_4$分泌增加，通过上述的异常受体刺激肾上腺皮质细胞分泌皮质醇导致 CS。通常为双侧肾上腺大小不等结节样增生，结节直径可达 5 cm，双侧肾上腺重量多 > 60 g，可超过 200 g。结节切面金黄，无色素沉着，主要由透明细胞和致密细胞组成。AIMAH 为良性病变，尚未发现恶变或转移报道。

（3）原发色素性结节性肾上腺皮质病（PPNAD）：PPNAD 是皮质醇症的另一种罕见的病因类型，1978 年被首次描述，1984 年 Shenoy 等命名。病因不明，可能与遗传因素有关。PPNAD 可单独存在，也可伴随多发肿瘤综合征，即卡尼综合征（Carney complex，CNC），后者包括斑点皮肤色素沉着，心脏和皮肤黏液瘤和不同的内分泌肿瘤等。约 90% 的 PPNAD 合并 CNC，但仅 25% ~ 45% 伴发 PP-NAD。CNC 为常染色体显性遗传，定位于染色体 2p16 和 17q22-23；60% 的 CNC 有蛋白激酶 A 调节亚单位 1α（PRKAR1A）或磷酸二酯酶 11A（PDE11A）突变，可能经 cAMP 信号通路异常致病。45% 的原发性色素结节性肾上腺病患者存在 PRKAR1A 变异，并有糖皮质激素受体的高表达，这可能是其皮质醇自主分泌的基础。

PPNAD 多发生于 20 ~ 30 岁，但也于 2 ~ 3 岁发病，女性多见。每侧肾上腺重量为 0.9 ~ 13.4 g，影像学外观大小一般基本正常或呈结节样。其特点是肾上腺的小结节增生，结节 0.1 ~ 0.6 cm 大小，大多不超过 1 cm，伴结节切面可见黑色或黑褐色色素沉着。结节由两种细胞构成，一种为含有嗜酸性细胞质和脂褐素的大细胞，类似于正常网状带细胞；另一种为富含脂质、细胞质呈空泡状、类似于正常束状带细胞。

（4）纤维性骨营养不良综合征（MAS）：罕见。由于 GNAS1 基因合子后激活突变导致细胞内 cAMP 堆积，依赖 cAMP 的作用的受体（如 ACTH、TSH、LH、FSH 受体）被激活，导致肾上腺或多个内分泌腺体功能亢进。常于出生后几周发病。肾上腺病理表现同 AIMAH。

（5）异位肾上腺肿瘤：罕见。胚胎发育时，肾上腺迁移过程中异位残留的肾上腺组织发生肿瘤分泌皮质醇。

3. 假性皮质醇症　由于下丘脑-垂体-肾上腺轴出现功能过度活跃，导致出现生理性皮质醇升高，伴有或不伴有皮质醇症的临床症状或体征，称为假性皮质醇症。可见于妊娠、精神疾病（抑郁、焦虑、强迫性障碍）、酒精性依赖、糖皮质激素抵抗病态肥胖症、控制不良的糖尿病、生理应激等。

（二）诊断标准

1. 临床表现　CS 的典型临床表现主要由于长期高皮质醇血症使蛋白质、脂肪、糖、电解质代谢严重紊乱等所致，部分表现为高盐皮质激素血症或高雄激素血症引起。典型临床表现可归纳如下：

（1）肥胖：为最常见的症状，发生率 90% 以上，但往往被患者和临床医师忽略。典型表现为向心性肥胖，高皮质醇血症使体内脂肪重新分布，致脂肪沉积于颈部、面部和躯干，形成满月脸、水牛背（颈背部脂肪垫），四肢相对瘦小。少部分患者可为均匀性肥胖，尤其是儿童。

（2）高血压和低血钾：高血压的发生率为 70% ~ 90%。皮质醇本身具潴钠排钾作用，再加之有时去氧皮质酮和皮质酮等弱盐皮质激素的作用，使机体水钠潴留增加，血容量增加，血压升高，并有轻度水肿。尿钾排出增加而致低血钾、碱中毒，异位 ACTH 综合征时尤为严重。一般降压药物难以控制。

（3）皮肤改变：CS 患者蛋白质分解代谢加速，负氮平衡，加之脂肪分布异常以及弱雄激素的作用可出现多种皮肤改变，其发生率如下，多血质（90%），多毛（75%），紫纹（40%），痤疮（11% ~ 20%），易青肿（60%）左右。

（4）肌肉骨骼改变：也与负氮平衡有关，骨质减少或骨质疏松发生率 50% 左右，常引发肋骨骨折和胸腰椎压缩性骨折。近端肌肉萎缩发生率 34%。皮质醇症有效治疗后可恢复正常水平。患者可有虚弱无力，下肢明显，腰背部疼痛等。

（5）糖耐量异常或糖尿病、高血脂：约 20% 的库欣综合征患者有糖尿病，约半数患者表现为糖耐量减低。

（6）生长发育障碍：过量皮质醇可抑制生长激素的分泌及其作用，抑制性腺发育，而使青少年、儿童的生长发育停滞和青春期延迟，致身材矮小。

（7）神经精神方面：多数患者有精神症状（达70%以上），表现为欣快感、失眠、注意力不集中、情绪不稳定等，少数患者可出现类似躁狂、忧郁或精神分裂症样的表现。

（8）性功能障碍：皮质醇症不仅直接影响性腺，还可抑制下丘脑-垂体的促性腺激素分泌，患者性腺功能明显减低，男女均为常见，发生率80%，女性表现为月经紊乱、继发闭经，男性则表现为阳痿、性功能低下。

（9）其他：CS患者的免疫功能低下，常易合并各种细菌或真菌感染且较危重，如未能及时治疗，则可因病情发展较快而致命。皮质醇使钙动员增加，但同时又影响小肠对钙的吸收，患者可有高尿钙、泌尿系结石，发生率15%～19%。CS患者常有眼部结膜水肿，有的还可能有轻度突眼。

2. 定性诊断　皮质醇症的诊断包括两步：第一步为定性诊断；第二步为病因分型诊断。这两步可穿插进行。诊断前须排除医源性因素。典型CS容易诊断，但并非所有CS患者都有特异性症状和体征如向心性肥胖、满月脸、水牛背、紫纹等，更为常见的是一些非特异症状如高血压、肥胖、糖尿病、月经紊乱等，容易被忽略。下列情况应予重视并实施筛查：①具有CS特征性的多种表现进行性加重。②代谢综合征：糖耐量受损或糖尿病、高血压、高脂血症和多囊卵巢综合征。③儿童进行性肥胖并发育迟缓。④肾上腺偶发瘤。⑤肥胖伴女性月经紊乱和不育或男性性欲减退和勃起功能障碍。⑥与年龄不相符的病理特征如高血压、骨质疏松或骨折等。

定性诊断的试验方法有下列几种，可任选其一：

（1）24 h尿游离皮质醇（24 h-UFC）：皮质醇以游离及未经代谢的形式从尿液中排出，24 h-UFC不受血浆类固醇结合蛋白（CBG）浓度和血浆皮质醇上下波动的影响，可直接反映血液中游离皮质醇含量的综合指数，可以作为高皮质醇血症的诊断依据。UFC＞正常范围上限为阳性，但如果UFC＞正常范围上限4倍即可确诊CS，因有间歇性高皮质醇血症，故需重复检查，至少进行2次测定。

24 h-UFC的敏感性为79%，特异性为74%，总准确率为71%，高效液相色谱和串联质谱法准确性高。24 h-UFC在正常范围内，尚不能排除CS。假阴性患者常见于周期性皮质醇症和肾小球滤过率＜60 mL/min的肾功能损害患者，肾衰竭时UFC水平可直线下降。假阳性可发生在假性皮质醇症、呼吸暂停、多囊性卵巢综合征、家族性糖皮质激素抵抗和甲状腺功能亢进。一些药物如地高辛、卡马西平和非诺贝特等可以干扰检查结果。尿液标本收集不全会影响结果。

（2）午夜血浆皮质醇（MNPC）：有稳定睡眠规律的健康个体血浆皮质醇为脉冲式昼夜节律分泌，晨7点至9点达高峰（50～250 μg/L），随后下降，睡眠午夜时水平最低，在100 μg/L以下。血浆皮质醇单次测定意义不大。CS患者失去正常皮质醇昼夜分泌节律，其晨8时血浆皮质醇水平可以高于正常，也可以在正常范围，但缺乏午夜血浆皮质醇最低值，睡眠午夜0时皮质醇多＞18 μg/L。单次睡眠午夜0时血浆皮质醇浓度＜18 μg/L，即可排除皮质醇症。午夜0时血浆皮质醇虽然具有高敏感性（接近100%），但其特异性却很低（20.2%）。有学者建议将午夜0时血浆皮质醇标准提高至75 μg/L，以达到最佳的特异性（87%），但可能使部分CS患者漏诊。

（3）深夜唾液皮质醇（LNSC）：唾液中皮质醇均为游离形式，与血液游离皮质醇间保持平衡，可反映血浆游离皮质醇的浓度。因其收集简单和室温下稳定的特点，适合门诊患者的筛查。正常人临睡前或23：00～24：00间唾液皮质醇水平低于4 nmol/L（145 ng/dL），超过该水平即为异常。因测定方法不同，文献中正常参考值缺乏统一，敏感性和特异性均在92%～100%。

临床收集深夜唾液样本时，需要求患者分别收集两个晚上23：00～24：00间的唾液标本，将唾液流入塑料管或在口内放置棉拭子并咀嚼1～2 min。室温或冷藏情况下保存标本。

（4）小剂量地塞米松抑制试验（LDDST）：地塞米松是高效的糖皮质激素，服用后可以抑制下丘脑-垂体-肾上腺轴的功能，正常人皮质醇分泌下降。主要有两种方法，过夜-1 mg-LDDST和48 h-2 mg-LDDST。过夜-1 mg-LDDST是一个简单的门诊试验，为23点一次性口服1 mg地塞米松，测定次晨8点至9点测定血浆皮质醇浓度。用药后血浆皮质醇＜50 nmol/L（18 μg/L）为完全抑制，多可排除皮质醇症，但假阴性率为3%～15%。如果LD-DST不能完全抑制，诊断皮质醇症的敏感性高达95%～98%，但特异性为 80%。如果诊断标准提高至 140 nmol/L（50 μg/L），则特异度可增高到 95% 以上。

48 h-2 mg-LDDST 为服用地塞米松，0.5 mg/ 次，每 6 h1 次，连服 8 次。在最后一次服药后 6 h，即晨 9 点测定血浆皮质醇。皮质醇浓度小于 50 nmol/L 可以排除 CS。也可以应用服药前 1 天和服药后第 2 天的 24 h 尿 17-OHCS 或 UFC 为观察指标。48 h 地塞米松抑制试验较过夜地塞米松抑制试验烦琐，但特异性较高。如患者存在潜在吸收不良或同时应用卡马西平、利福平、苯妥英钠、苯巴比妥等增加肝脏代谢药物将影响试验的准确性。口服雌激素或孕期妇女体内皮质醇结合蛋白增多，可能出现假阳性，要求停用雌激素 4～6 周。假阳性还可见于抑郁症、精神分裂症、Alzheimer 病、强制性障碍、酒精中毒、高龄、体重减轻和睡眠缺乏。3%～8% 的患者对地塞米松敏感，血液内的皮质醇低于 50 nmol/L，结果出现假阴性，临床疑诊的患者应重复或联合各项检查。

3. 病因分型诊断

（1）血浆促肾上腺皮质激素（ACTH）测定：血浆 ACTH 测定对于皮质醇的病因鉴别诊断具有重要价值。ACTH 非依赖性 CS 患者血浆 ACTH 均被抑制到正常值以下，一般持续 < 1.1 pmol/L（5 pg/mL）。ACTH 依赖性 CS 患者 ACTH 均高于正常或在正常水平之内，持续 > 3.3 pmol/L（15 pg/mL）。其中异位 ACTH 综合征患者血浆 ACTH 水平一般都 > 100 pg/mL。肿瘤恶性程度低，进展缓慢的隐匿性肿瘤引起的异位 ACTH 综合征患者 ACTH 水平仅略高于正常，与库欣病很难鉴别。约 50% 的库欣病患者血 ACTH 在正常高限，50% 稍高于正常，仅 7% 超过 300 pg/mL。为保证试验的准确性，要求快速将血浆分离后储存在 -40℃的冰箱中，防止 ACTH 降解导致假阳性或假阴性。

（2）大剂量地塞米松抑制试验（HDDST）：也分为两种试验方法，48 h-8 mg-HDDST 和过夜 -8 mg-HDDST，方法均同 LDDST。但地塞米松剂量增大，用法为 2 mg/ 次，每 6 h1 次，连服 8 次。过夜法为 23 点一次性口服 8 mg。以服药后第 2 天的 17-OHCS 或 UFC 下降达到对照日的 50% 以下为可被抑制的标准；或服药次日上午 8 时，血皮质醇降至对照日 50% 以下为可被抑制的标准。本试验的临床应用价值存在争议，有学者认为用于皮质醇症的病因诊断，80%～90% 的库欣病患者可以被抑制；肾上腺皮质肿瘤患者，几乎 100% 不被抑制；异位 ACTH 综合征的患者，除了支气管类癌患者有的可被抑制外，其余均不被抑制。也有学者认为 HDDST 仅使 50% 库欣病患者血浆皮质醇下降至基线值 50% 以下，10% 异位 ACTH 患者受抑制，所以认为应用价值有限。

（3）促肾上腺皮质激素释放激素兴奋试验（CRH 兴奋试验）：垂体腺瘤存在 CRH 受体，CRH 刺激垂体腺瘤产生大量的 ACTH，但这在异位 ACTH 综合征中不常见，主要用于 ACTH 依赖性皮质醇症的病因鉴别。一般用人工合成的羊或人 CRH$_{1-41}$ 100 μg（1 μg/kg），静脉注射，测定注射前后（-30、0、30、60、90、120 min）血 ACTH 及皮质醇水平。注射后 ACTH 峰值比基础值增加 50% 以上，血皮质醇峰值比基础值增加 25% 以上为有反应。而约 90% 异位 ACTH 综合征及 100% 的肾上腺肿瘤对 CRH 兴奋试验无反应。对于库欣病诊断的敏感度为 86%。如同时 HDDST 被抑制，诊断库欣病的特异性为 98%。

（4）双侧岩下窦（BIPSS）和静脉插管分段取血测 ACTH：垂体 MRI 可以发现 6 mm 以上的独立病灶，约 40% 的患者垂体 MRI 正常。垂体流出静脉血经海绵窦到岩静脉窦，然后进入颈静脉体。通过双侧岩下静脉取血并静脉注射 CRH 测量 ACTH 与外周静脉相比较，检测腺垂体到外周 ACTH 梯度可进一步鉴别库欣病和异位 ACTH 综合征，诊断的敏感性和特异性为 94%。还可确定微腺瘤位于垂体的左侧还是右侧，以便在经蝶窦探查微腺瘤未发现时做垂体病侧半切除。血 ACTH 中枢与外周比值 > 2∶1 或 CRH 兴奋后比值 > 3∶1 则诊断为库欣病。BIPSS 存在假阳性和假阴性的报道，通过同时测定催乳素可纠正假阴性结果，试验前评估皮质醇症的持续时间和量纠正假阳性结果。也有 BIPSS 联合 DDAVP 试验进行诊断库欣病，其灵敏度达 95%，但不能确定腺瘤位置位于左侧或右侧。双侧岩下窦取血难度较高，且为侵入性技术，需要在双侧岩下窦安放导管。同时错误引流非垂体血流较为常见，需要静脉造影确定导管位置和静脉解剖，以及以前接受过垂体手术的患者 BIPSS 也会导致错误的结果。如果血 ACTH 中枢与外周无明显差别，则为异位 ACTH 综合征，还可通过静脉插管分段取血法，进行异位 ACTH 分泌瘤的定位。

4. 影像定位诊断

（1）肾上腺：彩超对肾上腺腺瘤诊断符合率约 80%，CT 或 MRI 诊断符合率可达 100%。分泌皮质醇的肾上腺良性肿瘤通常直径 2 ~ 4 cm，双侧分泌皮质醇的肾上腺肿瘤罕见。95% 的高功能良性腺瘤含有丰富的脂类，一般平扫 CT 值 ≤ 10 Hu，有增强效应。MRI 可提示细胞内脂肪存在与否，有利于良性腺瘤的诊断。肿瘤周围的肾上腺和对侧的肾上腺组织可以正常或萎缩。

肾上腺皮质腺瘤需要与 PPNAD、AIMAH 和肾上腺皮质癌鉴别。四者均表现为 ACTH 非依赖性 CS：① PPNAD 影像学以双侧肾上腺大小、形态基本正常伴或不伴多发小结节为特点。② AIMAH 双侧肾上腺形态失常，代之以独特的大小不等的多发结节，结节直径可达 5 cm。③肾上腺皮质癌：一般直径 > 6 cm，密度不均，有坏死、出血和钙化，静脉增强剂清除延迟或不完全，在 MRI 的 T_2 加权像上表现为高信号。小的肾上腺皮质癌与腺瘤的影像表现相似，肾上腺皮质癌可以有邻近组织器官的直接浸润、区域淋巴结转移、静脉癌栓和远隔转移（肺、骨、肝）等。

（2）垂体：蝶鞍侧位摄片和正侧位体层摄片可发现较大的垂体腺瘤；CT 除可发现较大腺瘤外，微腺瘤发现率达 50%。MRI 鞍区薄层扫描对微腺瘤发现率可高达 90%，以上约 40% 鞍区 MRI 正常，扰相梯度序列 MRI 增加鞍区肿瘤发现率。正常人群中，垂体偶发瘤出现率为 10% 左右。故应强调生化检查鉴别库欣病和异位 ACTH 综合征的重要性，对影像学难以发现的微腺瘤，可进行 BIPSS 及分段静脉取血。

（3）胸腹盆部 CT/MRI：用于垂体影像正常、CRH 兴奋试验无反应和 HDDST 无抑制的 ACTH 依赖性 CS，查找异位内分泌肿瘤。5% ~ 15% 的患者经过详细的检查仍不能发现具体的病因。

（4）奥曲肽显像：有利于发现异位 ACTH 综合征。

（三）治疗

皮质醇症如不及时治疗，常因病情逐渐加重，出现全身衰竭、感染、心血管并发症或严重消化道出血而死亡。未经治疗者 5 年内死亡率为 50%。皮质醇症的理想治疗目标是：①高皮质醇血症及其并发症的有效控制。②解除原发病因。③减少永久性内分泌缺陷或激素的替代。

1. ACTH 依赖性 CS 的治疗

（1）垂体瘤切除术：应用手术显微镜经鼻蝶窦切除垂体肿瘤，比传统手术更安全，能完全摘除限于鞍内的垂体瘤；既往认为手术治愈率达 80% 以上，术后复发率在 10% 以下。但近年长期随访完全缓解率为 50% ~ 60%，复发率达 20%，垂体激素缺乏发生率达 50%。

（2）异位 ACTH 肿瘤切除术：原发肿瘤的切除可使异位 ACTH 综合征的根治率达 40%，完全缓解率达 80%。即使肿瘤较大，与周围粘连严重或局部有淋巴结转移，将原发灶尽量切除，并切除淋巴结，加局部放疗，也可获得 CS 的缓解。

（3）放疗：垂体放疗为库欣病的二线治疗，主要用于垂体肿瘤手术无效或复发，并且不能再次手术者。缓解率达 83%，可能出现长期的垂体功能低下。异位 ACTH 肿瘤的局部放疗也有缓解作用。γ 刀与传统放疗疗效相当。

（4）ACTH 靶腺（肾上腺）切除：靶腺切除一般作为治疗 ACTH 依赖性 CS 的最后手段，目的在于快速缓解高皮质醇血症，主要适用于如下情况：①库欣病垂体瘤术后复发或放疗及药物治疗失败者。②异位 ACTH 综合征原发肿瘤寻找困难或切除困难，病情危重（如严重感染、心力衰竭、精神异常），以解除高皮质醇症对生命的威胁者。③药物治疗控制不满意或要求妊娠者。

国外推荐双侧肾上腺全切术，术后终身皮质激素替代。但 8.3% ~ 47% 的库欣病患者术后会出现尼尔森综合征。国内有推荐一侧肾上腺全切、对侧次全切，目的在于控制高皮质醇血症的同时避免或减少皮质激素替代，但肾上腺组织保留多少尚有争议。也有报道肾上腺自体移植或带蒂肾上腺移位术取得较好疗效者。

（5）药物治疗：药物治疗仅仅是辅助治疗，用于手术前准备、存在手术 / 放疗禁忌证或其他治疗失败或不愿手术者、隐匿性异位 ACTH 综合征者、严重的或恶性相关的 CS 的姑息性治疗。

药物主要分为两类，肾上腺阻断药物 – 作用于肾上腺水平和神经调节药物 – 作用于垂体水平抑制 ACTH 的合成。

甲吡酮、酮康唑、氨鲁米特、密妥坦等通过直接抑制背上腺皮质醇合成和分泌降低血液中皮质醇含量。前三者通过抑制皮质醇合成酶起作用，起效快速；副作用包括头痛，头晕，胃肠道反应，肝功能损害等。但在库欣病患者中还可出现 ACTH 的过量分泌，即所谓的逃逸现象。密妥坦为对抗肾上腺素能药物，可引起线粒体变性、肾上腺皮质萎缩坏死，即药物性肾上腺切除。起效缓慢，主要用于肾上腺皮质癌术后及不能手术者，可以减少其 75% 的皮质醇水平，并使 30% 的患者瘤体暂时减小。依托咪酯对于严重的高皮质醇血症需要紧急控制的患者有效。皮质醇合成抑制剂治疗库欣病时皮质醇恢复正常率密妥坦为 47% ～ 73%，甲吡酮 50% ～ 75%、氨鲁米特为 46%。联合用药或药物联合放疗能够提高皮质醇症控制的疗效。

溴隐亭、罗格列酮、奥曲肽、赛庚啶、卡麦角林等抑制 ACTH 合成，前三者临床效果不肯定，但卡麦角林可使 60% 的库欣病皮质醇分泌下降，40% 降至正常，30% 以上可长期控制，可抑制尼尔森综合征 ACTH 的分泌，可能是治疗库欣病最有希望的药物。赛庚啶对部分尼尔森综合征有效。

2. ACTH 非依赖性 CS 的治疗

（1）肾上腺原发肿瘤：分泌皮质醇的肾上腺腺瘤行腹腔镜肾上腺肿瘤切除术。保留萎缩的正常肾上腺。肾上腺皮质癌行根治性切除，肾上腺皮质癌多早期出现转移，常转移至淋巴结（68%）、肺（71%）、肝（42%）和（或）骨（26%）。5 年存活率低，预后较差。有远处转移者，尽可能切除原发肿瘤和转移肿瘤，术后放疗或化疗，密妥坦可用于皮质癌的辅助治疗，不能耐受者可选用酮康唑、甲吡酮、氨鲁米特。

（2）AIMAH 和 PPNAD：曾经认为双侧肾上腺切除术是治愈的主要手段，但术后需终生皮质激素替代。AIMAH 和 PPNAD 均为良性病变，治疗目的在于控制 CS，因此可保留部分肾上腺组织，尽管存在二次手术风险，但可避免皮质激素的终身依赖。一侧肾上腺全切，对侧次全切可能更为合理，问题在于保留多少肾上腺尚需研究。单侧肾上腺切除用于两侧体积悬殊者，切除增生明显侧，皮质醇症可得到长期的控制，当症状复发或皮质醇再次升高时再次手术处理。对不能耐受手术的 AIMAH 患者也可考虑甲吡酮和基于受体学说的生长抑素制剂、β 受体阻滞剂和醋酸亮丙瑞林等治疗。

3. 围手术期处理

由于长期高皮质醇血症造成机体新陈代谢、免疫功能，以及水、电解质的失衡和一系列的病理改变，因此，术前应有效纠正糖皮质激素过量分泌所致的损害。术前准备包括控制血压、改善心功能，控制血糖，预防感染，纠正水、电解质紊乱和糖皮质激素的应用等。

因长期 ACTH 或皮质醇升高，导致正常的垂体和肾上腺组织萎缩，加上手术中正常组织的破坏，垂体和肾上腺术后产生一系列肾上腺皮质激素缺乏的急性或慢性临床表现。术后常规补充皮质激素治疗，糖皮质激素应用是否恰当，直接关系到手术成败。根据患者具体情况术后 6 ～ 18 个月后下丘脑 - 垂体 - 肾上腺轴功能恢复正常。术前及术中给予氢化可的松 100 ～ 200 mg 以补充皮质醇，术后再给予肌内注射醋酸可的松或地塞米松，以防止出现皮质功能低下，术后 2 ～ 3 d 根据病情改为口服泼尼松。注意肾上腺危象，急性临床表现包括高热，胃肠紊乱如厌食、腹胀、恶心、呕吐，循环虚脱，神志淡漠、萎靡或躁动不安，谵妄甚至全昏迷，肌肉僵痛、血压下降和体温上升等，要及时判断，诊治稍失时机将耽误患者生命。肾上腺危象治疗应立即静脉补充皮质醇。通常由静脉滴入氢化可的松 100 ～ 200 mg 并同时纠正水、电解质紊乱，积极处理术后并发症。患者术后应长期密切观察，如有肾上腺皮质功能低下、感染、损伤、发热，应加大激素用量，待应激因素过后逐渐调节激素用量。手术后应用抗生素预防感染，切口拆线时间适当延长以防伤口裂开。

第三节　肾上腺性征异常症

肾上腺性征异常症又称肾上腺性征异常综合征（adrenogenital syndrome）或肾上腺生殖综合征，1865 年 DeCrecchio 首先描述，系肾上腺皮质增生或肿痛分泌过量性激素，致性征及代谢异常。据其病理基础可分为两大类：①先天性肾上腺皮质增生（congenital adrenal hyperplasia，CAH）。②肾上腺皮质肿瘤，多见于皮质癌。肾上腺分泌的性激素有雌性激素和雄性激素两类，但临床见到的多是雄激素过多引起的女性男性化和男性的性早熟。

一、CAH 相关性征异常

（一）病因

CAH 是一组单基因常染色体隐性遗传性疾病，与多种皮质激素合成酶的缺陷有关。正常皮质激素由胆固醇合成，此过程经下丘脑 – 垂体 – 肾上腺的反馈机制调节。通过促肾上腺皮质激素（adrenocorticotrophichormone，ACTH）作用，胆固醇在 20、22 碳链酶作用下脱去支链变成孕烯醇酮，后经 3p- 羟类固醇脱氢酶催化下成黄体酮。黄体酮是重要的中间代谢合成物，可在 21- 羟化酶和 lip- 羟化酶的作用下产生皮质醇。经 21- 羟化酶、lip- 羟化酶和 18- 羟化酶的作用下产生醛固酮。孕烯醇酮在 17- 羟化酶作用下产生性激素。在合成皮质激素的过程中，任何一种酶的缺陷均可造成皮质激素合成障碍，导致垂体代偿性 ACTH 分泌增加，刺激肾上腺皮质增生。一方面某种酶缺陷由该酶催化生成的相应物质减少，另一方面由于 ACTH 作用造成其前体物质积聚，使雄性激素合成过量或缺乏，从而诱发男女性分化异常和不同程度的肾上腺皮质功能异常。

CAH 分为 21- 羟化酶（21-OHD）、11β – 羟化酶（11β–OHD）、17- 羟化酶（17-OHD）、18- 羟化酶（18-OHD）、3β – 羟类固醇脱氢酶（3β–HSD）和 20、22 碳链裂解酶（20、22–CLD）缺陷共 6 种（表 10-2），除了 18-OHD 外，其他 5 种都能导致性征异常。21-OHD 缺陷最为常见，占 CAH 90% ~ 95%，据酶缺陷的程度可分为由重至轻的 3 种临床类型：经典型失盐型、经典型单纯男性化型和非经典型 CAH（NCCAH）。经典型 21-OHD 枉新生儿中的发病率为 1/2 500 ~ 1/15 000，其中失盐型占 67%，非失盐型占 33%。

表 10-2　不同类型 CAH 的内分泌学变化特点

CAH 类型	17-OHCS	UFC	ACTH	17-KS	T	17-OHP	ALD	PRA
21-OHD								
单纯男性化型	↓	↓	↑	↑↑	↑	↑↑	N 或↓	↑
失盐型	↓	↓	↑	↑↑	↑	↑↑	↓↓	↑↑
11β–OHD	↑↑	↓	↑	↑↑	↑	↑	↓	↓
17-OHD	↓	↓	↑	↓	↓	↓	N、↓或↑	↓
3β–HSD	↓	↓	↑	↓	↓	N 或↑	↓	↓
20、22-CLD	↓	↓	↑	↓	↓	↓	↓	↑

（二）诊断标准

1. 临床表现　各种类型 CAH 具有不同的临床特点。21-OHD 缺陷以糖皮质激素、醛固酮合成下降，雄性激素分泌增加，肾上腺髓质发育和功能受损为特点。失盐型约占经典型 CAH 的 75%，以水、电解质紊乱为突出表现，伴有男性化。出生后早期即出现低钠血症、高血钾、脱水、代谢性酸中毒等相关症状，重者休克，死亡率高。外生殖器畸形较其他类型严重。21-OHD 单纯男性化型表现为出生前后女性假两性畸形和男性性早熟。非经典型症状轻，多在青春期后出现，表现为女性多毛、月经稀少或闭经、不育等，男性可出现少精症致不育。据统计 5% ~ 10% 性早熟患者为非经典型 CAH。11β-OHD 除了有女性假两性畸形和男性性早熟外，还伴有高血压。17-OHD 无论男女均表现为幼稚女性表型，女性青春期发育受阻，原发性闭经，第二性征不发育，伴有高血压。3β – 羟类固醇脱氢酶缺陷表现为男性和女性均为假两性畸形，伴有不同程度的失盐表现。20、22 碳链裂解酶缺陷最少见，表现为男女出生时均表现为女性生殖器，伴有失盐危象。

2. 辅助检查　诊断 CAH 应做下列相关检查：内生殖器官和肾上腺超声检查或 CT/MRI，核型分析或性染色体荧光原位杂交，血浆 17α – 羟黄体酮（17α–OHP），血浆 ACTH、皮质醇、24 h 尿游离皮质醇、血尿电解质、血浆醛固酮和肾素活性，血浆 FSH、LH、雌二醇、睾酮。

对可疑新生儿首先做性染色体检查，女性 CAH 的细胞核染色质阳性，染色体为 XX，男性 CAH 的细胞核染色质阴性，染色体为 XY。尿生殖窦检查是否有阴道开口，必要时行插管造影显示子宫和输卵管。结合临床表现与内分泌检查可区分酶缺陷的类型。基因检测已经进入临床。女性迟发 CAH 和男性青春期提前需要与性腺和肾上腺肿瘤鉴别，通过影像学检查卵巢、睾丸以及肾上腺可初步判断有无肿瘤，内分泌检查可进一步证实。目前可对相应的 CAH 基因进行检测，以帮助诊断。

（三）治疗

CAH 的治疗主要分为激素替代治疗和手术治疗。

1. 激素替代治疗　激素替代治疗是 CAH 的主要治疗手段，治疗的原则是补充缺乏的皮质激素，以抑制雄性激素分泌，促进正常生长及性腺发育。皮质激素的用量有较大的个体差异，剂量应调整到既有治疗作用，又能减少副作用的最小剂量。失盐型 21-OHD、3β-羟类固醇脱氢酶缺陷和 20、22 碳链裂解酶缺陷的患者应补充糖皮质激素与盐皮质激素，单纯男性化型 21-OHD、11β-OHD 和 17-OHD 只需补充糖皮质激素。青春发育期的 17-OHD 还需补充性激素。糖皮质激素常用药物及剂量，包括氢化可的松 10 ~ 20 mg/（m²·d）、醋酸可的松 20 ~ 30 mg/（m²·d）、泼尼松 5 mg/（m²·d）或地塞米松 0.75mg/（m²·d）。有失盐表现的 CAH 除了需要增加食盐的摄入外，还应补充盐皮质激素 9α 氟氢可的松，常用剂量为 0.05 ~ 0.1 mg/d，用盐皮质激素后可酌情减少糖皮质激素用量。对女性 17-OHD 患者，至青春期时宜补充雌激素。

2. 肾上腺手术切除　对于激素替代治疗效果不佳的患者，可行双侧肾上腺全切除，术后终生激素替代，但此方法目前经验还较少，故不推荐采用。

3. 两性畸形的外科矫治　包括性腺切除及外生殖器重建。当性别确定后，与性别相矛盾的性腺应予切除，如男性 17-OHD 患者如选择女性社会性别，应手术切除隐睾。外生殖器重建目的是让外生殖器尽可能正常，提供正常的婚姻生活。一般多重建女性外生殖器。只有当阴茎发育较好，估计在成形后有男性性功能时才做男性化手术。

（1）手术时机：阴蒂手术一般在 2 岁至入学前进行，过早手术易复发，过晚可能影响性心理发育；阴道成形术应在青春期后进行，如阴道闭合影响经血排出应在青春期前进行。男性外阴成形推荐在学龄前完成。

（2）手术方式：阴道成形术包括阴蒂全部或部分切除、阴蒂退缩成形术、保留阴蒂背血管神经束的阴蒂成形等多种方式。由于保留阴蒂背血管神经束的阴蒂成形术后阴蒂外形及大小与正常女性的阴蒂相符，符合女性外阴的美学特点，同时新形成的阴蒂感觉功能良好，保持应有的性敏感性，是较合理的术式。阴道手术方式取决于阴道、尿道开口位置及阴唇融合的程度，阴唇轻度融合者行后联合切开，阴道尿道共同开口则需行阴道远端成形及尿道成形，术后定期模具扩张或婚后规律的性生活可以避免阴道狭窄。男性外阴成形包括阴茎伸直术、尿道成形术、阴囊重建、睾丸复位及隐睾切除等。

（3）激素应激补充：由于 CAH 应激能力差，手术时需要增加激素用量。对于手术创伤较小的如外阴成形，可在手术当日将激素增加至平时的 2 ~ 3 倍，维持 3 ~ 5 d，根据术后恢复情况可一次减至原维持量。对于创伤较大的手术，需要将激素增加至平时的 6 ~ 10 倍，并静脉给药。

二、肾上腺肿瘤相关的性征异常

后天性肾上腺性征异常症由肾上腺皮质腺瘤或腺癌引起，这些肿瘤过量分泌雄激素或雌激素，可导致性征异常，分别称之为男性化肾上腺皮质肿瘤和女性化肾上腺皮质肿瘤。男性化肾上腺肿瘤女性发病率较男性高，可能与女性患者男性化症状易于发现有关，除了新生儿外可发生于任何年龄。15 岁以下人群中，发病率在（0.3 ~ 4）/1 000 000，发病高峰在 5 岁以下。女性化肾上腺肿瘤极罕见，文献多为个案报道，患者多为成年男性，成年女性患者很难发现。

（一）诊断标准

1. 临床表现　男性化肾上腺肿瘤男女儿童均可出现生长迅速、肌肉发达、骨龄加速、体毛和阴毛增多等表现，男孩阴茎发育并呈半勃起状态，女孩有皮肤痤疮、阴蒂肥大等。根据症状出现的频率依次为阴毛发育、阴蒂或阴茎增大、痤疮、多毛等。成年女性可有皮肤痤疮、多毛、声音低沉、乳房萎缩、停经、阴蒂肥大等，有时多毛是唯一表现。女性化肾上腺肿瘤患者乳房女性化、睾丸萎缩、性欲减退等。男性化 / 女性化肾上腺肿瘤可伴有库欣综合征。

2. 辅助检查　男性化肾上腺肿瘤的血睾酮与脱氢表雄酮升高，女性化肾上腺肿瘤的血雌二醇升高，如伴有库欣综合征，尿游离皮质醇升高，血 ACTH 降低。中剂量地塞米松抑制试验可以鉴别男性化肾上腺肿瘤与非肿瘤性雄性激素升高，如多囊卵巢综合征等。具体方法：地塞米松 3 mg/d，连续服用 5 天，检测服药前后睾酮或 17- 酮类固醇的改变，不被抑制支持肿瘤诊断。

CT、MRI 等影像学检查可以初步诊断肾上腺肿瘤，肾上腺良恶性肿瘤的鉴别十分重要，肿瘤大小是进行鉴别的最重要的指标之一，PET 亦可区分肾上腺良恶性肿瘤，但价格昂贵。

（二）治疗

与其他肾上腺皮质肿瘤相同，男性化 / 女性化肾上腺肿瘤首选手术切除肿瘤，良性腺瘤多采用腹腔镜手术。但肾上腺皮质癌者，腹腔镜手术有争议，对于体积较大肿瘤可疑质癌者建议采用开放手术，手术应整块切除肿瘤，术中避免肿瘤包膜破裂，减少局部复发。如侵犯周围的器官可切除或部分切除受累器官，下腔静脉瘤栓也应手术取出，以期延长生存期，改善生活质量。

一般认为肾上腺皮质癌对放疗不敏感，但也有报道放疗后肿瘤的缓解率达 42%，因此对不能手术或姑息手术后的患者可推荐放疗，对骨、脑转移者也可行放疗，根治术后的患者行辅助放疗，可降低局部复发率。

密妥坦是肾上腺皮质特异性细胞毒药物，可用于肾上腺皮质癌，其他的化疗药物包括顺铂等，但临床应用较少。

第四节　儿茶酚胺症

由于肾上腺嗜铬细胞瘤、副神经节瘤（肾上腺外嗜铬细胞瘤）与肾上腺髓质增生的共同特点是肿瘤或肾上腺髓质的嗜铬细胞分泌过量的儿茶酚胺 [肾上腺素、去甲肾上腺素和（或）多巴胺]，而引起相似的临床症状如高血压、高代谢、高血糖等，故统称为儿茶酚胺增多症。嗜铬细胞瘤或副神经节瘤多数单独出现，少数为多发性内分泌肿瘤病 Ⅱ 型的一项病理改变，可兼有甲状腺髓样癌，甲状旁腺功能亢进症（腺瘤或增生），或库欣综合征等。嗜铬细胞瘤主要来源于肾上腺髓质，但由于神经嵴起源的嗜铬细胞可分布在颈动脉体、主动脉化学感受器、交感神经节、嗜铬体（Zuckerkandl 体）等肾上腺外部位，故肾上腺外的嗜铬细胞瘤又可按其解剖部位不同而称为副神经节瘤、化学感受器瘤、颈动脉体瘤等。2004 年，WHO 的内分泌肿瘤分类将嗜铬细胞瘤定义为来源于肾上腺髓质的产生儿茶酚胺的嗜铬细胞的肿瘤，即肾上腺内副神经节瘤；而将交感神经和副交感神经节来源者定义为肾上腺外副神经节瘤。目前比较统一的观点是嗜铬细胞瘤特指肾上腺嗜铬细胞瘤，而将传统概念的肾上腺外或异位嗜铬细胞瘤统称为副神经节瘤。所以嗜铬细胞相关肿瘤包括肾上腺髓质肿瘤和肾上腺外副神经节瘤两大类：前者包括良、恶性 PHEO 和混合型 PHEO/PGL；后者包括肾上腺外交感神经和副交感神经 PGL 等。恶性 PGL 发生率 30% ~ 40%。

恶性嗜铬细胞瘤（malignant pheochromocytoma）：是指在没有嗜铬组织的区域出现嗜铬细胞（转移灶）如骨、淋巴结、肝、肺等。局部浸润和肿瘤细胞分化程度均不能用于区分嗜铬细胞瘤的良恶性。

嗜铬细胞瘤 / 副神经节瘤（pheochromocytoma/paraganglioma，PHEO/PGL）占高血压患者的 0.1% ~ 0.6%，年发病率 $3/10^6$ ~ $4/10^6$，尸检发现率为 0.09% ~ 0.25%。目前约 25% 的 PHEO 系影像学偶然发现。男女发病率无明显差别，可以发生于任何年龄，多见于 40 ~ 50 岁。PGL 占全部嗜铬细胞肿瘤的 15% ~ 24%。

PHEO/PGL 主要分泌儿茶酚胺（CA）如去甲肾上腺素（NE）和肾上腺素（E），极少可分泌多巴胺。还可分泌其他激素或多肽如 ACTH、血管活性肠肽、神经肽 Y、心房钠尿肽、生长激素释放因子、生长抑素、甲状旁腺素相关肽、白细胞介素 -6 等而引起不同的病理生理和临床表现。

一、嗜铬细胞瘤／副神经节瘤

（一）病因

PHEO/PGL 发病原因尚不清楚，但与神经外胚层细胞的发育生长有直接关系。神经外胚层细胞可残留于肾上腺髓质和肾上腺外副神经节，并分化成交感神经细胞和嗜铬细胞，然后可以发生相应的肿瘤。近年研究表明约 30% 有家族遗传背景如 VHL 基因突变，MEN1 基因突变，RET 基因突变，SDHD、SDHB 或 SDHC 基因突变，NF-1 基因突变等，可分别引起冯·希佩尔·林道病（Von Hippel-Lindau disease，VHL）、多发内分泌肿瘤综合征 -1 型（MFN-1）、多发内分泌肿瘤综合征 -2 型（MEN-2）、家族性 PHEO-PGL 综合征、神经纤维瘤病 -1 型（NF-1）等。上述基因在成人散发性 PHEO/PGL 患者中的突变率约 24%，儿童可达 36%。PHEO/PGL 的发生率在多发内分泌肿瘤综合征 -2 型为 70% ~ 80%，VHL 病约 10%，神经纤维瘤病 -1 型 3% ~ 5%。18 岁以前发病者 DNA 突变者约占 56%，而 < 10 岁发病者，遗传性疾病的发生率约占 70%。

PHEO 多为单侧，但遗传性者常为双侧、多发，如 MFN-2 相关者 50% ~ 80% 为双侧。约 95% 以上的 PGL 位于腹部和盆腔，最常见部位为腹主动脉旁、肾门附近、下腔静脉旁等，其次为盆腔，再次为头颈和胸腔纵隔。15% ~ 24% 可多发。

（二）诊断标准

1. 临床表现　PHEO 表现各异，可毫无症状，亦可以高血压危象就诊，主要取决于肿瘤释放儿茶酚胺的多少以及个体对儿茶酚胺的敏感性。高血压是最常见的临床症状，可表现为阵发性、持续性或在持续性高血压的基础上阵发性加重。50% ~ 60% 的患者为持续性高血压，其中有半数患者呈阵发性加重，40% ~ 50% 的患者为阵发件高血压，收缩压可达 200 ~ 300 mmHg，舒张压可达 150 ~ 180 mmHg 以上。发作性高血压是 PHFO 患者的特征性表现，平时血压正常，而当体位变换、压迫腹部、活动、情绪变化或排便等时可诱发。严重高血压发作时可出现眼底视网膜血管出血、渗出、视盘水肿、视神经萎缩以致失明，甚至发生高血压脑病或心力衰竭、肺水肿、肾功能不全等严重并发症而危及生命。典型发作时伴有面色苍白或潮红，剧烈头痛、心悸、大汗淋漓、视觉模糊、呕吐、四肢冰冷、瞳孔散大等症状。有时高血压伴体位性低血压。当 PHEO 患者的血压出现大幅度波动，即高血压、低血压反复交替发作，甚至出现低血压休克时，称为嗜铬细胞瘤高血压危象。有的患者可同时伴有全身大汗、四肢厥冷、肢体抽搐、神志不清及意识丧失，发生脑出血或急性心肌梗死。

大量儿茶酚胺还可引起基础代谢增高、糖耐量降低、糖尿病、发热等。部分患者可能会以心肌病、心律失常、高钙血症、血尿、库欣综合征、肠梗阻、胆囊炎，甚至视力下降等原因就诊。

伴有 VHL 病、MEN-1、MEN-2、家族性 PHEO-PGL 综合征、神经纤维瘤病 -1 型等患者除嗜铬细胞瘤相关症状外，尚有其他系统的特征性表现如甲状腺髓样癌、甲状旁腺功能亢进症、多发黏膜神经瘤、视网膜和中枢神经系统血管网状细胞瘤、肾囊肿或肾细胞癌、胰腺囊肿或肿瘤、皮肤多发神经纤维瘤、色斑、虹膜"利舍结节（Lisch node）"等。约 15% 患者可触及腹部肿块。

2. 定性诊断　对具有上述临床表现以及儿童或青年高血压、顽固性的难治性高血压、血压明显不稳定或原因不明的或难以解释低血压、休克、心律失常、伴有高血压的急腹症等情况应积极进行儿茶酚胺相关的定性检查和 CT 扫描等寻找可能的病灶。实验室生化检查主要包括下列几种：

（1）24 h 尿儿茶酚胺：正常人尿儿茶酚胺的排泄呈昼夜周期性变化，日间或活动时排泄增加，2% ~ 5% 的尿儿茶酚胺从尿中排出，80% 为去甲肾上腺素，20% 为肾上腺素。正常值各实验室因测试方法不同而各异，北京协和医院采用高效液相色谱（HPLC）电化学检测法测定 24 h 尿儿茶酚胺的正常值为 NE（28.67 ± 11.98）μg/24 h，E（4.08 ± 2.34）μg/24 h，DA（225.76 ± 104.83）μg/24 h。PCC/PGL 患者 CA 的排泄则失去这种节律性，任何时段均增高，往往达正常的 2 ~ 3 倍，甚至 10 倍以上。敏感性 84%，特异性 81%，假阴性率 14%。阴性不排除诊断。多种因素如应激反应、贫血、心肺疾患以及 α-受体阻滞剂、甲基多巴、三环类抗抑郁等药物等影响检测结果，留取尿液标本时注意避免。

（2）24 h 尿 3- 甲氧基 -4- 经基 - 扁桃酸（VMA）：VMA 是去甲肾上腺素和肾上腺素的代谢终产物，

正常值 < 35 μmol/24 h。虽然特异性高达 95%，但敏感性低（46% ~ 67%），假阴性率高（41%）。不宜单独用于初筛，联合儿茶酚胺可能提高诊断准确率。

（3）血和尿的甲氧基肾上腺素（MNs）：E 或 NE 在嗜铬细胞内经儿茶酚胺 - 氧 - 转甲基酶分别代谢为甲基福林（metanephrine，MN）和甲基去甲福林（normetanephrine，NMN）而持续释放人血，与肿瘤间歇性释放儿茶酚胺不同，能较直接地反应肿瘤儿茶酚胺的代谢情况，其诊断敏感性优于儿茶酚胺的测定。血浆游离 MNs 包括 MN 和 NMN，敏感性 97% ~ 99%，特异性 82% ~ 96%，适于高危人群的筛查和监测。阴性者几乎能有效排除 PHEO/PGL，假阴性率仅 1.4%。24 h 尿分馏的 MNs 不能区分游离型与结合型，为两者之和，但可区分 MN 和 NMN，特异性高达 98%，但敏感性略低，约 69%，适于低危人群的筛查。24 h 尿总 MNs（MN + NMN）敏感性 77%，特异性 93%。

（4）嗜铬粒蛋白 A（CgA）：一种酸溶性蛋白，与 NE 一同在交感神经末梢颗粒中合成、存贮和释放。良恶性、功能性与非功能性 PHEO/PGL 者 CgA 均有表达分泌，但显著升高者提示恶性可能。其分泌和检测不受药物因素等影响，但肾功能的轻度受损即可致其血清浓度异常升高。CgA 的诊断敏感性可达 83% ~ 86%，特异性 96% ~ 98%（肌酐清除率 > 80 mL/min）。

儿茶酚胺在血中的半衰期短，受多种生理、病理因素及药物的影响，并且仅代表一个点的分泌情况，难以反映肿瘤的真实分泌状态，实际临床应用价值不大。多种药物试验如可乐定抑制试验、高血糖素激发试验等有一定的危险，可能发生心、脑血管意外，临床已少用。

3. 定位诊断　定位诊断主要依据 B 超、CT、MRI、^{131}I-MIBG、奥曲肽显像、PET 等检查。

（1）B 超：作为最简便、无创的检查手段应该作为初筛检查，在高血压患者中应该作为常规检查。特别是可疑颈部 PGL 以及婴幼儿、孕妇等为首选。肾上腺超声检查阳性率为 80%。但特异性差，仅约 60%。易受胃肠道气体等影响，对腹部多发 PGL 的显示不佳等限制其应用。

（2）CT：检查定位率约为 97%，CT 薄层扫描可发现 1.0 cm 以下的肿瘤。能充分反映肿瘤形态特征及与周围组织的解剖关系，利于手术径路的选择。扫描范围应包括腹部和盆腔，目的在检出肾上腺和（或）肾上腺外多发病变；如为阴性，扫描胸部和头颈。

（3）MRI：敏感性和特异性与 CT 相仿，但价格略贵，扫描时间略长。但其无放射性和造影剂过敏之虞，适于孕妇、儿童及对 CT 造影剂过敏者。MRI 显示肿瘤与周围组织如血管的关系优于 CT。

（4）间碘苄胍（^{131}I-MIBG）显像和奥曲肽显像：可同时对嗜铬细胞瘤进行形态和功能的定位，特异性达 95% ~ 100%，灵敏度为 77% ~ 90%。^{131}I-MIBG 可为 CT 提供重要参考，两者结合常可达正确定位，且能确诊为 PHEO/PGL。奥曲肽的摄取强度及发现肿瘤方面不如 MIBG，但在 MIBG 阴性时可有阳性发现。

（5）PET-CT：PET 的辐射性低，空间分辨率好为其优点。^{18}F-FDG-PET、^{11}C- 对羟基麻黄碱 -PET、^{11}C- 肾上腺素 -PET、^{18}F-DOPA-PET 和 ^{18}F-DA-PET 均有报道用于 PHEO/PGL 的功能定位诊断。^{18}F-FDG-PET 探测转移病灶优于 MIBG，但特异性差。^{18}F-DA-PET 敏感性和特异性达 100%，但只有少数是中心 DA 标记底物。

（三）治疗

手术切除是 PHEO/PGL 最有效的治疗方法。良性者多可治愈，恶性者，手术也是首选，尽可能切除肿瘤，辅以放射性核素治疗或放化疗等。对不能切除者需要长期给予肾上腺素能受体阻滞剂等药物治疗，控制高血压。

1. 术前准备　手术前充分的药物准备是手术成功的基础。术前药物准备可阻断过量儿茶酚胺的作用，降低血压，血管床扩张，有效血容量增加，维持正常血压、心率 / 心律，改善心脏和其他脏器的功能；纠正有效血容量不足；防止手术、麻醉诱发儿茶酚胺的大量释放所致的血压剧烈波动，减少急性心力衰竭、肺水肿等严重并发症的发生。术前充分的降压和扩容，一方面有利于心脏功能的恢复，减轻心脏负荷，改善各器官的功能状况，减少术中补液量，降低急性心力衰竭及肺水肿的发病率；另一方面使血管 α- 受体处于阻滞状态，术中挤压肿瘤时儿茶酚胺人血不致引起血压过度升高。未经术前药物治疗的无症状性肿瘤在手术探查时若出现严重高血压症状，取活检组织送病理后应终止手术，待做好充分的术前准备后才再次施行肿瘤切除术。

（1）控制高血压：常用 α-肾上腺素能受体阻滞剂。酚苄明是最常用的长效非选择性 α-受体阻滞剂，初始剂量 10 mg/d，据血压调整剂量，逐渐递增直至血压控制。平均 0.5 ~ 1 mg/kg，多数人需每天 40 ~ 80 mg，也有每天需 200 mg 以上者。也可选用哌唑嗪、特拉唑嗪、多沙唑嗪等，均为选择性突触后 α_1-受体阻滞剂。压宁定（乌拉地尔）：具有中枢和外周双重作用，可阻断突触后 α_1-受体和外周 α_2-受体，以前者为主。此外，它还可阻断中枢 5-羟色胺受体，降低延髓血管调节中枢的交感反馈作用，降低血压，对心率无明显影响。剂量为每日 30 ~ 90 mg，分 3 次口服。哌唑嗪、特拉唑嗪、多沙唑嗪等突触后 α_1-受体阻滞剂也可选用。钙离子通道阻断药阻滞细胞钙离子内流，能抑制嗜铬细胞瘤释放儿茶酚胺；还能够阻断 NE 介导的钙离子内流入血管平滑肌细胞内，直接扩张外周小动脉和冠状动脉，降低血压、增加冠脉血流灌注，预防和改善心肌受损及心律失常，其疗效几乎与 α-受体阻滞剂相当，但不会引起体位性低血压。

NE 可直接作用于肾小球入球小动脉 α-受体，影响球旁细胞肾素分泌，在低血容量、体位性低血压和高儿茶酚胺的刺激下，产生高肾素血症，使血管紧张素 II 生成增加，使部分 PHEO/PGL 患者对 α-受体阻滞剂效果不佳，用血管紧张素转换酶抑制剂如卡托普利（12.5 ~ 25 mg，2 次 /d）有效。

药物剂量恰当的标准是：发作性症状控制、血压正常或基本正常，控制在 90 ~ 140/60 ~ 90 mmHg。或出现明显的副作用如心动过速、体位性低血压（80/45 mmHg）、鼻塞、恶心、口干、复视等。

（2）控制心律：对于心动过速（心率 > 100 ~ 120 次 /min）或室上性心律失常时，需加用 β 受体阻滞剂。β-肾上腺素能受体阻滞剂可阻断心肌 β-受体，减慢心率和心搏出量，降低血压。但 β-受体阻滞剂必须在 α-受体阻滞剂使用 2 ~ 3 d 后，因单用前者可阻断肾上腺素兴奋 β_2-受体扩张血管的作用而可能诱发高血压危象、心肌梗死、肺水肿等致命的并发症。以选择性的 β_1-受体阻滞剂如阿替洛尔、美托洛尔等为佳，使心率控制在 < 90 次 /min。

（3）高血压危象的处理：嗜铬细胞瘤高血压危象是一种需紧急处理的危重状态，药物选择如下：

①酚妥拉明：短效的非选择性 α-受体阻滞剂，作用迅速，但半衰期短。静脉给药，常用于高血压危象或术中控制血压。首剂 1 mg，以免患者对其异常敏感而致休克，然后每 5 min 予以 2 ~ 5 mg，直至血压满意控制后静脉滴注维持血压；也可静脉泵入。

②硝普钠：直接作用于血管平滑肌，扩张血管，降低外周血管张力。5 min 起效，停药后仅维持 2 ~ 15 min。一般小剂量开始，逐渐增加至 50 ~ 20 µg/min，静脉泵入。只能以 5% 葡萄糖临时配制，避光，12 h 内用完。连续长期应用可能氰化物中毒，孕妇禁用，以免流产或胎儿死亡。

③严重心动过速者可予受体阻滞剂。

当高血压与低血压交替出现时，应建立两条通道，一条通道滴注酚妥拉明，另一条通道及时大量补充血容量，纠正低血压休克。同时监测血流动力学指标指导治疗。

（4）药物准备充分的标准：用药时间至少 2 周，一般 4 ~ 6 周。血压稳定在正常范围内，心率 < 80 ~ 90 次 /min；无阵发性血压升高、心悸、多汗等现象；体重呈增加趋势；红细胞比容 < 45%；患者感觉有轻度鼻塞，四肢末端发凉感觉消失或有温暖感；甲床由治疗前的苍白转为红润，这些现象表明微循环灌注良好，药物准备充分。

2. 术中处理

（1）术前给药选用东莨菪碱及哌替啶，禁忌使用阿托品。必须注意在体位变动、麻醉诱导和疼痛等情况下，有可能诱发高血压危象。要密切进行心血管系统、体温、尿量的监测，并保证通畅的静脉输血及输液。

（2）麻醉诱导期及手术过程应将血压控制在 160/100 mmHg 以下；血压过高时从静脉滴注硝普钠或酚妥拉明。术中心率增快用 β-受体阻滞剂时需同时用 α-受体阻滞剂，否则血压可能会极度升高，出现心律失常时，应用 β-受体阻滞剂须十分谨慎，利多卡因也是常用的选择。

（3）术中行血流动力学监测，应充分补给液体，根据中心静脉压或肺动脉压加以调整。估计出血量并及时输血。本病患者血浆容量减少，手术早期适量补入 1 000 ~ 1 500 mL 液体，以及时扩充血容量。当肿瘤摘除后，因周围血管扩张，血管容积相对增大，回心血量及心输出量减少，血压可能骤降，需要加快补液速度。若补充血容量后血压仍下降，则需使用升压药物如去甲肾上腺素。如低血压持续，静脉注射氢化可的松 100 mg，可能使血压恢复稳定。当肿瘤将要被完全切除时，除非血压过高者外，应停用受体阻滞剂。

（4）手术方式及切口视诊断和定位准确程度以及肿瘤大小而定。无论是经腹腔还是经后腹膜腔，腹腔镜肾上腺切除术都比传统的手术更有效和安全，术中创伤小，血压波动不大，且并发症更少。腹腔镜嗜铬细胞瘤切除，应视为外科治疗的首选，除非是恶性或肿瘤巨大。

目前开放手术的绝对适应证是肿瘤的恶性征象如邻近器官组织和血管的侵犯。单侧病变可采用第 12或第 11 肋切口，显露较好，恢复快。多发性、双侧性或异位嗜铬细胞瘤，以及巨大肿瘤与大血管关系密切时，应采用腹部切口。术中应小心探查，勿挤压肿瘤，先结扎肿瘤周围血管，完整地将肿瘤摘除。若肿瘤周围形成厚的纤维包裹，与周围器官紧密粘连，无法分离时，可切开包裹将肿瘤剔除。膀胱嗜铬细胞瘤系非上皮性肿瘤，有恶性倾向，手术应行膀胱部分切除术。肿瘤位于三角区或范围广泛，浸润邻近组织者，可行膀胱全切。

3. 术后处理 由于嗜铬细胞瘤所致恶性高血压对心血管功能的损害，对过量负荷及低血容量代偿能力差。ICU 监护 24 ~ 48 h，持续的心电图、动脉压、中心静脉压等监测，及时发现并处理可能的心血管和代谢相关并发症。CA 水平的下降及应激，术后高血压、低血压、低血糖较常见，应常规适量扩容和 5%葡萄糖液补充，维持正平衡患者术后应继续行血流动力学监测，注意血压等生命体征的平稳。

4. 放射性核素治疗恶性 PHEO/PGL 无法手术切除或多发转移者，以及术后有残留病灶者，可考虑放射性核素治疗，对于较大的肿瘤，应先手术切除，减少瘤负荷。但前提是 MIBG 或生长抑素受体显像阳性。治疗目的在于清除残留病灶和预防转移，缓解 CA 过度分泌和病灶转移产生的症状，如高血压、骨转移造成的疼痛等，提高生活质量，延长生存。最常用的药物是 ^{131}I-MIBG。短期内效果良好，但长期疗效欠佳，2 年内几乎平均有复发或转移，没有治愈者。

由于恶性嗜铬细胞瘤生长抑素受体过度表达，刚放射性核素标记生长抑素类似物奥曲肽可特异性结合于受体而起到治疗作用，但疗效尚难评价。

放射性核素治疗的主要副作用是骨髓抑制、不育、其他恶性肿瘤机会增加等。

5. 放疗、化疗及靶向治疗 放射治疗仅用于无法手术切除的肿瘤和缓解骨转移所致疼痛，但可能加重高血压。对于 MIBG 和生长抑素受体表达阴性以及转移性 PHEO/PGL 迅速进展者，应首先考虑化疗，常用 CVD 方案（环磷酰胺、长春新碱、氮烯唑胺），有效率约 50%，症状和激素有效率 50% ~ 100%，但多于 2 年内复发，对症状缓解有益，对于长期生存可能并无帮助。其他药物尚有依托泊苷、顺铂以及环蒽类药物联合 CVD 等，可能对缓解症状和改善预后有益；单一用药如吉西他滨或紫杉醇，但资料有限。化疗期间可能诱发高血压危象，应联合应用 α - 受体阻滞剂或儿茶酚胺合成抑制剂。化疗联合 MIBG 可能提高疗效。最近有文献报道抗血管生成靶向药物舒尼替尼（Sunitinib）治疗对恶性 PHEO/PGL 有效，这可能是将来治疗的新方向。

PHEO/PGL 的预后与年龄、良恶性、有无家族史及治疗早晚等有关。一般手术后 1 周 CA 恢复正常，多数患者 1 个月内血压降至正常。良性者 5 年生存率 > 95%，但约 50% 患者仍可持续高血压，其原因可能合并原发性高血压、肾血管因素或 CA 的心血管并发症，但常规抗高血压药物容易控制，如果难以控制者需注意肿瘤多发或残留之可能。复发率为 6.5% ~ 17%，复发者恶性率约 50%。恶性 PHEO/PGL 的预后较差，不可治愈，5 年生存率约 50%。肝、肺转移较骨转移者预后差，其中约 50% 死于 1 ~ 3 年，但约 50% 可存活 20 年以上，但需良好的血压控制。

病理难以鉴别嗜铬细胞瘤的良恶性，临床主要依据其出现转移诊断恶性，因此术后长期随访有重要意义，同时还可监测有无肿瘤残留、复发。单侧散发病例至少随访 10 年，SDHB 突变、PGL、肿瘤巨大、家族性或遗传性 PHEO/PGL 等高危群体应终身随访。

二、肾上腺髓增生

对肾上腺髓质增生（adrenal medullary hyperplasia，AMH）的认识始于 20 世纪 30 年代。现代观点认为 AMH 是一个独立存在的疾病，并发现单纯的 AMH 和作为 MEN-Ⅱ组成部分的 AMH 都是存在的，而且是两种不同的疾病过程。随着研究的深入，日前普遍把 AMH 看作为一个独特的疾病。肾上腺髓质增生是双侧病变，但增生的程度有时并不一致。病因尚不清楚。Ret 基因点突变可能与之有关，基因突变后可引起多发性内分泌肿瘤综合征，形成嗜铬细胞瘤或肾上腺髓质增生。

（一）诊断标准

1. 临床表现　髓质增生的临床表现与嗜铬细胞瘤基本相似。最主要的症状是高血压，患者多无代谢改变的表现。在持续高血压的基础上突然出现阵发性加剧较为多见。发作突然，头痛剧烈、心悸、呼吸急促、胸部有压抑感，皮肤苍白出汗，有时伴有恶心、呕吐、视觉模糊。发作时患者精神紧张，血压升至 200 mmHg 甚至 300 mmHg 以上。发作一般持续数十分钟。引起发作的原因多不明显，但与嗜铬细胞瘤患者相比，可有以下差异：精神刺激、劳累成为诱因的比例略高，压迫腹部不引起发作，病程一般较长，而且有时并不符合肿瘤的一般规律。症状有时缓解，有时由重至轻，再由轻至重。

2. 辅助检查

（1）血、尿儿茶酚胺测定多升高。

（2）B 超、CT 检查可显示为一侧或双侧肾上腺体积增大、变厚，肾上腺内无明显肿瘤影像。MRI 对 AMH 敏感性较高，可以发现 T_2WI 上可有信号异常。[131]I-MIBG 肾上腺髓质扫描目前认为是 AMH 最敏感的检查手段。

（3）α-肾上腺受体阻止剂治疗有明显效果，也有助于诊断。AMH 的最后确诊有赖于病理学检查。正常肾上腺皮、髓质比例随肾上腺头、体、尾部位不同而有明显的差异，其比例分别为（4～5）：1 和（8～15）：1，尾部无髓质组织。通过形态学鉴定和分析可以判明肾上腺弥漫性或结节性增生。Rudy 等提出 AMH 的诊断标准如下：①临床表现类似嗜铬细胞瘤，发作期伴尿儿茶酚胺升高。②增生的肾上腺髓质伸入到肾上腺的翼部或尾部，伴或不伴结节状增生。③髓质有增大的具有多形性或没有多形性的细胞组成。④髓质/皮质的比值增加，并且髓质重量增加。AMH 与嗜铬细胞瘤的根本区别可能在于病理检查：嗜铬细胞瘤有一完整的包膜，其包膜发出的纤维条索伸入瘤组织内将其分隔成分叶状，而瘤体外的肾上腺髓质无明显变化或被挤压而萎缩，80% 以上为单侧病变；而 AMH 则呈弥漫性或小结节样改变，没有包膜，其增生的髓质细胞可伸入到两翼及尾部内，髓质/皮质比值发生根本变化，且 80% 以上是双侧病变。

（二）治疗

AMH 的治疗以外科手术为主，术前准备与嗜铬细胞瘤相同。单侧增生行患侧肾上腺全切除术，双侧增生通常采用一侧全切除，另一侧大部分切除。由于两侧肾上腺增生程度不一致，对一侧大部分切除量的掌握目前尚无统一标准。手术切除增生的肾上腺髓质不仅疗效明确持久，且术中探查及病理检查可以明确诊断。但在手术取活检时应仔细，因增生的腺体容易破裂，易使髓质流失而难以得到全面的病理结果。有学者认为，由于部分病例行一侧肾上腺切除后病情恢复正常，先观察一侧肾上腺全切除后的效果，然后再决定对侧的手术。若患者术后血压和尿儿茶酚胺恢复正常，则无须再次手术。若患者术后病情无改善，血压和尿儿茶酚胺仍高于正常，则应考虑行对侧肾上腺手术。AMH 既可以是一独立的疾病，也可能是多发性内分泌腺病Ⅱ型的表现之一，因此对术后的 AMH 患者要进行随访，观察临床疗效、有无肾上腺皮质功能不全，还应注意有无甲状腺、甲状旁腺等其他内分泌腺体肿瘤的发生。

第五节　肾上腺非功能性肿瘤

肾上腺非功能性肿瘤可发生在肾上腺皮质或髓质，因为无明显症状，故临床不易发现，只是在常规体检行影像学检查时偶然被发现，或是因肿瘤过大发生压迫等症状时才去就诊时发现，故体积一般均较大为其特点。

一、肾上腺偶发瘤

肾上腺偶发瘤（adrenal incidentaloma，AI）：是指并非因肾上腺疾病或体检行影像学检查，而偶然发现的肾上腺占位性病变，直径多≥1 cm。AI是一类疾病的特殊定义，而非独立的病理诊断。

肾上腺偶发瘤的发现率占影像学检查人群的4%～6%，尸检发现率约6%（1%～32%）。发病率随年龄而增高，CT检查人群，<30岁约0.2%，>70岁约7%。男女发病率基本相当，发病年龄多在50～60岁，多数肿瘤大小在1～2 cm之间，多为无功能腺瘤。偶发瘤多数来源于肾上腺皮质，其中良性、无功能性肿痛占多数，但病理类型多种多样，几乎涵盖了肾上腺病变的所有类型。总的来说，腺瘤41%～52%，囊肿及假性囊肿4%～22%，结节样增生7%～17%，转移癌约19%，皮质癌5%～10%，髓样脂肪瘤90%，嗜铬细胞瘤8%，神经节瘤0%～6%，血肿及出血0%～40%。另外，还有肾上腺结核，比例不详。其中肿瘤≤4 cm者腺瘤约65%。>70%无功能，5%～20%为业临床库欣综合征，原发性醛固酮增多症约1%。恶性率2%～3%。

（一）诊断标准

1. 偶发瘤的发现　与肾上腺疾病本身无关，而因其他原因发现，这些原因包括非特异的腹痛（29%），其他疾病（21%）或腹部手术后（11%）的随访，肝胆疾病（12%），腰痛（70%），肾脏疾病（5%）等。多无特异症状，偶有因肿瘤逐渐增大或转移时，以腰部肿块和疼痛为主，有时可能因转移如疲倦、乏力、体重下降等就诊。但追问病史，有时能发现与肾上腺疾病相关的情况。体检时要注意患者是否有高血压、肥胖、紫纹、女性多毛症或男性女性化表现等，尤其是高血压，在肾上腺意外瘤患者中的发病率为41%，远高于普通人群。部分患者在体检时可触及肿块。

2. 肾上腺偶发瘤的良恶性　目前尚无一种准确判断肿瘤良恶性的实验室检查或肿瘤标记物，临床主要依靠影像学检查，但确诊仍需病理。主要影像学方法包括超声波、CT、MRI、PET等，鉴别主要依据良恶性肿瘤在生理及代谢方面的3点差异：①细胞内脂质密度。②血流灌注状态。③肿瘤代谢状态。单纯囊肿、肾上腺出血、髓性脂肪瘤和嗜铬细胞瘤在CT及MRI上有特征性的表现，易于鉴别。

在影像学检查的各项肿瘤特征中，肿瘤的大小被认为是最有鉴别意义的，也是决定手术与否的最重要指标。肿瘤直径<4 cm，恶性率<2%，而≥4 cm则诊断肾上腺皮质癌的敏感性约90%，虽然76%最终被证实为良性，多数皮质癌>6 cm。从CT检查来看，良性皮质腺瘤边缘清楚规则，密度均匀，平扫CT值≤10 Hu，敏感性71%，特异性98%。而10 Hu以上的CT值提示可能为嗜铬细胞瘤、血肿及原发和继发的肾上腺恶性肿瘤。皮质癌表现为形态不规则，边缘较厚，密度不均匀且有坏死、钙化，CT值较高，增强后强化明显而又不均匀，100%的肾上腺皮质癌和转移瘤平扫CT值>10 Hu。随诊发现恶性肿瘤增长迅速。皮质癌在增强强化较明显，而增强剂消退较慢。穿刺活检细胞学无法区分原发性肾上腺皮质癌与腺瘤，且属有创检查，并发症的发生率为8%～13%。不常规选用，用于可疑肾上腺转移癌者。

3. 鉴别原发性或转移性　肾上腺因为血运丰富而成为肾上腺以外恶性肿瘤的常见转移部位。具有恶性肿瘤病史的偶发瘤，转移癌为最常见的原因，占50%～75%，原发肿瘤多见于肺、乳、肾、甲状腺、胃肠道的癌以及黑素瘤、淋巴瘤等。寻求其他部位转移证据以及[18]F-FDG-PET有助诊断，但约16%的肾上腺良性病变FDG也可高摄取，必要时穿刺活检。

4. 内分泌功能性　除非髓样脂肪瘤和单纯肾上腺囊肿，所有肾上腺偶发瘤均应行相关内分泌检查。目的在于明确有无嗜铬细胞瘤、皮质醇增多症、原发性醛固酮增多及性激素异常等，筛查结果可疑者，应行相关确诊试验。筛查试验包括：24 h尿儿茶酚胺、血尿甲氧肾上腺素类，24 h尿游离皮质醇、过夜小剂量（1 mg）地塞米松抑制试验等，如患者有高血压需测血钾、血浆醛固酮/肾素活性比值，如有女性多毛、男性化者需测睾酮、脱氢表雄酮。双侧肾上腺偶发瘤，除明确的肾上腺皮质结节状增生和嗜铬细胞瘤外，尚需了解有无肾上腺皮质功能不全。

（二）治疗

肾上腺偶发瘤的治疗主要取决于有无内分泌功能及良恶性，同时顾及患者的全身状况和意愿。具有内分泌功能、可疑恶性者、肿瘤直径≥4 cm、孤立的肾上腺转移瘤（原发瘤可控）等情况可考虑手术治疗。

手术方式应根据肿瘤大小和不同的技术条件具体选择腹腔镜或开放手术。具有内分泌功能活性需做相关术前准备。肿瘤直径 < 4 cm 的无功能者也可考虑观察等待，但如果在随访中肿瘤增大 > 1 cm/ 年，或出现内分泌功能应选择手术治疗。

二、肾上腺皮质癌

ACC 临床罕见，年发病率为 $1/10^6 \sim 2/10^6$，占恶性肿瘤的 0.02%，癌症死因的 0.2%。年龄分布两个高峰为 5 岁以前儿童及 40 ~ 50 岁的成年人，女性略多于男性。病因尚不清楚。可能与抑癌基因的失活（TP53、MEN-1、P57、H19）、原癌基因（Gas、Ras、ACTH 受体缺失）以及生长因子 IGF-2 的过度表达有关。ACC 绝大多数为散发性，极少数与家族性遗传相关，如 Li-Fraumeni 综合征、Beckwith-Wiedeman 综合征等。

（一）诊断标准

1. 临床表现　依据是否分泌皮质醇而分为功能性与非功能性。早期研究功能性约占 50%，由于检测方法的改进，最近的研究功能性约占 70%。功能性皮质癌主要表现为肾上腺皮质醇增多和（或）性征异常的症状及临床体征如库欣综合征和单纯男性化等。无功能性肾上腺皮质癌无肾上腺皮质功能异常的表现，包括特殊的生化指标。病变增大以后除原发病灶症状外，多表现为腰腹部胀痛及腹部包块，其症状主要取决于病灶的大小及进展，可有腹部胀痛、食欲缺乏、恶心、低热、消瘦等。

2. 诊断　肾上腺皮质癌的诊断主要依靠内分泌及影像学检查，其他实验室检查作为患者术前一般状况的评价指标，确诊则需依靠病理检查。

内分泌检查除常规检查外包括除外嗜铬细胞瘤的检查（尿儿茶酚胺）、高血压患者中检查血钾水平、醛固酮及糖皮质激素水平评估。激素分泌方式可能提示恶性病变：如高浓度的脱氢表雄酮、类固醇前体、17β-雌二醇（男性）等，同时分泌雄激素和皮质醇者高度怀疑皮质癌。

CT 是首选的影像学检查，皮质癌多密度不均，边界不规则，平扫 CT 值明显高于腺瘤，10 min 延迟增强扫描肿物增强的百分比在良恶性皮质肿瘤与嗜铬细胞瘤有差异。MRI T_2 像高强度信号可推测非良性腺瘤，皮质癌在 T_1 像为略低于肝脾，T_2 像稍高于肝脾的信号。除肾上腺恶性肿瘤外一些实体也可表现为高信号，包括神经系统肿瘤，肾上腺转移癌，不同肾上腺病变的出血等。疑有转移者 FDG-PET 有帮助，其他包括胸部 X 线片或 CT、骨扫描等可选。对能够手术的患者一般不做术前穿刺活检检查；对不能手术需化疗等其他治疗的患者，或有其他肿瘤病史（特别是肺、乳腺、肾）患者未发现其他转移的，已除外嗜铬细胞瘤者，可选择穿刺获取病理诊断。

肾上腺皮质癌的分期，见表 10-3、13-4。

表 10-3　肾上腺皮质癌的 TNM 分期

分期	标准
原发肿瘤（T）	
T_1	肿瘤局限，直径 ≤ 5 cm
T_2	肿瘤局限，直径 >5 cm
T_3	任何大小肿瘤，局部侵犯，但不累及邻近器官
T_4	任何大小肿瘤，累及邻近器官
淋巴结（N）	
N_0	无区域淋巴结转移
N_1	区域淋巴结转移
远处转移（M）	
M_0	无远处转移
M_1	远处转移

表10-4　肾上腺皮质癌的临床分期

分期	T	N	M
I	T_1	N_0	M_0
II	T_2	N_0	M_0
III	$T_{1\sim2}$	N_1	M_0
	T_3	N_0	M_0
IV	T_3	N_1	M_0
	T_4	N_0	M_0
	任意 T	任意 N	M_1

（二）治疗

1. **手术治疗**　切除肿瘤及同侧肾上腺仍是首选的治疗方法，必要时应切除周围受累脏器，甚至行腹膜后淋巴结清扫术。临床分期 I ~ III 期肿瘤应行根治性切除；IV 期肿瘤如果可能也应切除原发灶和转移灶或姑息减瘤，目的在于缓解皮质醇高分泌，并有利于其他治疗发挥作用；术后复发、转移再次手术切除，可延长生存。

怀疑肾上腺皮质癌者一般开放手术，腹腔镜手术可根据肿瘤具体情况选择，但术后复发率高达 40%。具内分泌功能，围手术期应按库欣综合征原则补充类固醇皮质激素，非功能性者亦应酌情补充。

2. **药物治疗**　密妥坦是目前最有效的药物，主要作用于肾上腺皮质束状带和网状带细胞线粒体，诱导其变性坏死。适用于晚期肿瘤或术后有残留病灶的患者（II ~ IV 期）。有效率约 35%，多为短暂的部分缓解，但偶有完全缓解长期生存者。治疗可致肾上腺皮质功能不足，需监测皮质醇等。开始剂量为 2 g/d，逐渐达到血浆水平 14 ~ 20 μg/dL（4 ~ 6 g/d）；监测患者的临床症状及 ACTH/UFC/ 电解质；调整皮质激素替代治疗的激素剂量；监测并根据需要纠正甲状腺功能、血浆睾酮及血脂水平；提供强力抑吐药物及其他支持治疗。其他细胞毒药物：EDP/M 方案（顺铂、依托泊苷、多柔比星、密妥坦）和 Sz/M 方案（链尿霉素、密妥坦）治疗晚期皮质癌，部分缓解率约 50%。但极少证据表明生存率在治疗后会延长。

3. **放疗**　用于术后复发或转移无法手术者，姑息放疗除减轻症状、改善生活质量外无有效的作用。

肾上腺皮质癌高度恶性，常有局部浸润或经血行转移，最常见的转移部位是肺、肝及淋巴结。由于 30% ~ 85% 的 ACC 患者诊断时已有远处转移，其中大部分生存时间不超过 1 年。手术切除的 I ~ III 期者 5 年生存率大约是 30%。

三、肾上腺髓样脂肪瘤

肾上腺髓样脂肪瘤大多数发生于肾上腺髓质，极少发生于肾上腺外组织。良性包含有造血及脂肪成分，尸检检出率为 0.08% ~ 0.2%。肿瘤直径小者只能镜下见到病灶，大者可达 20 cm，肿瘤周围有少量肾上腺皮质。瘤体内可有出血、坏死，偶有脂肪液化、囊变和钙化。组织学上瘤体主要由脂肪组织与骨髓造血细胞构成，根据两者比例不同分为 2 型：I 型：肉眼为淡黄色或橘黄色，镜检以脂肪组织为主，伴有少量灶性分布的造血组织；II 型：肉眼为红色或红褐色，镜检以骨髓成分为主，主要为丰富的骨髓造血组织分布在脂肪组织中。

（一）诊断标准

1. **临床表现**　多数肾上腺髓样脂肪瘤无明确临床表现，被偶然发现或尸检发现。少数病例主诉腰部疼痛和（或）上腹部饱胀不适，其症状主要取决于病灶的大小，疼痛是最常见的症状，可有腹部不适或破裂出血。

2. **诊断**　诊断主要依靠影像学检查，其他实验室检查作为患者术前一般状况的评价指标，确诊则需依靠病理检查。由于肿瘤组织有较多脂肪细胞，故 B 超及 CT 均可在术前做出明确诊断。B 超检查可见肾上腺区发现均质的实性暗区，表现为强回声，但当肿瘤内有大量骨髓组织、出血或钙化时可表现为不均一性。CT 是首选的检查，肾上腺髓样脂肪瘤的表现为边界清晰的圆形或椭圆形、有脂肪密度的肿块，CT

值在 -100 ～ -30 Hu 之间，注射造影剂后肿块密度不增强，27% 有钙化，钙化可能提示为良性病变，强化扫描时无明显增强。瘤体边界清晰，无浸润现象，具有良性肿瘤生长特点。

病变极少有激素活性，肾上腺髓样脂肪瘤术前可以不行相关内分泌检查。如诊断可疑，应行有限的激素评估。

如肿瘤过大，与肾的错构瘤不易区分时，可行穿刺活检。

（二）治疗

对于偶然发现的无症状肾上腺髓性脂肪瘤，其直径 ≤ 3.5 cm 者可随访观察，3 ～ 6 个月复查 B 超或 CT。对于尚未确诊的患者，随诊时间应缩短，如肿瘤增长迅速者，应尽早手术切除肿瘤。

对于有症状的肾上腺髓样脂肪瘤或肿瘤较大（＞ 3.5 cm），或与肾上腺皮质癌病灶坏死不能区别，应手术切除。腹腔镜肾上腺切除术适用于多数肾上腺髓样脂肪瘤患者。

四、肾上腺成神经细胞肿瘤

肾上腺成神经细胞肿瘤包括神经节瘤（ganglioneuroma）、神经母细胞瘤（neuroblastoma）、成神经节细胞瘤（ganglioneuroblastoma），临床少见，均源于神经嵴，可发生于胸、腹部交感神经，较少发生于肾上腺髓质。神经节瘤是一种起源于交感神经细胞的少见良性肿瘤，极少数由神经母细胞瘤成熟而来，少数发生在肾上腺髓质。神经母细胞瘤为肾上腺或交感神经节的原始细胞的恶性肿瘤，成神经节细胞瘤介于良恶性之间。

肾上腺节细胞神经瘤病因和发病率目前都不明确，占周围神经肿瘤的 2% ～ 3%。常发生于肾上腺髓质，或胸腰部交感神经节。本病可发生于任何年龄，但多见于青年和成人，成年男性发病率较高，而儿童则以女童更多见。成神经节细胞瘤多见于青少年。神经母细胞瘤大约占儿童恶性肿瘤的 1/10 和新生儿恶性肿瘤的 1/5 ～ 1/2，在初诊时约有 2/3 患者存在转移病灶。

（一）诊断标准

1. 临床表现　临床症状取决于肿瘤的部位和大小。主要症状是腹部肿块、腹胀，慢性腹泻，体重减轻；常伴有高血压。节细胞神经瘤一般无内分泌功能，偶可分泌儿茶酚胺。内分泌检查多正常。少数神经节瘤尿儿茶酚胺、VMA 和 HVA 有时可能升高。神经母细胞瘤 50% 以上病例在诊断时年龄小于 2 岁，80% 见于 8 岁前。发生在肾上腺髓质者约占一半，依次见于主动脉旁、后纵隔及颈部。腹块是主要临床表现；肝脏可因转移灶而明显增大，患儿有恶心、呕吐、食欲下降等消化道症状。部分病例表现出神经系统症状，包括视性眼挛缩、眼球震颤、Horner 综合征等。恶性程度高，是小儿常见的实质肿瘤。是婴幼儿常见腹部大的结节状肿块，质硬，全身情况迅速恶化为其特点。由于就诊时多数患儿有转移，多于 1 年内死亡。临床需与肾胚胎瘤鉴别，一般后者发展也快，但触之质较软，而前者恶性程度更大，转移早，特别是眼眶部转移尤为特殊。

2. 成神经细胞瘤术前与嗜铬细胞瘤难以鉴别，影像学是重要的诊断手段。其他实验室检查作为患者术前一般状况的评价指标，确诊则需依靠病理检查。

应行内分泌检查，检测激素水平，最有意义的实验室诊断是尿儿茶酚胺代谢产物 VMA 和 HVA，80% 左右病例显示为升高。

影像学检查：CT 是首选的检查，平扫肿瘤表现为比肌肉密度低的等密度、部分或完全包绕在大血管周围而大血管很少或没有内腔狭窄，常见小点状钙化等特征存在应考虑神经节细胞瘤的诊断。在增强扫描时，神经节细胞瘤存在着随时间延长造影剂蓄积现象，这种现象解释为肿瘤中存在大量黏液样基质致造影剂吸收延迟。CT 是发现肿瘤内钙化最敏感的方法，认真分析钙化特点、肿瘤的诊断和鉴别诊断具有极其重要的价值。成神经细胞良恶性肿瘤，在影像学特征与平均大小方面没有明显差异。腹部平片在 30% 病例中可发现神经母细胞瘤的钙化灶。脊柱摄片可能显示椎间孔增大。静脉肾盂造影有助于与肾母细胞瘤鉴别。MRI 在 T_2 加权像主要以不同程度的高信号为主。[131]I-MIBG 闪烁扫描提示肿块具有一定摄取能力。FDG-PET 检查可帮助鉴别，并了解有无恶性转移灶。放射性核素骨扫描比 X 线检查骨转移更敏感。骨髓穿刺可发现神经母细胞瘤细胞。

细针穿刺活检是可用的检查，不作为常规检查项目，用于对原发肿瘤不明，影像诊断有困难者。

（二）治疗

切除成神经细胞瘤及同侧肾上腺仍是首选的治疗方法。成人肾上腺神经母细胞瘤，只要病情允许应尽可能切除原发灶甚至转移灶。对儿童患者，建议出生后发现的肾上腺肿瘤行切除术，因为恶性的比例高。

1. 手术治疗　偶发肿瘤瘤体直径 < 3 cm 者可定期观察，> 3 cm 者需手术切除。儿童患者成神经细胞瘤随诊监测肿瘤直径增大，VMA、HVA 升高，家长愿意选择手术时，考虑手术治疗。

对于术前明确诊断的患者，可行肿物切除术或肿物切除加肾上腺部分切除。但对于出现症状的、内分泌功能异常、怀疑恶性可能和（或）肿瘤直径 > 6 cm 者，应予以行患侧肾上腺切除术。由于肾上腺节细胞神经瘤与无功能性嗜铬细胞瘤在临床上难以鉴别，故术前按嗜铬细胞瘤术前常规准备，以保证术中安全。神经母细胞瘤局限于原发部位或已进展但不超过中线，经常可以被根治性切除，有些肿瘤不能被切除，首次手术仅行活检，术后放疗、化疗后可再次手术切除。

除怀疑恶性或完全包绕在大血管周围者，一般使用腹腔镜手术治疗。

2. 放疗　神经母细胞瘤是对放疗最敏感的肿瘤之一，但单独应用罕有治愈者。配合手术和化疗，对肿瘤已超过中线或有远处转移的病例，放疗最有价值，对痛性骨转移有很好的姑息疗效，根据年龄可用 18 ~ 40 Gy 剂量。

3. 化疗　不能明显影响预后，CTX、VCR、DTIC 和 ADM 可以选用或联合应用，有一定治疗作用。近年来已有配合免疫治疗的经验。

成神经细胞瘤的良性肿瘤，预后良好。神经母细胞瘤自然病程的变化十分常见，可以成熟成良性的神经节瘤，也可以迅速进展引起早期死亡。神经母细胞瘤的自我消退率占其他任何肿瘤的首位，这可能是免疫机制在起作用，肿瘤大小与分级、预后相关。儿童 5 年生存率 53.6%，成人肾上腺神经母细胞瘤的预后比儿童的差。

五、肾上腺囊肿

肾上腺囊肿较为少见，可发生于任何年龄，成人居多，男女比为 3∶1。肾上腺囊肿多为单侧，左右侧发病无明显差别。小儿出血性肾上腺囊肿多为右侧，尸检发病率为 0.064% ~ 0.18%；双侧约占 8%；恶性约为 1%。

（一）病因

绝大多数病因不明，少数由于寄生虫感染引起，假性囊肿被认为由于以前的出血或感染过程引起，与妊娠、外伤无关。肾上腺囊肿绝大部分为良性，最多 15% 可有钙化，并不意味着恶变。

1. 内皮性囊肿或称淋巴管瘤性囊肿，主要是囊状淋巴管瘤，约占肾上腺囊肿的 45%。由淋巴管分化异常而形成。

2. 上皮性囊肿即为真性囊肿，约占肾上腺囊肿的 9%，囊肿内壁衬有腺上皮细胞。

3. 假性囊肿也较常见，约占肾上腺囊肿的 39%。多由肾上腺内出血或感染，机化后形成囊肿；也可发生于良性或恶性肿瘤内。

4. 寄生虫性囊肿约占肾上腺囊肿的 7%，以包虫囊肿为多见。

（二）诊断标准

1. 临床表现　多数肾上腺囊肿无明确临床表现，少数病例主诉腰部疼痛和（或）上腹部饱胀不适，一般与囊肿体积较大或并发感染、出血有关。假性囊肿变大后压迫邻近脏器可引起症状，假性囊肿可单发或合并一个肾上腺原发病变，如嗜铬细胞瘤、肾上腺皮质癌、肾上腺皮质腺瘤或神经母细胞瘤，囊肿通常不具备分泌功能，但偶有产生高血压、Cushing 综合征或嗜铬细胞瘤表现的报道，可能为嗜铬细胞瘤囊性变或伴发的肿瘤有分泌功能导致。极少数可表现为高血压、感染、囊肿出血导致的休克。

2. 诊断　肾上腺囊肿的诊断主要依靠内分泌及影像学检查，需除外恶性及功能亢进，因皮质癌及嗜铬细胞瘤可有囊性变及因坏死或出血形成假性囊肿。

内分泌检查：除非肾上腺单纯性囊肿，内分泌检查应该包括除外嗜铬细胞瘤的检查如尿儿茶酚胺，高血压患者应检查血钾水平、醛固酮及糖皮质激素水平评估。

影像学检查：CT对囊肿的定位和定性优于B超，是首选的检查，肾上腺囊肿的表现为肾上腺部位边界清晰的圆形或椭圆形、密度接近水的肿块，注射造影剂后肿块密度不增强。密度不均匀或有钙化则疑有恶性倾向。肾上腺急性出血在MRI容易辨别。超声或CT引导细针穿刺活检对诊断的帮助不大。

（三）治疗

肾上腺囊肿处理取决于临床症状、囊肿大小和病理学检查结果。

（1）偶然发现的、无功能的、直径<3 cm的囊肿，可定期随访，如无变化，无须处理。

（2）体积较大囊肿、肿瘤源性囊肿、寄生虫性囊肿、有内分泌功能的囊肿可行手术治疗，特别是有临床症状、可疑恶性、肿物进行性增大者。

囊肿穿刺远期疗效不佳，据报道32%的病例术后复发。对术前无法排除肾上腺肿瘤特别是嗜铬细胞瘤囊性变可能者，穿刺抽液是禁忌的。对于术前明确诊断单纯性囊肿的患者，可行囊肿切除术或囊肿切除加肾上腺部分切除。对于内分泌功能异常、怀疑恶性可能和（或）肿瘤直径>5 cm者，应行患侧肾上腺切除术。腹腔镜手术适用于多数肾上腺囊肿患者。

六、肾上腺转移癌

肾上腺是人体肿瘤转移的好发部位之一，仅次于肺、肝、骨，居第4位。肾上腺转移性癌比肾上腺原发性恶性病变常见，在500例尸检报告中发现肾上腺转移癌占9%。人体各脏器的原发癌皆可能转移至肾上腺，以腺癌为多。原发癌以肺癌、乳腺癌、胃肠道癌、淋巴瘤、甲状腺癌多见，但其他部位如肾癌、肝癌引起者亦不少见。亦有尚不知原发癌灶却首先发现肾上腺转移癌。特别是在黑色素瘤、乳癌和肺癌病例中肾上腺转移超过50%。临床工作者应重视，不能只满足于原发癌的诊断而忽视肾上腺转移癌的可能。

（一）病因

原发癌引发肾上腺转移癌的机制尚不清楚，其途径主要为血行播散，也可经淋巴转移或直接蔓延。肿瘤转移至肾上腺者多为单侧，左右侧无明显差异，但在肾癌转移至肾上腺者，左侧多于右侧，可能与癌栓由左肾静脉逆向进入左肾上腺静脉有关。

（二）诊断标准

1. 临床表现　初始无特异临床表现，几乎所有转移癌均无肾上腺皮质、髓质功能异常的表现，包括特殊的生化指标。病变增大以后除原发病灶症状外，多表现为腰腹部胀痛及腹部包块，其症状主要取决于病灶的大小。双侧肾上腺转移癌可继发肾上腺功能不全。

2. 诊断　主要的诊断要点是不要混淆转移与原发的肿瘤。肾上腺通常是全身转移病变的一部分，发现明确的肾上腺肿块时临床应警惕其他部位肿瘤的可能，有肾上腺转移时往往合并有其他部位转移。

无明确原发病灶者，推荐进行相关的内分泌评估。影像学检查包括胸部X线（正侧位）；CT是首选的检查，肿瘤密度不均，边界不清晰，多有增强。肾上腺转移癌的MRI表现与肾上腺皮质癌相似，T_1加权信号低，T_2加权信号增高，多数不均匀。

病灶不明或可疑全身转移者，PET可用于全身筛查。超声或CT引导细针穿刺活检是可用的检查，不作为常规检查项目，仅用于对不能手术需化疗等其他治疗的患者；或有其他肿瘤病史（特别是肺、乳腺、肾）患者，未发现其他转移的，原发癌不明，影像诊断有困难者可选择。

（三）治疗

发现肾上腺转移癌，很可能患者还存在其他部位的转移病灶，且说明原发癌病情属晚期，一般已丧失手术切除机会，治疗应以潜在原发肿瘤为主，多数学者仍主张有条件切除转移灶时仍以外科治疗为佳。

1. 手术治疗　主要适合于：①原发癌基本控制，已切除或可切除。②患者一般情况好，能耐受手术。③术前确定肾上腺为单部位转移灶者。手术切除+化疗疗效明显优于单纯化疗。以单纯肾上腺切除为主，肾上腺周围脂肪应剔除，减少局部复发。肾上腺转移癌一般瘤体较大、血管丰富、术中出血量多、操作难度大，较原发肾上腺癌手术困难，具备熟练腹腔镜手术技术的医师可选择腹腔镜的术式，不应作为常规。肿瘤体积较大时宜做经腹部切口为好，避免重要脏器的损伤，对体积小的肿瘤可采用腰部切口。部分肾上腺转移癌患者，因肿瘤浸润、破坏大部分肾上腺组织或肾上腺出血引起肾上腺皮质功能不全，临床上应注意补充皮质激素。

2. 辅助治疗 选择对原发肿瘤敏感的药物，可能有姑息治疗的作用。放疗用于术后复发或无法手术者，姑息放疗除减轻症状、改善生活质量外，无有效的作用。多数肾上腺转移癌为晚期患者，预后不佳。生存期通常取决于原发病灶的控制，很少因肾上腺转移灶本身致患者死亡。国内外报道肾上腺转移癌切除后的 5 年生存率可达 25% ~ 40%，术后平均生存期 20 ~ 38.8 个月。

微信扫码
◆临床科研
◆医学前沿
◆临床资讯
◆临床笔记

第十一章
性传播疾病

第一节　淋病

淋病（Gonorrhea）是由淋病双球菌（简称淋菌）引起的泌尿生殖系统化脓性感染。淋病是最常见的性传播疾病之一，主要临床表现是尿道和宫颈炎。淋球菌可经尿道或宫颈在局部扩散感染，如引起附睾炎、盆腔炎；也可经血行传播引起播散性淋病。此外，也可以感染眼睛、咽部和直肠。还有部分患者虽已被淋球菌感染，但临床上不出现症状或症状轻微，称为无症状淋病。

一、临床表现

（一）发生年龄

淋病可发生于任何年龄，主要为性活跃的中青年。在临床上，有5%～20%的男性和60%以上的女性感染者可无明显症状。

（二）潜伏期

一般为2～10 d，平均3～5 d。但身体虚弱、性生活过度、酗酒者潜伏期可缩短，应用抗生素者潜伏期可延长。

（三）分类

淋病通常分为无并发症淋病、有并发症淋病及其他部位淋病，现分述于下。

1. 无并发症淋病

（1）男性无并发症淋病：急性期尿道炎的早期症状为尿道口红肿，发痒及轻微刺痛，继有稀薄黏液流出，引起排尿不适。24 h以后症状加剧，红肿发展到整个阴茎龟头及部分尿道，分泌物由稀转变为深黄色的脓液，出现尿频、尿急、尿痛、排尿困难、行动不便，夜间阴茎常有痛性勃起。两侧腹股沟淋巴结亦可受到感染而引起红肿疼痛，甚至化脓。后尿道受累时，可出现终末血尿、血性遗精、会阴部轻度坠胀感。全身症状一般较轻，少数可有发热38℃左右，全身不适、食欲不振等。

急性症状约一周后可逐渐减轻，一个月后症状基本消失，但晨间尿道口尚有微量黏液或尿道口黏着。急性期治疗不当或由于酗酒及性交等因素可出现迁延性症状，体质虚弱、伴有贫血或结核病者，急性期症状可不明显，病程往往较长。这些患者多同时有前、后尿道炎症。尿痛轻微，排尿时仅感尿道灼热或轻度刺痛，常可见终末血尿，尿道外口不见排脓，挤压阴茎根部或压迫会阴部时，尿道外口仅见少量稀薄黏液。尿液可见淋丝浮游其中。出现迁延性症状或病程较长的患者，多有腰痛、会阴部坠胀感、夜间遗精和精液带血。少数可出现神经官能症症状。

（2）女性无并发症淋病：淋病性宫颈炎：宫颈充血、触痛、脓性分泌物增多，常有外阴刺痒和烧灼感；淋菌性尿道炎：尿道旁腺炎，尿道口充血，有触痛及脓性分泌物，有轻度尿频、尿急、尿痛，排尿时有烧灼感，挤压尿道旁腺有脓液渗出；淋菌性前庭大腺炎：红、肿、热、痛，严重时形成脓肿，有发热等全身症状；少见的淋菌性阴道炎：病程长者症状较轻，有些患者有腹部坠胀、腰酸背痛、白带较多等，有些患者有下腹痛等临床表现。

幼女淋菌性外阴阴道炎：表现为外阴及阴道炎症。阴道脓性分泌物较多，有时阴道及尿道有黄绿色分泌物，排尿疼痛，外阴部红肿。分泌物可流至肛门，引起刺激症状，严重时可感染直肠，致淋菌性直肠炎。

2. 有并发症淋病

（1）男性有并发症淋病：①前列腺炎：急性前列腺炎发病前一天或半天尿道常忽然停止排脓或脓液减少。患者有高热、尿频、尿痛。直肠检查查到前列腺肿大，触痛阳性，尿液混浊。周围血白细胞增高。如治疗不及时，前列腺可形成脓肿。慢性前列腺炎的患者一般无明显自觉症状，起床后第一次排尿时有尿道糊口现象，挤压阴茎时有少量白色分泌物排出，分泌物检查可发现上皮细胞，少数脓细胞和淋菌。尿一般澄清，但含少许絮状碎屑。有时会阴处有瘙痒和坠胀感。②附睾炎：一般发生于急性尿道炎后，单侧居多。有低热，附睾肿大疼痛，同侧腹股沟和下腹部有反射性抽痛。触诊时附睾热、肿大、剧烈触痛。尿常混浊。同时可有前列腺炎和精囊炎。③精囊炎：急性时有发热、尿频、尿急尿痛，终末尿混浊并带血。直肠检查可触及肿大的精囊并有剧烈触痛。慢性无自觉症状。直肠镜检查示精囊发硬，有纤维化。④尿道狭窄：反复发作者可引起尿道狭窄，少数可发生输精管狭窄或梗死，近而继发精液囊肿和不育。

（2）女性有并发症淋病：女性淋病的主要并发症有淋菌性盆腔炎，如急性输卵管炎、子宫内膜炎、继发性输卵管卵巢脓肿及盆腔脓肿、腹膜炎等。多在月经后突然发病，有高热、寒战、头痛、恶心、呕吐、下腹痛、脓性白带增多。腹部检查时有腹膜刺激症状，肠鸣音减弱，单侧附件增厚、压痛明显且有抵抗。

3. 其他部位淋病

（1）淋菌性结膜炎：多为新生儿通过产道感染，出生后 2～3 d 出现症状，眼睑红肿，有脓性分泌物，一旦延误治疗，则角膜呈蒸汽状，角膜穿孔，导致失明。成人少见，多为单侧。

（2）淋菌性咽炎：咽喉部有炎症和分泌物，症状一般较轻。

（3）直肠淋病：轻者有肛门瘙痒和烧灼感排黏液和脓性分泌物。重者有里急后重感，排大量脓性或血性分泌物。

（4）播散性淋病：通过血行，全身播散，有较严重的全身症状。

（5）淋菌性关节炎：关节肿胀、疼痛为一个或数个化脓性关节炎，关节液化验有淋病双球菌存在，可导致骨质破坏引起纤维化，骨关节强直。好发部位为膝、肘、腕、踝、肩关节等。

（6）淋菌性皮炎：细菌经血行扩散至皮肤，多发生在四肢，开始为圆形或椭圆形红斑，红斑大小为 0.2～0.3 cm，其上发生水泡、脓疱、糜烂，周围有红晕，局部病损可查到淋菌。

（7）淋菌性败血症：多发生在女性，往往在月经期发病。有发热、寒战、关节痛、皮炎，常伴发脑膜炎、心内膜炎、心包炎等。

二、实验室检查

1. 涂片检查

涂片检查对急性淋菌性尿道炎的男性患者有初步诊断价值，而对无症状或只有少量分泌物的女性患者则诊断意义不大。

2. 淋菌培养

对症状很轻或无症状的男、女性患者都是很敏感的方法。因此培养是目前世界卫生组织推荐的筛选淋病患者的唯一方法。

3. PCR 法及免疫荧光法

试剂可靠时对诊断有一定价值。

三、淋病对妊娠及新生儿的影响

当女性淋病并发有输卵管炎时，可导致不孕。女性淋病不孕症的发生率为 20%～30%，随感染的次数增加而升高，3 次感染以上者为 54%～75%，发生不孕。宫颈淋菌性炎症可导致早期破膜，羊膜腔内感染，胎儿宫内感染，胎儿宫内发育迟缓，早产等。新生儿因早产，体重低，新生儿的败血症发病率和死亡率很高。

产后淋菌上行感染，可引起急性子宫内膜炎、产褥热，严重时引起产后败血症。新生儿淋病性结膜炎及淋菌性幼女外阴阴道炎如前述。

四、诊断

根据有婚外性行为或嫖娼史，配偶感染史或与淋病患者（尤其家中淋病患者）共用物史，或新生儿母亲有淋病史；临床表现；实验室检查综合分析可确定诊断。

五、治疗

（一）治疗原则

为早期诊断、早期治疗；遵循及时、足量、规则用药的原则，根据不同病情采用不同的治疗方案；性伴如有感染时应同时接受治疗；治疗后应进行随访到痊愈；应注意有无其他性传播疾病尤其非淋菌性尿道炎。

（二）治疗方法

1. 无并发症的淋病

（1）淋菌性尿道炎和（或）宫颈炎：①普鲁卡因青霉素 G 480 万 U，分两侧臀部一次肌内注射；或氨苄青霉素 3.5 g，或羟氨苄青霉素 3.0 g，顿服。上述三种药物任选一种，同时顿服丙磺舒 1 g。②对青霉素过敏者：四环素 0.5 g/ 次，每 6 h 1 次，共服 7 d；或红霉素 0.5 g/ 次，每 6 h 1 次，共服 7 d；或多西环素 0.1 g/ 次，每日 2 次，共服 7 d。③对产生青霉素酶的淋球菌（PPNG）即对青霉素耐药的淋球菌，当耐青霉素淋球菌流行率高达 5% 以上时，则青霉素不能作为首选药物。可用：a. 头孢菌素类：头孢曲松（Ceftriaxone）250 mg 一次肌内注射；b. 壮观霉素（Spectinomycin）亦叫淋必治：2 g 1 次肌内注射，亦有主张女性用 4 g 1 次肌内注射；c. 乙基西梭霉素（Netilmicin）：300 mg 1 次肌内注射；d. 喹诺酮类药物：氟嗪酸（Ofloxacin）又叫泰利必妥（Tarivid），600 mg 1 次口服，亦有主张 600 mg 1 次口服，1 ~ 3 d。环丙氟哌酸（Ciprofloxacin），500 mg 1 次口服。氟哌酸（norfloxacin），800 mg 1 次口服；亦有主张 1 ~ 3 d，每日 800 mg。注意：喹诺酮类药物影响软骨发育，孕妇与儿童慎用。

也可用 β - 内酰胺酶抑制剂和青霉素类药物合剂：优立新（Unasyn），为青霉素烷砜和氨苄青霉素合剂，1.5 g 1 次肌内注射；或优立新片剂 2.25 g 1 次内服，加服丙磺舒 1 g，或青霉烷砜 500 mg，水剂普鲁卡因青霉素 G 480 万 U 肌内注射，加服丙磺舒 1 g。

由于淋病有部分患者同时合并衣原体感染，美国疾病控制中心主张同时给予对二者都有效的抗生素，推荐头孢曲松 250 mg，1 次，肌内注射，加服多西环素 0.1 g，每日 2 次，共 7 d；或四环素 0.5 g，每日 4 次，共 7 d。

（2）淋球菌性咽炎：头孢曲松 250 mg 1 次，肌内注射；或环丙氟哌酸 500 mg 1 次，内服；或复方新诺明 1 g 1 次，1 d 2 次内服，共 7 d。

（3）淋菌性直肠炎：头孢曲松 250 mg 1 次，肌内注射；或壮观霉素 2 g 1 次，肌内注射；或环丙氟哌酸 500 mg 1 次，内服。

（4）淋菌性眼炎：①成人：水剂青霉素 G 1 000 万 U，静脉滴注，每日 1 次，共 5 d；PPNG 引起的淋菌性眼炎可用头孢曲松 1 g 肌内注射。也有主张头孢曲松 1 g，肌内注射或静脉点滴，1 d 1 次，共 5 d。局部用等渗生理盐水冲洗，每隔 1 h 冲 1 次，冲洗后用 0.5% 红霉素液点眼。②新生儿：水剂青霉素 G 每日 10 万 U/kg，分 4 次肌内注射或静脉滴注，共 7 d。PPNG 引起的淋菌性眼炎用头孢曲松 25 ~ 50 mg/kg；每日肌内注射或静脉滴注 1 次，共 7 d，亦有报告用头孢曲松 125 mg，肌内注射一次治愈者；或头孢塞肟 25 mg/kg，静脉滴注或肌内注射，每 8 ~ 12 h 1 次，共 7 d；或壮观霉素 40 mg/kg，每日肌内注射 1 次，共 7 d。局部处理同成人。

（5）儿童淋病：体重 ≥ 45 kg 的儿童按成人剂量给药。体重 < 45 kg 的儿童，按以下方法治疗：头孢曲松 125 mg，一次肌内注射；或头孢噻肟 25 mg/kg，一次肌内注射；或壮观霉素 40 mg/kg，一次肌内注射。

2. 有并发症淋病

（1）淋菌性输卵管炎和附睾丸炎：水剂普鲁卡因青霉素 G 480 万 U，两侧臀部 1 次肌内注射，加服丙磺舒 1 g；而后服用氨苄青霉素 0.5 g，每日 4 次，同时口服丙磺舒 1 g，每日 2 次，共 10 d。PPNG 引起者，壮观霉素 2 g，肌内注射每日 1 次，共 10 d；或头孢曲松 250 mg，肌内注射每日 1 次，共 10 d。

（2）播散性淋病：水剂青霉素 G 1 000 万 U 静脉滴注，每日 1 次，3 ~ 5 d 后待症状改善服氨苄青霉素或羟氨苄青霉素 0.5 g，每日 4 次，共 7 d。亦可用头孢曲松 1 g 静脉注射，每日 1 次，共 7 d。PPNG 引起者，头孢曲松 1 g，每日静脉注射 2 次，5 d 后改为 250 mg，每日肌内注射 1 次，共 7 d。

（3）脑膜炎和心内膜炎：水剂青霉素 G 1 000 万 U 静脉滴注，每日 1 次，脑膜炎通常需要治疗 10 ~ 14 d，心内膜炎需要 4 ~ 6 周。由 PPNC 引起者，可给予头孢曲松 1 ~ 2 g 静脉注射，每 12 h 1 次，疗程同上。

（三）治愈标准

治疗结束后 2 周内，在无性接触史情况下符合如下标准：症状和体征全部消失；在治疗结束后 4 ~ 7 d 从患病部位取材，做涂片和培养阴性。

第二节　非淋菌性尿道炎

非淋菌性尿道炎（non-gonococcal urethritis，NCU），系指由性接触传染的一种尿道炎症，但不是由淋病双球菌引起的尿道炎症，而主要是由衣原体或支原体引起的非化脓性尿道黏膜炎性病变。

一、临床表现

非淋菌性尿道炎主要发生于青年性旺盛时期，男女均可发生，但男性多于女性。潜伏期一般为 1 ~ 3 周。

1. 男性非淋菌性尿道炎

尿道口轻度红肿，有浆液或黏液性分泌物，比淋菌性尿道炎稀薄、量少。尿道口分泌物可污染内裤。晨起首次排尿前可见到在尿道口有黏性糊状物封住尿道口现象称为"糊口"。合并膀胱炎时可有血尿。自觉症状轻微，可有尿道内不适、瘙痒，刺痛或烧灼感。这些症状因人而异，但疼痛程度比淋病轻。尚有不少人症状不典型，少数人可无症状，因此该病易被误诊。

2. 女性非淋菌性尿道炎

女性非淋菌性尿道炎的临床特点是症状不明显或无症状。可见尿道口轻度充血、水肿，少量水样或黏液样分泌物，少数呈脓性。自觉症状有尿道刺痒、尿意、尿频、尿急、尿痛、血尿、外阴痛等。

3. 并发症

男性并发症主要有附睾炎、前列腺炎及 Reiter 病等。附睾炎、前列腺炎症状见淋病并发症。Reiter 病，主要表现尿道炎、多发性关节炎或强直性脊柱炎、眼结膜炎或眼色素膜炎及皮肤黏膜改变。女性并发症主要有输卵管炎、子宫内膜炎、盆腔炎等。

二、实验室检查

衣原体细胞培养，衣原体细胞学检查方法、免疫荧光检查方法、酶免疫检查方法、支原体的培养法等。

三、诊断

病史，有不洁性交史或配偶有感染史；有非淋菌性尿道炎症状及体征；实验检查，分泌物涂片、培养淋球菌，但在分泌物涂片中可见到多形核白细胞，在油镜 1 000 倍视野下平均每视野中性形核白细胞多于 4 个为阳性。晨前段尿沉淀物在高倍镜 400 倍视野，每视野平均多于 15 个多形核白细胞有诊断意义。衣原体、支原体培养及衣原体免疫荧光，酶免疫检查亦有诊断价值。

四、治疗

（1）盐酸四环素 500 mg，口服，每 6 h 1 次，至少连服 7 d，一般为 2 ~ 3 周。

（2）多西环素 100 mg，口服，每日 2 次，连服 10 d。

（3）米诺环素 100 mg，口服，每日 2 次，连服 10 d。

（4）土霉素 500 mg，口服，每日 4 次，连服 7 d。

（5）红霉素 250 mg，口服，每日 4 次，连服 10 d。

（6）罗红霉素 150 mg，口服，每日 2 次，连服 10 d。

（7）孕妇由于不宜用四环素治疗，可改用对肝脏损害较小的红霉素治疗。

（8）新生儿结膜炎，可用红霉素干糖浆剂，30 ~ 50 mg/（kg·d），1 d 4 次口服，连服两周，还可延长 1 ~ 2 周。新生儿衣原体肺炎，也可用红霉素干糖浆 50 mg/（kg·d），1 d 4 次口服，至少 3 周，直至治愈为止。

五、疗效判定

患者常规治疗后，自觉症状消失，无尿道分泌物，尿沉淀涂片无白细胞，衣原体、支原体实验室检测阴性，可判定治愈。

第三节　生殖器疱疹

生殖器疱疹（Herpes of Genital organs），主要是由单纯疱疹病毒 2 型（HSV-2）引起的一种性病。目前国外生殖器疱疹感染发病率较高。此病初发症状较重，易复发。

一、临床表现

1. 原发性生殖器疱疹

原发性生殖器疱疹的潜伏期 2 ~ 7 d。原发病灶是一个或多个小而瘙痒的丘疹，迅速变成小疱。3 ~ 5 d 后，小疱破裂变成溃疡，疼痛、结痂。附近淋巴结肿大，有触痛。发病前或发病时可有全身症状如发热、全身不适、头痛。男性病损位于龟头、冠状沟、尿道口或阴茎体；女性病损位于外阴、肛周、大腿或臀部，约 90% 同时侵犯宫颈，表现为宫颈潮红或伴有多个散在溃疡。

2. 复发性生殖器疱疹

复发性生殖器疱疹的全身症状较轻，在原发疱疹消退后 1 ~ 4 个月内发生。HSV-2 感染者有 60% 复发；HSV-1 感染者有 14% 复发。第 1 年可复发 4 ~ 6 次，以后次数减少，每次发作的病程也较短，通常 10 d 消退。

原发或复发性疱疹可伴有排尿困难、急性尿潴留、疱疹性瘰疬、脑炎、子宫内膜炎。患者由于反复发作及有时疼痛较重等原因，容易出现心理障碍，甚至发生抑郁症。

3. 男性同性恋生殖器疱疹

有严重的肛门直肠疼痛，肛门有分泌物，并有便秘，或有里急后重感，部分患者肛门周围有水疱或溃疡。

4. 生殖器疱疹与妊娠

在妊娠开始 3 个月内，患生殖器疱疹的孕妇可发生胎儿发育异常或死胎，如能活到出生时，可发生婴儿先天性感染，可出现带状分布的疱疹，癫痫发作，出血素质、肝脾肿大。如在出生时，通过产道感染或羊膜早破而发生逆行感染时，出生后数日乃至数周往往临床上无明显症状；早期症状可以有吃奶较差、兴奋，随后可发生病毒血症或脑炎。播散性 HSV 感染预后不良，死亡率约占 50%，幸存者可出现智力障碍的后遗症。

5. 生殖器疱疹与癌

近年来的研究表明，生殖器疱疹与宫颈癌之间密切相关。血清学及流行病学检查发现宫颈癌患者血清中 HSV-2 抗体较对照组明显增高。

二、诊断

临床表现典型者，诊断一般不困难。必要时可做实验室检查，如病毒分离、检查病毒包涵体用免疫荧光或酶标法、电镜检查病毒颗粒、酶联吸附试验或放射免疫测定检测病毒抗原以及核酸杂交技术检测病毒型等。

三、治疗

1. 一般治疗

防止继发感染，保持疱壁完整，用 1 ∶ 8 000 高锰酸钾水溶液，或 3% 硼酸溶液，或生理盐水清洗局部后吸干，保持干燥。病发感染时，选择敏感的抗生素给予治疗。局部疼痛时，可用 5% 利多卡因软膏或内服止痛药。

2. 抗病毒治疗

可用阿昔洛韦（acyclovir），能选择性地抑制病毒复制。可口服，每次 200 mg，每日 5 次，连续 7 ~ 10 d；病毒严重者可静脉注射，剂量为每公斤体重 500 mg，每 8 h 1 次，5 ~ 7 d。

3. 免疫刺激疗法

（1）干扰素 1×10^6 ~ 3×10^6 U，肌内注射，每日一次。

（2）转移因子 2 mL，肌内注射，隔日 1 次，10 次为一个疗程。

（3）左旋咪唑每次 50 mg，1 d 3 次，口服，连服 3 d 停 11 d，再连服 3 d。

4. 外用药物

（1）3% ~ 5% 阿昔洛韦软膏外用。

（2）干扰素 1 ~ 1.5 U/mL，外用。

第四节　梅毒

梅毒（Syphilis）是由梅毒（苍白）螺旋体引起的一种慢性性传播疾病。可侵犯皮肤、黏膜和心血管、神经系统等重要器官。根据传染方式不同，临床上分为后天（获得性）梅毒和先天（胎传）梅毒两种。后天梅毒多由性交直接传染，偶可通过输血或污染物等间接感染。胎传梅毒是由患梅毒的孕妇血中的螺旋体通过胎盘传染给胎儿。

一、临床分期

根据传染途径、感染时间和临床特点的不同，通常分期如下：

1. 后天梅毒

（1）早期梅毒：病期在 2 年以内，如：①一期（硬下疳）。②二期。③早期潜伏。

（2）晚期梅毒：病期在 2 年以上，如：①皮肤、黏膜、骨、眼等梅毒。②心血管梅毒。③神经梅毒。④内脏梅毒。⑤晚期潜伏。

2. 先天梅毒（胎传梅毒）

（1）早期先天梅毒（年龄 < 2 岁）。

（2）晚期先天梅毒（年龄 > 2 岁）。如：①皮肤、黏膜、骨、眼等梅毒。②心血管梅毒。③神经梅毒。④潜伏梅毒。

早期梅毒具有传染性，晚期梅毒无传染性。

二、后天梅毒的主要临床表现

（一）一期梅毒

发生于性交后至 2 ~ 4 周，主要症状为硬下疳与近区淋巴结肿大。于螺旋体侵入部位出现黄豆大的浸润性、无痛性硬结，称为硬下疳。硬下疳通常单发，也可见 2 ~ 3 个，病损直径为 1 ~ 2 cm，呈圆形或椭圆形，不久表面糜烂或浅溃疡，周围略隆起，呈陡壁状，基底清洁硬如软骨，组织液内含有大量梅毒螺旋体，具有很强的传染性。未经治疗的硬下疳一般在 3 ~ 5 周自然消失，不留痕迹或仅留有轻度萎缩和色素沉着。硬下疳好发于男性阴茎的包皮、冠状沟、系带、阴茎或龟头上；女性为大小阴唇、子宫颈；同性恋男性常见于肛周、肛门部或直肠，偶见于口唇、舌、乳房、手指等处。在硬下疳出现 1 ~ 2 周，一侧腹股沟淋巴结肿大，以后另一侧淋巴结也可肿大。其特征为无痛性、较硬、彼此不融合，而无红、肿、热、非化脓性，穿刺液内含有大量梅毒螺旋体。淋巴结消退比硬下疳晚。在硬下疳的初期，大部分患者梅毒血清反应呈阴性，以后阳性率逐渐增高，到硬下疳出现 7 ~ 8 周后大部分患者血清反应变成阳性。

（二）二期梅毒

系因梅毒螺旋体由血行播散全身引起，传染性很大。一般发生在感染后 8 ~ 10 周，或硬下疳出现后 6 ~ 8 周。前驱症状似流感样综合征，低热、头痛、骨痛、四肢酸痛等，亦可出现全身淋巴结肿大。数日后出现皮疹，可有斑疹、斑丘疹、丘疹、丘疹鳞屑性梅毒疹、玫瑰糠疹、银屑病样疹、多形红斑样疹、毛囊疹、脓疹、蛎壳状疹等皮疹。多为单一发疹，也可重叠发疹。皮疹境界清晰，呈铜红色，压之不会褪色，有轻度浸润，分布广泛对称，全身皮肤均可受累，掌跖部铜红色斑有诊断价值。自觉症状轻微，破坏性轻，传染性强，一般在 1 ~ 2 周皮疹消退。发生于外阴、肛周、腋下的丘疹常呈扁平增殖性隆起，表面湿润，称为扁平湿疣，其内含有大量梅毒螺旋体。斑疹或斑丘疹消退后，有时留有色素脱失，可持续数周，多见于颈背部。黏膜亦可受累，生殖器部位、口腔、咽及喉有黏膜红肿及浅糜烂。如累及声带可出现声音嘶哑。黏膜损害含大量梅毒螺旋体。梅毒性脱发，呈虫蚀状，多发生于颞部，为暂时性的。骨关节损坏，可发生骨膜炎及关节炎，晚间休息时疼痛较重，白天及活动时疼痛较轻。初次接受抗梅毒治疗时有增剧反应。眼梅毒，可发生虹膜炎、虹膜睫状体炎、脉络膜炎、视神经炎和视网膜炎等。神经梅毒，一般为无症状神经梅毒，无临床症状，但脑脊液有异常变化；亦可有脑膜炎、脑血管梅毒、颅神经麻痹及脑膜血管梅毒等。二期梅毒血清反应百分之百阳性。

（三）二期复发梅毒

因抗梅毒治疗剂量不足或患者免疫力低下，二期损害消退后可重新出现，其特点为皮疹排列多呈环形、弧形、花环状，少数呈蛎壳样损害，时间是在感染 1 ~ 2 年内，除皮肤损害外还可有黏膜、眼、骨、内脏损害的复发，亦可有血清复发，以血清复发最为常见。

（四）三期梅毒

多在感染 2 年以后发病。主要由于早期梅毒未经治疗或治疗药量不足所致。该期无传染性，但对组织器官破坏性较大。皮损以结节型梅毒疹为多见，发生于感染后 5 ~ 10 年。结节为粟粒大到豌豆大的棕红色浸润性结节，数目少且不对称，常集簇成群，排列成环型、花环状、马蹄型和蛇形。可自行吸收遗留有萎缩斑，或发生浅溃疡，愈后遗留浅瘢痕，边缘可出现副损害。好发于躯干、四肢、面部。另一型皮损为树胶肿，初起为深达皮下的豌豆大浸润性硬结，逐渐形成穿凿性溃疡，呈现肾形或马蹄形，周围有色素沉着带，愈后留有萎缩性瘢痕。多见于前额、头、四肢伸侧、胸骨、小腿及臀部等处。三期梅毒常累及黏膜，主要表现为鼻中隔及硬腭穿孔，可侵犯骨质，排除死骨形成鞍鼻。骨梅毒，以骨膜为多见，其次是树胶肿性骨炎及骨髓炎。眼梅毒，可发生虹膜睫状体炎、视网膜炎及间质性角膜炎、视神经炎等。晚期心血管梅毒，发生于感染后 15 ~ 30 年，可同时合并神经梅毒。常见者梅毒性单纯性主动脉炎；梅毒性主动脉闭锁不全，常与梅毒性主动脉瘤并发，严重时可发生充血性心力衰竭，导致死亡。梅毒性主动脉瘤，多发生于升主动脉及主动脉弓部，瘤呈梭形，可有压迫症状，严重者血管瘤可突然发生破裂，导致患者立即死亡。梅毒性冠状动脉狭窄，常伴有梅毒性主动脉闭锁不全。心肌树胶肿非常少见。晚期神经梅毒，可分为无症状神经梅毒及脑膜血管梅毒、脑实质梅毒。无症状神经梅毒无临床症状，神经系统检查也无异常体征。脑脊髓液检查，白细胞与蛋白量增加，梅毒反应阳性。脑膜血管梅毒，发生于感染后 5 ~ 12 年脑血管梅毒，可发生灶性神经系统表现，特别是偏瘫及失语；罕见者脊髓脑膜血管梅毒；非常罕见者为灶性脑膜梅毒，脑膜有树胶肿形成。脑脊液检查同前者。脑实质梅毒又可分为①麻痹性痴呆，发生于感染梅毒后 15 ~ 20 年，为脑膜脑炎，并伴有小脑受累。精神症状为性格变化，注意力不集中、智力及记忆力减退、情绪变化无常，各种幻想、夸大狂，还可有抑郁症状。震颤，特别是唇、舌及手，阿罗瞳孔（对光反应消失，调节反应存在），口吃及发音不清，癫痫发作，四肢瘫痪及大小便失禁。95% ～ 100% 患者梅毒血清试验阳性，大部分患者脑脊液 VDRL（玻片法梅毒血清反应）试验也阳性。②脊髓痨，发生于感染梅毒后 20 ～ 25 年，为脊髓后索发生变性所致，可发生闪电样痛，下肢感觉异常，腱反射减弱及消失，内脏危象（胃、肠及直肠），触痛觉及温度觉障碍，深感觉减退及消失，共济失调，关节炎，阿罗瞳孔，排尿困难，尿潴留及性欲减退。约 70% 患者梅毒血清试验阳性。脑脊髓液检查，细胞计算及蛋白量均增高，VDRL 试验阳性。③视神经萎缩，为罕见症状，进行性视力丧失，开始为一侧，以后另一侧也发生。三期梅毒血清反应 80% 为阳性。

（五）潜伏梅毒

二期梅毒的症状可不经治疗而自然消失，进入潜伏状态，但梅毒血清试验阳性，称为潜伏梅毒（也称隐性梅毒）。三期梅毒一部分患者可不出现晚期梅毒的症状，只是梅毒血清反应持续阳性，称为晚期潜伏梅毒。

三、先天梅毒的主要临床表现

患早期梅毒的孕妇，多在妊娠 4 个月传给胎儿，可导致死胎或死产、流产或早产。按发病时间可分为早期先天梅毒、晚期先天梅毒及先天潜伏梅毒。

（一）早期先天梅毒

常在 2 年内发病，有传染性。初发症状多在生后不久或 1 ～ 2 个月内出现。患儿瘦小、发育差、哭声嘶哑、常有梅毒性鼻炎，口腔内有黏膜斑。皮疹与二期梅毒疹相似，可有斑疹、丘疹、水疱、大疱，尤其是脓疱常见。口周、肛周、掌跖及臀部等处可有大片浸润性红斑，有少许鳞屑或大疱、糜烂。口周有放射状皲裂，愈后留有放射状瘢痕。梅毒的新生儿皮肤还可呈干皱状，像老头的皮肤；也可有脱发、甲沟炎、甲床炎等。如发生骨骺炎，可出现假性瘫痪。先天梅毒性指炎时，手指呈梭状肿胀。可有淋巴结肿大，肝脾肿大，贫血及血小板减少等。梅毒血清反应阳性。

（二）晚期先天梅毒

常发生在 2 岁以后。皮疹基本与后天晚期梅毒疹相似，但极少侵犯心血管和神经系统。主要有三大特征：①基质性角膜炎，5 ～ 20 岁时出现，双侧角膜有深在性浸润，常影响视力。②神经性耳聋，多发生在 10 岁左右，常突然发病，呈双侧性。③牙齿，恒齿短，腰鼓形，稀疏，排列不整齐，第 1 对上门齿切缘中部呈半月状凹陷等。此外，还可见到骨膜炎、马刀形胫骨及鞍鼻等。

（三）先天潜伏梅毒

先天梅毒未经治疗无临床症状，梅毒血清反应阳性，年龄 < 2 岁者为早期，> 2 岁者为晚期潜伏梅毒。

（四）妊娠梅毒对孕妇及胎儿的影响

梅毒患者妊娠或妊娠期间感染了梅毒称妊娠梅毒。患活动梅毒的女性有 20% ～ 40% 不孕，梅毒女性患者一旦妊娠易发生流产、早产、死产及产后出血。妊娠可使梅毒病情加重或变化，易发生骨关节、心血管和神经梅毒，常伴有全身症状如发热、关节痛、肌无力、缺钙、骨软化、骨折、贫血等。对胎儿及乳儿影响，在先天梅毒已叙述。

（五）诊断

病史中有无不洁性交史，婚姻配偶及性伴侣有无梅毒，已婚妇女有无早产、流产、死产病史，父母兄弟姐妹有无性病，本人是否患过性病。有无梅毒史，曾是否发生过硬下疳，二、三期梅毒的症状或其他性传播疾病的症状，如有梅毒史，是否按疗程规则，足量治疗。

1. 体格检查

应做全面检查，感染期较短的患者应注意检查皮肤、黏膜、外阴、肛门、口腔等处。感染期较长的患者除检查皮肤黏膜外应注意检查心血管、神经系统、眼、骨骼等。

2. 实验室检查

暗视野显微镜检，早期梅毒皮肤黏膜损害可查到梅毒螺旋体。梅毒血清试验，用非螺旋体抗原试验（如RPR或USR试验）做初试，如阴性，只有怀疑患者为梅毒时，才进一步检查。如果阳性，病史及体格检查符合梅毒，可以确定诊断，如果不符合梅毒应进一步做螺旋体抗原试验如（FTA-ABS），后者阳性可确定梅毒诊断。脑脊髓液检查，对神经梅毒（包括无症状的神经梅毒）有意义，检查项目包括细胞计数、总蛋白测定、VDRL试验。

四、治疗

（一）治疗原则

诊断必须明确。越早期治疗效果越好。治疗剂量必须足够，疗程必须规则。治疗后要经过足够时间追踪观察。传染源及其性伴须接受检查或治疗。治疗前及治疗期间禁止性交。

（二）治疗目的

1. 一期、二期梅毒

应迅速使病损失去传染性，以免传染他人，并达到临床治愈，血清反应阴转。

2. 三期（晚期）梅毒

防止发生新的梅毒损害。对已发生的梅毒损害，经治疗后梅毒性炎症在组织内可消退，但已损坏的组织被瘢痕代替，可残留部分后遗症。部分晚期患者虽经足量规则治疗，非螺旋体抗原试验血清反应也不能阴转，但不需继续抗梅毒治疗。

（三）治疗方案

1. 早期梅毒（包括一期、二期、病期在2年以内的潜伏梅毒）

（1）青霉素：①普鲁卡因青霉素G，80万U/d，肌注，连续10～15 d，总量800万～1 200万U。②苄星青霉素G，240万U，分两侧臀部肌注，每周1次，共2～3次。

（2）对青霉素过敏者：可选用：①盐酸四环素500 mg，4次/d，口服（2 g/d），连服15 d（肝、肾功能不良者禁用）。②红霉素，用法同四环素。③多西环素100 mg，2次/d，连服15 d。

2. 晚期梅毒（包括三期皮肤、黏膜、骨骼梅毒，晚期潜伏或不能确定病期的潜伏梅毒）及二期复发梅毒

（1）青霉素：普鲁卡因青霉素G，80万U/d，肌注，连续20 d。或苄星青霉素G，240万U，1次/周，肌注，共3次。

（2）对青霉素过敏者：可选用①盐酸四环素，500 mg，4次/d，口服（2 g/d），连服30 d。②红霉素，用法同四环素。③多西环素100 mg，2次/d，连服30 d。

3. 心血管梅毒

不用苄星青霉素，如有心衰，首先治疗心衰，待心功能代偿时，从小剂量开始注射青霉素，以避免因吉海反应造成病情加剧或死亡。水剂青霉素G，第一日10万U，1次肌注；第2日10万U，2次/d，肌注；第3日20万U，2次/d，肌注；自第4日起按如下方案治疗：①普鲁卡因青霉素G，80万U/d，肌注，连续15 d为一疗程，疗程量1 200万U，共两个疗程，疗程间休药2周。②对青霉素过敏者：可选用盐酸四环素，500 mg，4次/d，口服，连服30 d；红霉素，用法同四环素。

4. 神经梅毒

（1）水剂青霉素G，1 200万U～2 400万U静脉滴注（200万U～400万U，每4 h 1次），连续10 d。继以苄星青霉素G每周240万U，肌注，共3次。

（2）普鲁卡因青霉素G，240万U/d，一次肌注，同时口服丙磺舒每次0.5 g，每日4次，共10～14 d。必要时继以苄星青霉素G，每周240万U，肌注，共3次。

（3）对青霉素过敏者可用四环素500 mg，口服，每日4次，连服30 d。

心血管梅毒和神经梅毒治疗时为避免吉海反应应加用泼尼松。在注射青霉素前1 d始口服泼尼松，每次5 mg，4次/d，连服3 d。

5. 妊娠期梅毒

（1）普鲁卡因青霉素 G，80 万 U/d，肌注，连续 10 d。妊娠初 3 个月内，注射一疗程，妊娠末 3 个月注射一疗程。

（2）对青霉素过敏者，用红霉素治疗（禁用四环素）。服法及剂量与非妊娠期患者相同，但其所生婴儿应该用青霉素补治。

（3）有明确记载过去曾接受充分治疗，现无复发，无再染证据者，可不治疗。

6. 先天梅毒

（1）早期先天梅毒（2 岁以内）。

脑脊液异常者可用：①水剂青霉素 G，5 万 U/（kg·d），分两次静滴，连续 10 ~ 14 d。②普鲁卡因青霉素 G，5 万 U/（kg·d），肌注，连续 10 ~ 14 d。

脑脊液正常者可用：苄星青霉素 G，5 万 U/kg，1 次注射（分两侧臀肌）。如无条件检查脑脊液者，可按脑脊液异常者治疗。

（2）晚期先天梅毒（2 岁以上）：普鲁卡因青霉素 G，5 万 U/（kg·d），肌注，连续 10 d 为一疗程（对较大儿童的青霉素用量，不应超过成人同期患者的治疗用量）。8 岁以下儿童禁用四环素。

对青霉素过敏者，可用红霉素治疗，7.5 ~ 12.5 mg/（kg·d），分 4 次口服，连服 30 d。

7. 吉海反应

常发生于用首剂抗梅毒药物治疗后数小时，并于 24 h 内消退。全身反应包括发热、全身不适、头痛、肌肉骨骼痛、恶心及心悸等。此反应常见于早期梅毒中，反应时硬下疳可发生肿胀，二期梅毒疹可加重或第一次出现二期梅毒损害。在晚期梅毒中发生率虽不高，但反应比较严重，如麻痹性痴呆、梅毒性主动脉炎等，可发生生命危险。为减轻此反应应于抗梅毒治疗前用泼尼松进行治疗。

五、随访与复治

1. 早期梅毒

经充分治疗，应随访 2 ~ 3 年。治疗后第一年内每 3 个月复查一次，包括临床与血清（非螺旋体抗原试验），以后每半年复查一次。随访期间严密观察其血清反应滴度下降与临床改变情况，如无复发即可终止观察。

早期梅毒治疗后，如有血清复发（血清反应由阴转阳，或滴度升高两个稀释度，如 RPR 或 USR 试验阴转后滴度又超过 1∶8 者）或临床症状复发，除应立即加倍剂量进行复治外，还应考虑是否需要做腰椎穿刺做脑脊液检查以观察中枢神经系统有无梅毒感染。如血清固定（不阴转）而无临床复发征象者，也应根据具体情况考虑检查脑脊液，以除外无症状性神经梅毒的可能性。

2. 晚期梅毒与晚期潜伏梅毒患者

如治疗后血清固定，需随访 3 年以判断是否终止观察。

3. 妊娠期梅毒

早期梅毒治疗后，在分娩前应每月检查一次梅毒血清反应，如 3 个月内血清反应滴度不下降两个稀释度，或上升两个稀释度，应予复治。分娩后按一般梅毒病例进行随访。

4. 神经梅毒

治疗后 3 个月做一次临床、血清学及脑脊液检查，以后每 6 个月检查一次，直到脑脊液变化转为正常，此后每年复查一次，至少 3 年。

5. 经过充分治疗的梅毒孕妇所生婴儿

出生时如血清反应阳性，应每月检查一次血清反应，连续 8 个月。如血清反应阴转，且未出现先天梅毒的临床表现，则可停止观察。

出生时如血清反应阴性，应于出生后 1 个月、2 个月、3 个月及 6 个月复查，至 6 个月时血清反应仍为阴性，且无先天梅毒的临床表现，可除外梅毒。

无论出生时血清反应阳性或阴性，在随访期间如血清反应滴度逐渐上升，或出现先天梅毒的临床表现，应立即予以治疗。

未经充分治疗或未用青霉素治疗的梅毒孕妇所生婴儿，或无条件对婴儿进行临床及血清学随访者，应考虑对婴儿进行治疗。

第五节　尖锐湿疣

尖锐湿疣（Condyloma acuminatum）又称尖锐疣或性病疣，是由人乳头瘤病毒（HPV）引起，主要是通过性接触而发生在生殖器、会阴或肛门部位的疣。

一、临床表现

潜伏期两周至8个月，平均3个月。发病局部：初起为淡红色小颗粒样丘疹，粟粒大至绿豆大小赘生物，病变集中者呈乳头状增殖，表面颗粒状突起，粗糙不平。继续增大或互相融合呈菜花状、鸡冠状或较大团块。疣表面凹凸不平或呈密集的棘状，呈灰白色或粉红色，可黏附有分泌物。如有继发感染或疣体内供血不足可发生糜烂或小溃疡。发生在较干燥的部位如阴茎体和大阴唇，表现为细小扁平突起斑片，单发或多发，常被忽略；女性发生在阴道，多在阴道口处，沿阴道口周边生长，多半散在，粟粒大小，表面有尖；发生在宫颈表面者，表面平滑，也称扁平湿疣，白带多，并有刺痛感。男性多发生在冠状沟、龟头、包皮、系带、尿道口，少见于阴茎体、阴囊。同性恋者可发生在肛门及直肠。女性好发于大小阴唇、阴蒂、阴道和宫颈。偶发于腋下、腹股沟、乳房下等间隙部位。

自觉症状可有瘙痒及局部压迫感，溃疡及次发感染者可有恶臭分泌物。发生于肛门和直肠者可有疼痛及里急后重感。近年来，据国外资料，已知亚临床感染比临床明显的病变更为常见，可单独存在或与典型的尖锐湿疣损害并存。

二、发现病灶的方法

在需要检查的部位，涂抹5%醋酸液，3～5 min后，有HPV感染的部位出现有光泽的、均匀一致的、边缘清楚的变白区，如用阴道镜观察，则效果更理想。

近年来大量研究资料表明，人类乳头瘤病毒和某些恶性肿瘤密切相关。有人统计，外阴、阴道、阴茎或肛门区的尖锐湿疣可以转化为鳞癌，这种转化通常需要5～40年，应引起重视。

三、实验室检查

醋酸白试验，用3%～5%醋酸外搽或湿敷，2～5 min后，病灶稍膨隆，局部变白为阳性。在放大镜下更明显。组织病理学检查，其特征在鳞状上皮的表皮中上部出现有诊断意义的空泡细胞。免疫组织化学、电镜及HPV-DNA探针等更易确定其存在。

四、诊断

病史，有婚外不洁性交史或配偶有感染的典型病灶者即可考虑诊断。为确诊可取活体组织送病理检查。

五、治疗

本病以局部治疗为主，辅以全身治疗。

1. 三氯醋酸

用33.3%或50%三氯醋酸液。用细棉签蘸药涂于病灶表面，每日1～2次即可，注意保护病变周围正常皮肤黏膜。

2. 4%肽丁胺软膏

用棉签蘸软膏涂于患处，每日2次。

3. 物理疗法

（1）激光治疗：对病灶集中并过大者可用CO_2激光或YAG激光，选择适当功率，一般一次即可除去病灶，但仍有复发者。

（2）冷冻疗法：液氮或二氧化碳干冰冷冻，1～7次为一个疗程。亦有复发。

（3）电灼：高频电刀对较小病灶或有蒂的乳头瘤一次可除去，疣体较大者或数量多者应分次治疗。

4. 手术疗法

适用于单发或巨大疣。

5. 全身治疗

（1）干扰素，病灶内局部注射，一般 α–干扰素 1×10^6～5×10^6 U。每周3次，3周为1疗程。皮下或肌内注射，从 1×10^6～5×10^6 U 到 18×10^6 U 每日1次，10～14次后改为每周3次，连续4周。

（2）转移因子每次2 mL，皮下注射，每周2次，10次为一疗程。

（3）聚肌胞，2 mg，肌内注射，3 d一次，共两周。

第六节　艾滋病

艾滋病（Acquired immunodefence syndroms，AIDS）是由于人类免疫缺陷病毒（HIV）致使T辅助细胞减少，引起的获得性免疫缺陷综合征。该病是一种危害极为严重的性传播疾病，主要通过性行为、血液、母婴感染。分为急性期和慢性期。

一、临床表现

（一）急性期

多发生于感染后2～6周。主要症状和体征为：单核细胞增多症样综合征或流感样症状，发热、咽痛、皮疹、头痛、腹泻、关节痛、肌肉痛及全身淋巴结肿大等。一般3～14 d。部分患者进入无症状期；另一部分患者可持续低热、消瘦、淋巴结肿大，HIV抗原或（和）抗体可呈阳性。

急性HIV脑膜炎、发热、头痛、呕吐、脑膜刺激症状、脑脊液中单核细胞增高、蛋白中度增加（50～100%），持续2～3周自然消退，有的呈慢性反复发作。

（二）慢性期

一般可分三期。

1. 早期

无症状期又称潜伏期，半年至10年，少数15年。潜伏期的长短取决于感染病毒的数量、类型、传染途径、个体的免疫系统功能、营养状况、生活习惯等有关。但最重要的预后因素决定于 T_4 细胞计数。HIV抗体阳性，一般无自觉症状和阳性体征。约30%的感染者在2～5年之内发病，发病率每年约增加17%，亦有报告，50%感染者在感染后10年内发展为艾滋病。未发病者有的可长期甚至终生隐匿，成为危害极大的传染源。

2. 中期

也称艾滋病相关综合征期，具有发热、盗汗、消瘦、乏力、腹泻等前驱症状；特征性表现为全身淋巴结肿大；有不包括腹股沟淋巴结在内的两组淋巴结肿大。淋巴结直径＞1 cm，持续3个月以上，不能用其他原因解释者；皮肤黏膜损害，口腔黏膜念珠菌感染，皮肤单纯疱疹，带状疱疹，传染性软疣，多形性皮疹伴有瘙痒；贫血、白细胞及血小板减少；亦可由于免疫机能低下引起各种传染病。实验室检查（1 g）明显增高，T_4 计数低于400个/mm^3，$T_4/T_8 < 1$，HIV抗体阳性。

3. 晚期

艾滋病期又称艾滋病完全型。除具有艾滋病相关综合征期的某些表现外，主要表现为获得性免疫缺陷引起的机会感染，恶性肿瘤和多系统损害。

（1）机会感染：卡氏囊虫性肺炎、白色念珠菌病、巨细胞病毒感染、疱疹病毒感染、隐孢子球病、阿米巴及梨形鞭毛虫肠病、（EB）病毒感染、弓形体病、乳头多瘤空泡病毒感染、隐球菌性脑炎、肝炎病毒感染、流感嗜血杆菌和奴卡菌感染、结核菌和鸟型分枝杆菌感染等。

（2）恶性肿瘤：卡波氏肉瘤、非何金淋巴瘤、慢性淋巴细胞性白血病、胶质瘤、口咽部肿瘤、肺癌及肝癌等。

（3）多系统损害：血液及免疫系统损害：血小板、血细胞或全血细胞减少；外周血淋巴细胞绝对值降低、$T_4/T_8 < 1$；B细胞功能异常表现多克隆及细胞活化，可能与循环免疫复合物增高有关；LgA、LgGE、LgG、LgM增高；自身抗体形成。

神经系统：急性HIV脑膜炎、亚急性脑炎、弓形体病、进行性多灶性脑白质病、隐球菌脑膜炎、脑部原发性淋巴瘤、脑血管病变、脊髓炎及周围神经病变等。亚急性脑炎是艾滋病患者并发进行性痴呆的主要原因，其基本病理改变是脑萎缩。其发生被认为与巨细胞病毒感染有关。早期表现个性改变、记忆力减退、解释问题困难、智力下降、思维缓慢、反应迟钝、乏力、性欲消失；个别表现严重抑郁、忧虑、类妄想狂精神病；有的患者头痛、四肢远端感觉迟钝、运动障碍等周围神经病变症状；也有表现偏盲，构语困难、锥体束征或锥体外束征阳性，约30%患者有肌阵挛，也有呈现阵发性癫痫发作者。脑电图可呈慢a波，核磁共振可显示典型亚急性脑炎的图像。弓形体可引起弓形体脑炎、脑脓肿，导致轻瘫、共济失调、癫痫样发作，也可呈现意识模糊、昏睡、发烧及颅内压增高的症状和体征。隐球菌可引起隐球菌性脑炎，头痛、呕吐、意识障碍、脑膜刺激症状阳性。此外疱疹病毒可引起脑炎；乳头多瘤空泡病毒可引起构音障碍、面瘫、偏瘫和视觉损害。

胃肠道：腹泻，小肠性腹泻，呈水样便，主要由梨形鞭毛虫和隐孢子球虫感染者；结肠性腹泻，呈黏液泡沫或脓血便，主要由于阿米巴肠病、细菌性痢疾和巨细胞病毒性肠炎，以及炎症性肠病者；鸟型分枝杆菌感染，病变多在小肠和直肠，表现发热、腹泻和消瘦，男性多见，呈间歇性腹泻，粪便呈泡沫状，量多，恶臭，偶有游走性关节痛。淋巴结肿大及多发性浆膜炎；与男性同性恋HIV感染相关的非特异性直肠炎；肠道真菌性炎症，腹泻频繁，大便常呈菜绿色，黏液胶冻状。

肝脾肿大：肝炎病毒感染，可发展为慢性迁延型肝炎、慢性活动性肝炎及肝硬化等；卡波济肉瘤也可侵及肝脏，表现发热、肝脾大、肝内发现血管性结节；淋巴瘤，与艾滋病相关的淋巴瘤主要侵犯淋巴外组织，形成包括肝脏在内的多器官损害，表现发热、肝肿大、多为B细胞性，恶性度较大；肝鸟型分枝杆菌感染，表现发热、肝肿大和碱性磷酸酶增高；肝癌，主要为肝细胞型，其次为胆管细胞型和混合型。

心血管损害：心包炎，心包受累者均兼有心肌病变，表现发热、胸痛及心包填塞征，心包穿刺液为血性或血样液体；心肌病变，淋巴细胞性心肌炎，大部为非特异性炎症浸润，少数发现病毒、原虫、细菌及真菌感染；非炎症性心肌坏死，在心内膜心肌活检中分离出HIV和巨细胞病毒及其他机会性病毒感染原；充血性心肌病，与病毒感染、心脏毒素、高敏状态微循环缺血、营养障碍及治疗艾滋病的药物副反应有关；心内膜炎，非细菌血栓性心内膜炎，曲菌性心内膜炎。血管损害，炎症性改变以血管炎和血管内膜炎为主，纤维钙化性动脉病变系由HIV感染直接损伤所致。肿瘤性心脏损害，卡波济氏肉瘤可累及心脏前壁的结节状肉瘤性损害，表现心脏肥大。窦性心动过速、奔马律，常见死亡原因为心源性休克，少见心力衰竭；恶性淋巴瘤，表现为心脏增大，充血性心力衰竭和进行性心脏传导阻滞，有的伴心包积液。药物性心血管损害，用戊烷脒治疗卡氏囊虫性肺炎时，部分病例可出现直立性低血压；静脉滴注二氯甲基鸟氨酸治疗真菌感染时，可出现窦性心动过缓及传导阻滞，甚至猝死；两性霉素也可致低血压、心律失常；细胞毒剂阿霉素可致心肌炎；α-干扰素可引起血压波动及心动过速。

肺部损害：50%以上艾滋病患者有肺部损害。其发病顺序为：卡氏囊虫性肺炎、鸟型分枝杆菌病、巨细胞病毒感染、卡波济肉瘤、结核病、军团菌肺炎。有的文献认为结核病较高。此外，还有化脓性细菌、真菌、疱疹病毒、腺病毒及弓形体感染。其主要临床表现为发热、消瘦、咳嗽、胸痛、呼吸困难、肺部干湿性啰音或积液征。主要检查手段为X-胸片、肺部CT、核磁共振、氮抗酸染色、支气管镜活检及灌洗液沉淀涂片等。

肾脏损害：艾滋病出现肾损害的相关因素有HIV可能导致局灶性节段性肾小球硬化；免疫病理损害；机会感染引起的肾小球肾炎和间质性肾炎如巨细胞病毒和EB病毒可致免疫复合物肾炎，肝炎病毒可致膜性肾炎；海洛因相关肾病，海洛因或其污染物作为抗原，通过免疫反应导致肾脏损害；卡波济肉瘤累及肾脏；肾毒性药物如苏拉明、阿昔洛韦针剂等皆可发生肾损害。主要临床表现：以肾实质损伤为主者，常常表现为浮肿、高血压、尿液变化和肾功能异常；以肾病综合征为主要表现者，呈高度浮肿、大量蛋白尿、血脂增高和低蛋白血症。在急性肾功能衰竭，主要表现为肾小管坏死和间质性肾炎；在慢性肾功能衰竭，主要表现为肾病综合征，可伴有氮质血症及肾功衰竭，其病理改变为局灶性节段性肾小球硬化和膜性肾病，经历 4 ~ 16 周进展到终末期肾衰。

皮肤及黏膜病损：感染性病变：单纯疱疹病毒感染，可呈局限性或弥漫性，表现为口腔、生殖器和肛周重复疱疹，可反复发作，经久不愈，伴深在溃疡，病灶处可分离出病毒，HIV 也可致疱疹性直肠炎，引起直肠溢液，便血和里急后重；带状疱疹病毒感染，常沿三叉神经、肋间神经集簇性丘疹水疱、剧痛；痘病毒感染，由性接触感染者，多发生在肛门及外生殖器，表现为带脐窝的丘疹；真菌感染，常见有体癣、甲癣，若有播散性新型隐球菌或组织胞质菌感染时，可表现为蜂窝织炎、溃疡、脉管炎、紫癜或丘疹性损害；结核分枝杆菌或鸟型分枝杆菌感染，可出现皮损、淋巴结肿大及瘘管等；人乳头瘤病毒可引起寻常疣和尖锐湿疣，EB 病毒引起口腔毛状白斑病，巨细胞病毒亦可引起皮肤损害。非感染性病变：脂溢性皮炎样皮疹及银屑病样皮疹；皮肤鳞状细胞癌及直肠肛门原发性肿瘤；淋巴瘤和卡波济肉瘤皆可出现皮肤结节。

肌肉骨骼系统：游走性对称性关节红肿热痛，酷似风湿热，抗风湿治疗效果不佳；多发性肌炎，肌肉明显压痛，肌活检示坏死性肌炎，推测可能与丙种球蛋白血症、循环免疫复合物沉积和自身抗体形成有关。眼：艾滋病相关的视网膜炎，可能与巨细胞病毒、HIV 和弓形体感染有关，是艾滋病失明的主要原因。眼底检查可见视网膜上原发病灶为黄白色小点，也可互相融合呈棉絮状斑，沿血管可见离心性分布的出血性坏死，与血管外膜损伤有关。

精神异常：可为功能性或器质性改变，情感上的病态，表现严重抑郁；适应性改变，表现坐立不安；伴抑郁或焦虑状态；病态奢望，渴望不可能得到的东西；得过且过，挥霍无度，濒临绝望边缘；个性改变，无主意或不合群，丧失生活感，自杀观念；精神分裂症。

牙周病：HIV 相关齿龈炎和 HIV 相关牙周病在男女异性恋患者中较多见，且往往伴有艾滋病相关的其他口腔表现。

内分泌系统改变：部分患者血清皮质醇值和刺激后值均低，T_3、T_4 降低，部分患者血睾酮减少；AIDS 患者伴有肾上腺皮质功能不全和低肾素血症，表现低血压、持续性低血钠和高血钾。

艾滋病对妊娠、胎儿及新生儿的影响：艾滋病患者妊娠时可使病情加重，HIV 抗体阳性的无症状者，孕期则可发展成艾滋病相关综合征或艾滋病；原患艾滋病相关综合征可发展成严重艾滋病。艾滋病对胎儿发育有一定影响，宫内感染可发生死胎或新生儿死亡。婴儿感染后潜伏期比成人短且死亡率高。其主要表现为发育异常、营养不良、腹泻、肺炎、细菌性败血症、脑病综合征、肝炎综合征、心肌病综合征、淋巴结综合征、卡波济氏肉瘤、中耳炎、病毒真菌感染等。

二、实验室检查

抗体检测包括筛选试验和确诊试验两种。目前常用的筛选试验有：酶联免疫吸附试验（ELISA）；明胶颗粒凝集试验（PA）；间接免疫荧光试验（IF）。如发现阳性标本必须进行确证试验，用蛋白印迹试验（western blot test）由于蛋白印迹试验特异性强，可直观判定结果，所以是目前确证 HIV 抗体最常用的方法。其他有病毒分离、病毒核酸测定等。血液及 T 细胞检测，淋巴细胞 $< 1 \times 10^9$/L（正常为 1.5×10^9/L）、CD_4（T_4）$< 0.2 \times 10^9 ~ 0.4 \times 10^9$/L（正常为 0.8×10^9/L）、CD4（T_4）：CD_8（F_8）< 1（正常为 1.70 ~ 2.1）。另外还有白细胞总数及血小板减少等。

三、诊断

根据病史、临床表现及实验室检查可确定诊断。

中国艾滋病诊断标准

1. HIV 感染者受检血清经初筛试验

如酶联免疫吸附试验（ELISA），免疫酶法或间接免疫荧光试验（IF）等方法检查阳性，再经确证试验，如蛋白印迹法（Western blot test）等方法复核确诊者。

2. 确诊病例

（1）艾滋病病毒抗体阳性，又具有下述任何一项者，可为实验确诊艾滋病患者。

①近期内（3～6个月）体重减轻 10% 以上，且持续发热达 38℃ 1 个月以上。②近期内（3～6个月）体重减轻 10% 以上，且持续腹泻（每日达 3～5 次）1 个月以上。③卡氏肺囊虫肺炎（PCP）。④卡波济肉瘤（KS）。⑤明显的霉菌或其他条件致病菌感染。

（2）若抗体阳性者体重减轻、发热、腹泻症状接近上述第一项标准且具有以下任何一项时，可为实验确诊艾滋病患者。

① CD_4/CD_8（辅助 / 抑制）淋巴细胞计数比值 < 1，CD_4 细胞计数下降。②全身淋巴结肿大。③明显的中枢神经系统占位性病变的症状和体征，出现痴呆，辨别能力丧失，或运动神经功能障碍。

四、治疗

（一）逆转录病毒抑制剂

1. 叠氮胸苷（Azidothymidine，AZT）

AZT 是逆转录酶抑制剂，作用于 HIV 的复制。长期大剂量（> 1 g/d）时有一定毒性，主要毒副作用是骨髓抑制，另外，可引起药物热、皮疹等。目前多主张早期疾病小剂量 300～600 mg/d，分次服用以减少毒性。该药长期应用有耐药性。

2. 双脱氧肌苷（Dideoxyinosine，ddI）

ddI 是逆转录酶抑制剂，减少病毒复制，但半衰期较长比 AIT 骨髓抑制作用较小。对 AIT 无效者应用 ddI 时仍有效，但该药长期应用其敏感性亦下降。临床常用剂量为 150～300 mg/d，口服。

3. 双脱氧胞苷（Dideoxycytidine，ddc）

ddc 是逆转录酶抑制剂。应用该药后血清中 HIV 抗原下降而 T_4 淋巴细胞数增加，其不良反应有皮疹、发热、肌痛、关节炎、胃炎、周围神经炎、胰腺炎等。常用剂量 0.75 mg，每日 2～3 次。HIV 对 ddc 耐药性亦有发现。

4. D_4T（stavudine）

亦是逆转录酶抑制剂。其作用与 ddc 相似，能降低 HIV 抗原，使 T_4 细胞数增加。

注意：上述几种药物可联合应用。

5. 苏拉明（suramin）

第 1 次用药为 200 mg，静注后第 4，8，15，22，25 及 36 d 各静脉注 1 g，总量 6.2 g，可获得暂时性效果。其他像病毒灵、病毒唑、阿糖胞苷等疗效亦尚难肯定。

（二）免疫调节剂

1. α - 干扰素（α-interferon）

具有抗病毒复制和免疫调节作用。可用于治疗 HIV 病毒感染，并减少机会感染的发生。目前主张用于 HIV 感染的早期，用量 300 万 U/次，皮下注射，每天 1 次，2～4 周后改为每周 3 次，一个疗程为 2～3 个月。主要不良反应有发热、乏力、流感样症状、胃肠道反应，周围白细胞及血小板减少等。

2. 白细胞介素 -2（IL-2）

可使患者周围血淋巴细胞数增加，从而改善免疫功能。对 AIDS 患者用重组 IL-2 每天 250 万 U，连续静脉点滴 24 h，每周 5 d，共 4～8 周。毒性反应有发冷、发热、头痛、恶心、全身不适等症状。

3. 转移因子

增强细胞免疫功能。用量及用法：每次 2 mL（含有 10^8～10^9 白细胞提取物）。皮下或肌注，每周 1～2 次，10 次为一疗程。

4. 胸腺素

可使骨髓产生的干细胞转变为 T 细胞，增强细胞免疫功能。用法及用量：每次肌内注射 2 mL（含胸腺素 2 mg 或 5 mg），1 d 1 次或隔日 1 次，10 次为 1 疗程。不良反应有皮疹、荨麻疹、发热、头昏等。

5. 粒细胞巨噬细胞集落刺激因子（GM-CSF、G-CSF）

GM-CSF 可使周围血粒细胞和单核细胞增加，其作用是刺激骨髓造血系统加快细胞的成熟过程和释放。而 G-CSF 只增加粒细胞。两种集落刺激因子均可使周围白细胞增加，改善机体防御能力，减少机会感染发生。特别适用于 AIT 等药导致的骨髓抑制的患者。

另外，还可行骨髓移植、输入白细胞成分、丙种球蛋白等外来替代方法来改善或提高机体免疫功能。

（三）条件致病性感染的治疗

见表 11-1。

表 11-1　艾滋病常见条件致病性感染的治疗

疾病	药物	成人每日剂量	分次给药方法	给药途径	疗程
（1）原虫					
卡氏肺囊虫性肺炎	复方新诺明（TMP/ SMZ）	15~20/75~ 100 mg/kg	q6~8 h	iv, po	连服 14~21 d
	或乙基磺酸戊双脒	TMP1 200 mg 与	q6 h	po	连服 14~21 d
	或 TMP- 氨苯砜（DDS）	DDS 100 mg	qd		
弓形体病	乙胺嘧啶与磺胺嘧啶	首剂 75 mg 以后 25 mg	qd	po	连服 28 d
		4 g	q6 h	po	连服 28 d
（2）真菌		3×10^6 U	q4 h	po	连服 7~ 10 d
鹅口疮	制霉菌素	400 mg	q12 h	po	连服 7~ 10 d
	或酮康唑	0.6 mg/kg	qd	iv	连服 7~ 10 d
念珠菌性食管炎	浓性霉素乙	400 mg	q12 h	po	连服 7~10 d
	或酮康唑	0.4 mg/kg	qd	iv	连续 42 d
隐球菌病	双性霉素乙单用	50 mg/kg	q6 h	po, iv	连续 42 d
	或与氟胞嘧啶合用				
（3）病毒		5 mg/kg	q8 h	iv, po	连续 7 d
皮肤黏膜单纯疱疹	无环尿苷	30 mg/kg	q8 h	iv	连续 7 d
播散性带状疱疹	无环尿苷	0 mg/kg	q12 h	iv	连续 21 d
巨细胞病毒感染	更昔洛韦	80 mg/kg	q8 h	iv	连续 21 d
	磷甲酸三钠				
（4）细菌		300 mg		po, im	连续 9 个月
结核杆菌感染	异烟肼	600 mg		po, iv	连续 9 个月
	及利福平	5 mg/kg	qd	po	连续 9 个月
	及乙胺丁醇				

（四）对并发恶性肿瘤的治疗

1. 卡波济肉瘤

可用长春新碱，或长春新花碱与阿霉素，或博来霉素联合治疗，亦可再加用 α‐干扰素，偶用放疗。

2. 淋巴瘤

除上述化疗外，亦可用泼尼松、环磷酰胺等。

微信扫码
◆临床科研
◆医学前沿
◆临床资讯
◆临床笔记

第十二章
泌尿及男性生殖系统其他疾病

第一节　肾血管性高血压

肾动脉狭窄性病变引起肾血流量减少和肾缺血，导致高血压，称为肾血管性高血压（RVH）。国内常见的病因是大动脉炎，而西方常见的病因是动脉粥样硬化。近年来动脉粥样硬化病在我国呈明显上升趋势。肌肉纤维增生引起者较少见。肾血管性高血压的发病率占所有高血压病因的 5% ~ 10%。

（一）诊断标准

1. 临床表现

（1）本病临床表现没有特异性，有高血压的一般症状，如头痛、头晕、精神紧张、心悸、胸闷，严重时可出现恶心、呕吐、视力减退等。

（2）大多数在 30 岁前或 50 岁后发病，高血压突然发作，病程较短，病情发展迅速，或长期高血压骤然加剧。无高血压家族史，内科治疗无效或疗效不佳。

（3）部分患者伴有间歇性腰背或胁腹部疼痛。

（4）在上腹或背部肋脊角处可听到血管杂音。

2. 辅助检查

（1）放射性核素肾图和肾扫描肾图表现为 a 段下降，b 段上升缓慢、低平，c 段下降缓慢或延长等。肾扫描可显示双肾血流灌注情况，患侧肾脏常常显影淡且外形小。甲巯丙脯酸肾图：在加用甲巯丙脯酸后，示踪剂的吸收、积聚和排泄在患肾内显著延缓，该法阳性率高，敏感度达 93%，可预测大部分患者血管再通后血压能否恢复正常或者有所缓解。

（2）X 线检查

①腹部平片：缺血或萎缩的肾脏比健侧显著缩小。此外，观察有无异常的钙化影。

②静脉尿路造影：对本病有较高的诊断价值。通常采用快速注射连续造影法，注药后在 1、2、3、4、5、10 及 20 min 时各摄片一张。患侧肾影缩小，长轴较健侧肾小 1.5 cm 以上；患侧肾显影延迟，而后来患肾显影反较健肾浓聚且消退缓慢；有时可见患侧肾盂或上段输尿管有侧支血管之压迹。

③逆行尿路造影：当患侧肾脏不显影或显影不满意，双侧输尿管逆行插管有助于诊断。同时可做分侧肾功能测定。

④腹主动脉 - 肾动脉造影：可明确显示病变的性质、侧别与病变的范围，对病变的确诊及决定以后的治疗均极为重要。

⑤数字减影血管造影（DSA）：对本病诊断阳性率高，愈来愈被广泛采用。

（3）肾素测定

①周围循环肾素活性测定：若周围循环肾素值 < 5 ngAI/（mL·h）时可基本排除本病，若大于此值则提示有 RVH 的可能。

②分侧肾静脉肾素测定：若周围循环肾素活性高，而两侧肾静脉肾素活性差别大于 2 倍，手术疗效良好；若周围循环肾素活性正常，或健侧肾静脉与周围循环肾素的比值低于 1.3，而两侧肾静脉肾素活性

差别大于 1.4 倍，术后血压亦可恢复至正常或明显下降。

③若两侧肾素活性比值小于 1.4 倍，则手术效果不佳。

④螺旋 CT 动脉成像（CTA）及磁共振血管成像（MRA）：这是一种无创伤血管成像技术，是目前诊断肾动脉狭窄较好的方法之一，对保留肾组织的肾部分切除术和血管重建手术具有重要意义。

（4）药物试验

①肌丙素试验：静脉注射肌丙素 10 mg，若在 10 min 内血压下降 ≥ 30/20 mmHg；舒张压降低 ≥ 9.3%；血浆肾素活性 ≥ 14 ngAI/（mL·h）；肾素活性反应值 / 对照值 ≥ 2.2，则为阳性。

②转换酶抑制试验：Teprotide（即 SQ20881）为一种血管紧张素转换酶抑制剂，静脉给药 1 mg/kg。近年来应用另一种转换酶抑制剂，甲巯丙脯氨酸（Captopril）口服 25 mg。若舒张压降低 ≥ 9.3%；血浆肾素活性 ≥ 18 ngAI/（mL·h），肾素活性反应值 / 对照值 ≥ 3.3，则为阳性。

（5）多普勒超声

肾动脉收缩期流速峰值（PSV）> 180 cm/s，提示肾动脉狭窄。肾动脉和主动脉收缩期流速峰值比值 > 3.5，提示重度狭窄（> 60%）。多普勒超声的灵敏度和特异度可达 90%。

（6）其他检查

①眼底镜检查：观察眼底动脉情况，有助于对高血压严重程度的了解。

②肾脏活组织检查：通过 B 超引导行肾脏穿刺活组织病理检查，有助于了解肾组织受损情况。

（二）治疗原则

1. 内科治疗

包括注意饮食与营养物摄取，适当控制水分和钠盐。药物包括如下几种。

（1）利尿剂（呋塞米等）。

（2）α、β 受体阻断剂（普萘洛尔、可乐定等）。

（3）血管扩张剂。

（4）血管紧张素转换酶抑制剂（甲巯丙脯氨酸等）。

（5）钙拮抗剂（硝苯地平、维拉帕米等）。

2. 外科治疗

（1）经皮穿刺肾动脉扩张和支架置入术：肾动脉狭窄病例可首先试用，如失败则选用其他方法。

（2）血管重建手术

①动脉内膜切除术：适用于肾动脉开口或近 1/3 段动脉粥样硬化瘢块的切除。

②肾动脉狭窄段切除术：适用于肾动脉中 1/3 段局限性狭窄的病例。

③脾 – 肾动脉吻合术：适用于左肾动脉狭窄的病例。

④肾动脉腹主动脉旁路手术（或称搭桥手术）：适用于肾动脉狭窄伴狭窄后有扩张的病例。

⑤自体肾移植术：适用于近侧肾动脉狭窄或经 PTA 扩张失败的类似病例。

（3）肾切除术：适用于肾萎缩功能丧失，病变广泛累及肾内分支及肾动脉修复手术失败的病例。

（4）肾部分切除术：适用于病变累及肾动脉分支，造成肾部分缺血的病例。

第二节　肾下垂

正常的肾盂位置，在第 1 或第 2 腰椎水平，右肾略低于左肾，随呼吸和体位改变可使肾脏上下移动 2 ~ 4 cm。直立位时肾脏向下移动超过此范围，称为肾下垂。肾下垂多见于瘦长体形者，女性发病多于男性。约 70% 肾下垂发生于右侧，20% 为双侧。肾下垂常伴有其他内脏下垂。

（一）诊断标准

1. 临床表现

大多数肾下垂患者无症状，多在腹部检查时无意中被发现。常见的症状如下。

（1）疼痛：腰部坠胀不适，隐痛或牵拉感，尤其站立或行走过久明显，平卧可缓解。极少数患者由于肾蒂被牵拉或输尿管急性梗阻时出现所谓 Dietl 危象，表现为急性肾绞痛，常伴有恶心、呕吐、脉搏加快、苍白、虚脱等，平卧即可缓解并有多尿。

（2）血尿：由于肾脏移动幅度大，致静脉回流障碍，肾脏瘀血常可发生血尿。多为镜下血尿，偶可见肉眼血尿。

（3）消化道症状：在交感神经激惹后可出现消化不良、腹胀、暖气、恶心、便秘、厌食等消化道症状。

（4）神经官能症症状：部分患者伴乏力、失眠、眩晕、心悸、头昏、眼花等。

（5）体检：患者可取仰卧位、侧卧位、坐位或站立位，用肾区双合诊可扪及光滑、随呼吸上下移动的肾脏。

2. 辅助检查

（1）超声检查：在头低足高位半小时后用超声检查定好的肾脏位置与活动后肾脏的位置之间可得出肾脏的活动度。卧位、立位超声检查分别测量肾脏位置变化，有助于诊断。

（2）X 线检查：卧位、立位腹部平片及静脉尿路造影（IVU），可见到肾脏位置随体位改变而变化，有时还可发现肾积水。站立位 IVU 将肾下垂分为四度。Ⅰ度：肾盂降至第三腰椎水平；Ⅱ度：肾盂降至第四腰椎水平；Ⅲ度：肾盂降至第五腰椎水平；Ⅳ度：肾盂降至第五腰椎以下。

（3）放射性核素肾动态扫描显像：亦可作为诊断手段。

（二）治疗原则

1. 症状不明显时

一般无须治疗。可适当加强营养，增加体重，加强腹腰部肌肉锻炼，休息，多平卧等均可缓解症状。

2. 局部治疗

局部应用宽束腰带或肾托，托起患肾。

3. 药物治疗

肾周注射硬化剂（如奎宁明胶、醋酸酚等）使肾脏与周围组织发生粘连。

4. 手术治疗

可手术将肾脏完全与肾周脂肪分离，然后用各种方法将其固定在应有的解剖位置上。

5. 中药治疗

内服中成药如补中益气丸、六味地黄丸等药。

第三节　压力性尿失禁

当腹压突然增加时（如喷嚏、咳嗽、大笑、搬提重物、运动等）尿液不自主地从尿道外口漏出称为压力性尿失禁。在腹压增加时，无逼尿肌收缩，膀胱压升高大于尿道压，尿道闭合压呈负值时发生的尿失禁称为真性压力性尿失禁。真性压力性尿失禁几乎均发生于女性，男性发生真性压力性尿失禁者极为罕见。

（一）诊断标准

压力性尿失禁的诊断主要依据主观症状评估、客观体检和辅助检查，并排除其他疾病。

1. 主观症状评估

（1）患者主诉在咳嗽、打喷嚏、大笑、搬提重物、运动时，尿液不自主地从尿道外口漏出。根据不同的情况分为轻、中、重度。轻度为用力咳嗽时偶发尿失禁，重度为直立或卧位变化时即有尿失禁，严重影响患者的生活及社交活动。

（2）注意患者有无其他泌尿系统症状，如尿路刺激症状，排尿困难症状，下腹部会阴部疼痛、不适症状，有无血尿等。

2. 客观体检

（1）体检时注意外生殖区有无盆腔脏器膨出及膨出程度，必要时妇科会诊评估；神经系统的异常表现为会阴直肠感觉异常，肛门括约肌张力及收缩力异常，下肢肌力的异常以及反射的异常。

（2）体检时可做下列试验

①诱发试验：患者仰卧，双腿屈曲外展，分开大阴唇，观察尿道口，咳嗽或用力增加腹压同时尿液漏出，腹压消失后漏尿也同时消失为阳性。阴性者站立位再行检查。检查时注意询问漏尿时或之前是否有尿急和排尿感，若有则可能为急迫性尿失禁或合并有急迫性尿失禁。

②膀胱颈抬举试验：患者不排尿，截石位，先行压力诱发试验，若为阳性，则将中指及示指插入患者阴道，分别放在膀胱颈水平尿道两侧的阴道壁上，嘱患者咳嗽或做 Valsalva 动作增加腹压，有尿液漏出时用手指向头腹侧抬举膀胱颈，如漏尿停止则为阳性。提示压力性尿失禁的发病机制与膀胱颈和近端尿道明显下移有关。注意试验时不要压迫尿道，否则会出现假阳性。

③棉签试验：截石位，消毒后于尿道插入无菌棉签，棉签前端应插过膀胱颈。无应力状态下和应力状态下棉签活动的角度超过 30° 提示膀胱颈过度活动。

④尿垫试验：推荐 1 h 尿垫试验。患者无排尿，安放好已经称重的收集装置，开始试验；15 min 内喝 500 mL 无钠液体，然后坐下或躺下；步行半小时，包括上下一层楼梯；起立和坐下 10 次；剧烈咳嗽 10 次；原地跑 1 min；弯腰拾小物体 5 次；流水中洗手 1 min；1 h 终末去除收集装置并称重。

3. 辅助检查

（1）尿道膀胱造影：侧位拍片，压力性尿失禁时膀胱尿道后角常大于 110°。

（2）尿动力学检查：无创项目如尿流率和残余尿高度推荐。侵入性检查项目如尿道压力描记，腹压性漏尿点压力测定，压力 – 流率测定及影像尿动力学检查等在手术治疗前推荐检查，以确定是否存在逼尿肌过度活动，逼尿肌收缩受损或膀胱出口梗阻。

（3）膀胱镜检查：怀疑膀胱内有肿瘤、结石、憩室和膀胱阴道瘘等疾病时要做此检查。还可除外膀胱颈挛缩。

（4）尿常规，尿培养排除尿路感染。

（二）治疗原则

压力性尿失禁治疗应遵循以下原则。

1. 个体化治疗

根据患者具体情况采用针对性的治疗。对合并膀胱过度活动症的压力性尿失禁患者建议首先采取膀胱行为治疗、盆底肌训练和抗胆碱能药物等措施控制膀胱过度活动症（OAB），待 OAB 控制满意后，再对压力性尿失禁进行诊断，尿失禁严重程度及对患者生活质量的影响进行重新评判，并据此采取相应处理。对合并膀胱出口梗阻的患者应先解除梗阻，待稳定后再评估处理压力性尿失禁。合并逼尿肌收缩力受损的患者，如最大逼尿肌收缩压大于 15 cmH_2O，无明显残余尿，平时无明显腹压排尿状态，可先行保守和药物治疗处理压力性尿失禁，无效时考虑手术，但术前应告知尿潴留患者间歇导尿的可能性；如最大逼尿肌收缩压小于或等于 15 cmH_2O，或有大量残余尿或平时明显腹压排尿，不建议手术治疗。对合并盆腔脏器脱垂的患者，若脱垂无须手术治疗，按单纯压力性尿失禁处理；若脱垂部分需要手术治疗，可在修补盆腔脏器脱垂的同时行抗尿失禁手术治疗。

2. 遵循从无创到微创、再到有创的治疗顺序

（1）非手术治疗

①盆底肌训练此法方便易行、有效，目前尚无统一的训练方法，共识是必须使盆底肌达到相当的训练量才可能有效。可参照如下方法实施：持续收缩盆底肌（提肛运动）2 ~ 6 s，松弛休息 2 ~ 6 s，如此反复 10 ~ 15 次。每天训练 3 ~ 8 次，持续 8 周以上或更长。盆底训练也可采用特殊仪器设备，通过生物反馈实施。

②减肥：肥胖是女性压力性尿失禁的明确相关因素。患有压力性尿失禁的肥胖女性，减轻体重 5% ~ 10%，尿失禁次数将减少 50% 以上。

③阴道重锤训练、电磁刺激等治疗。

④药物治疗：选择性 $α_1$ 肾上腺素受体激动剂，常用药物：米多君、甲氧明。副作用：高血压、心悸、头痛和肢端发冷，严重者可发作脑卒中。绝经期妇女可试用己烯雌酚，每日 2 mg，20 天为一疗程，但有

增加子宫内膜癌、乳腺癌和心血管病的风险。

（2）手术治疗

①无张力尿道中段吊带术：最大优势在于疗效稳定、损伤小、并发症少。根据放置路径不同分为经耻骨后和经闭孔途径。常用的有 TVT、SPARC、IVS、TVT-O 及 TOT 等。TVT 的长期随访结果显示治愈率在 80% 以上。经耻骨后的常见并发症包括膀胱穿孔、出血、排尿困难、对置入吊带的异物反应、吊带侵蚀入尿道或阴道、肠穿孔和感染，最严重的髂血管损伤。经闭孔途径基本排除了损伤膀胱或髂血管的可能性，但有可能增加阴道损伤的风险，可引起闭孔血肿、大腿疼痛等。

② Burch 阴道壁悬吊术：可分为开放手术和腹腔镜手术。经耻骨后将膀胱底、膀胱颈及近端尿道两侧之阴道壁缝合悬吊于 Cooper 韧带，以上提膀胱颈和近端尿道，从而减少膀胱颈的活动度。

③膀胱颈吊带术：自膀胱颈及近端尿道下方将膀胱颈向耻骨上方向悬吊并锚定，固定于腹直肌前鞘。吊带材料主要为自身材料，也可为同种移植物、异体或异种移植物以及合成材料。与无张力尿道中段吊带术不同，如何调整吊带对尿道的松紧程度，以获得控尿的同时减少排尿困难的发生，是手术的关键环节。本术式疗效较好，但并发症发生率较高。

④其他可选择的手术方式：Marshall-Marchetti-Krantz（MMK）手术；针刺悬吊手术如 Pereyra 手术、Stamey 手术；阴道前壁修补术；注射疗法（创伤小，严重并发症发生率低，但疗效有限，尤其是远期疗效较差，可选择性用于膀胱颈部移动度较小的 I 型和Ⅲ型压力性尿失禁患者，尤其是伴严重并发症不能耐受麻醉和开放手术者）；人工尿道括约肌（对Ⅲ型压力性尿失禁有确切疗效，并可获得长期控尿，但费用昂贵，并发症的发生率较高）。

第五节　精索静脉曲张

精索静脉曲张是指精索蔓状静脉丛异常伸长、扩张和迂曲。此病多见于青壮年，发病率占男性人群的 10% ~ 15%。精索静脉曲张可影响精子的生成和精液质量，是导致男性不育症的病因之一。

（一）病因

精索静脉曲张主要由解剖性因素所致，90% 发生于左侧，原因为：①左精索内静脉下段走行于乙状结肠之后易受其压迫。②左精索内静脉呈直角汇入左肾静脉，血流阻力大。③左肾静脉通过主动脉与肠系膜上动脉之间，易受压迫。以上解剖因素使血液回流阻力增大，血液淤滞导致精索静脉迂曲、扩张。此外静脉瓣膜发育不全、静脉丛壁平滑肌或弹力纤维薄弱，均会导致精索内静脉曲张。导致继发性精索静脉曲张的因素主要包括腹膜后肿瘤压迫精索内静脉、癌栓栓塞肾静脉等。

精索静脉曲张对男性生育功能的影响目前处于研究阶段，迄今尚无定论，近 40% 的不育男性有精索静脉曲张，其对睾丸生精功能和精液质量的影响可能通过以下一种或数种机制联合作用：肾上腺代谢产物反流、阴囊温度过高、睾丸内局部缺氧、睾丸内过度灌注损伤和局部睾丸激素失调等。双侧睾丸静脉系统间有丰富的吻合支，往往也会对健侧的睾丸生精功能产生影响。

（二）诊断标准

1. 临床表现

（1）原发性精索静脉曲张可有男性不育史。

（2）症状轻者可无症状，仅于体检时发现，但静脉曲张程度与症状轻重并不完全一致。

（3）可有患侧阴囊坠胀、沉重及疼痛感，疼痛可向下腹部、腹股沟及腰部放散，长时站立、行走或活动后症状明显，休息或平卧后症状缓解或消失。

（4）体格检查：立位视诊，可见患侧阴囊较健侧松弛下垂、胀大，重者可见阴囊皮肤蚯蚓状曲张静脉团；卧位时曲张静脉团缩小或消失。继发性精索静脉曲张立卧位曲张静脉团块无明显变化。精索静脉曲张程度可分为 3 度。I 度：触诊不明显，但令患者屏气、增加腹压时可触及曲张静脉（Valsalva 试验）；Ⅱ度：立位时阴囊外观正常，但可触及曲张静脉；Ⅲ度：曲张静脉团块视诊、触诊均较明显。

2. 辅助检查

多普勒超声检查、放射性同位素阴囊血池扫描可帮助明确诊断。如怀疑静脉曲张为继发性因素所致，需仔细检查同侧腰腹部，行超声、静脉尿路造影、CT 或 MRI 等影像学检查以除外肿瘤性病变。对于男性不育者，需行精液常规检查。在不育人群中有相当比例患者有亚临床型精索静脉曲张，体格检查难以发现，应用高频超声探头检查可提高诊断能力。

（三）治疗原则

1. 无症状或症状较轻患者

可仅用阴囊托带或穿弹力内裤。

2. 手术治疗

手术指征为有明显临床症状、不育或精液异常，对有亚临床型精索静脉曲张的不育患者多数学者亦倾向于积极治疗。手术方式主要有以下几种。

（1）精索内静脉栓塞术。

（2）开放精索内静脉结扎术主要有经腹膜后、腹股沟管内、腹股沟下、腹股沟管下及阴囊内精索静脉结扎或切除术，经腹膜后以及经腹股沟斜切口行精索内静脉高位结扎术较为常用。

（3）腹腔镜精索内静脉高位结扎术创伤小，患者恢复快，目前主要应用于治疗双侧精索静脉曲张。

对于青少年精索静脉曲张是否需要手术干预、何时干预、采用何种术式目前尚无定论。有研究显示精索静脉曲张亦会影响青少年精液质量，同时也会影响患侧睾丸大小。有学者认为当患侧睾丸大小超过正常差异时（2 mL 或体积的 20%）有手术指征，术后青少年睾丸仍会有后续增长。

第五节 鞘膜积液

由于鞘膜本身或睾丸、附睾等发生病变造成鞘膜囊内液体的分泌与吸收失平衡、积聚液体增多形成囊肿，称为鞘膜积液。根据鞘状突闭合的位置不同，可分为睾丸鞘膜积液、精索鞘膜积液、睾丸精索鞘膜积液（婴儿型）、交通性鞘膜积液和混合型鞘膜积液。鞘膜内如长期积液、内压增高，可影响睾丸的血运和温度调节，引起患侧睾丸萎缩。

（一）诊断标准

1. 临床表现

（1）症状：积液量少时可无症状；当积液量逐渐增多，可有患侧阴囊下坠感、牵拉感或胀痛。巨大鞘膜积液时，阴茎缩入包皮内，影响排尿、性生活和行走。

（2）体格检查

①睾丸鞘膜积液：睾丸鞘膜腔内有较多积液，多数呈卵圆形或球形，表面光滑，呈囊性感，无压痛，睾丸与附睾多触摸不清，透光试验阳性。

②精索鞘膜积液：囊性积液位于阴囊内睾丸上方或腹股沟内，呈椭圆形或梭形，表面光滑，可随精索移动，透光试验阳性，下方可触及睾丸与附睾。

③睾丸精索鞘膜积液（婴儿型）：鞘状突在内环处闭合、精索处未闭合并与睾丸鞘膜腔相通，外观多呈梨形，位于阴囊内，睾丸与附睾触摸不清，外环口虽因受压扩大，但与腹腔不相通。

④交通性鞘膜积液：积液量与体位有关，平卧位积液量减少或消失，立位时增多，可触及睾丸和附睾，透光试验阳性。

⑤混合型鞘膜积液：睾丸与精索鞘膜积液同时存在，互无交通，可并发腹股沟疝或睾丸未降等。

2. 辅助检查

超声检查可显示腹股沟及阴囊内囊性病变，有助于明确诊断。

（二）治疗原则

1. 随访观察

婴儿型鞘膜积液多可自行吸收，2 岁以内基本消退，不需治疗；成人鞘膜积液如无症状、积液量少且长期无增长，不需治疗。

2. 穿刺抽液，注射硬化剂治疗

穿刺抽液易复发；注射硬化剂治疗必须排除鞘膜腔与腹腔相通，因其具有局部形成硬块、继发感染等并发症，应用尚有争议。

3. 手术治疗

（1）鞘膜翻转术：临床最为常用，操作简便，手术效果好。

（2）鞘膜囊肿切除术：主要应用于精索鞘膜囊肿。

（3）交通性鞘膜积液：于内环口处高位结扎并切断未闭合的鞘状突，并行鞘膜翻转术。

第六节　睾丸扭转

睾丸扭转又称精索扭转，系因精索或睾丸活动度大而引起的精索及精索内血管发生扭转，导致睾丸急性血液循环障碍，造成睾丸缺血或坏死。根据扭转的位置可分为鞘膜内型和鞘膜外型。前者多见，好发于青少年；后者罕见，多发于新生儿和1岁以内婴儿。

（一）诊断标准

1. 临床表现

（1）起病急，多于睡眠中发病，突然痛醒，也可发生于剧烈活动后。典型症状为突发一侧阴囊内睾丸持续疼痛，阵发性加重，疼痛可向腹股沟及下腹部放散，伴有恶心、呕吐。

（2）体格检查阴囊可有红肿，睾丸肿大。由于精索扭转、缩短，睾丸上提或呈横位，触痛明显，阴囊抬高试验（Prehn征）阳性，即抬高阴囊疼痛加重。扭转时间较长者，局部肿胀加重，常不能触及睾丸与附睾。透光试验阴性。

2. 辅助检查

（1）实验室检查：白细胞计数可有轻度升高。

（2）超声检查：彩色多普勒超声检查可见睾丸血流量锐减或消失，多可明确诊断。

（3）放射性核素 ^{99m} 锝（^{99m}Tc）睾丸扫描：扫描显示患侧睾丸血流减少，与对侧睾丸对比，可帮助诊断。

（二）治疗原则

1. 手术治疗

因睾丸扭转可造成睾丸缺血性坏死，明确诊断后应尽早行手术复位固定。如扭转可在6 h内复位，睾丸功能基本不受影响。即便怀疑睾丸扭转，亦应及早行手术探查，避免延误治疗时机。术中复位后观察睾丸血运，如色泽转润，则予以保留并行睾丸固定术，对侧睾丸亦应行固定术；如睾丸血运不能恢复或扭转时间超过24 h，则予以切除，以免影响对侧睾丸生精功能。

2. 手法复位

部分患者发病初期可行手法复位，但不能防止日后再次发生扭转，根本治疗方法应在手术复位并行睾丸、精索固定术。

微信扫码
◆临床科研
◆医学前沿
◆临床资讯
◆临床笔记

参考文献

［1］沈周俊. 现代肾上腺外科诊疗学［M］. 上海：上海交通大学出版社，2015.

［2］刘强. 精编临床泌尿外科新进展［M］. 西安：西安交通大学出版社，2014.

［3］唐孝达，王长希，朱同玉. 肾移植文献精粹［M］. 上海：上海世界图书出版公司，2014.

［4］徐国成，李振华，张青. 泌尿外科手术要点图解［M］. 北京：中国医药科技出版社，2013.

［5］袁发焕. 实用肾脏病临床诊疗学［M］. 郑州：郑州大学出版社，2016.

［6］刘志宇. 泌尿外科学高级医师进阶［M］. 北京：中国协和医科大学出版社，2016.

［7］郭宏骞. 泌尿外科学手册［M］. 北京：中国协和医科大学出版社，2014.

［8］徐涛. 肾移植患者管理手册［M］. 北京：北京大学医学出版社，2015.

［9］张建荣. 多器官疾病与肾脏损伤［M］. 北京：人民军医出版社，2015.

［10］郑丰，蔡广研，陈建. 现代老年肾病诊治重点与难点［M］. 北京：人民军医出版社，2015.

［11］杨登科，陈书奎. 实用泌尿生殖外科疾病诊疗学［M］. 北京：人民军医出版社，2015.

［12］中国医学创新杂志社. 泌尿科学［M］. 北京：科学技术文献出版社，2013.

［13］张一兵，张淑芹. 辽宁省优秀自然科学著作肾脏病实验室检验［M］. 沈阳：辽宁科学技术出版社，2013.

［14］柴家科. 实用烧伤外科学［M］. 北京：人民军医出版社，2014.

［15］汤文浩. 外科学［M］. 南京：东南大学出版社，2015.

［16］范静，张景云. 泌尿系疾病健康教育［M］. 北京：军事医学科学出版社，2013.

［17］程颜苓. 泌尿系统恶性肿瘤高危人群早防早治［M］. 北京：金盾出版社，2013.

［18］陈磊. 外科学总论基本操作精要［M］. 武汉：华中科技大学出版社，2013.

［19］那彦群，李鸣. 泌尿外科学高级教程［M］. 北京：人民军医出版社，2014.

［20］邱建宏，孟晓东. 泌尿外科临床诊治路径［M］. 北京：人民军医出版社，2014.

［21］邱建宏，赵新鸿，及东林. 泌尿外科手术并发症防治［M］. 北京：人民军医出版社，2014.

［22］黄翼然. 泌尿外科手术并发症的预防与处理［M］. 上海：上海科学技术出版社，2014.